Bayer-ZNS-Symposium XIII

Springer

Berlin
Heidelberg
New York
Barcelona
Budapest
Hongkong
London
Mailand
Paris
Singapur
Tokio

Frühdiagnostik und Frühbehandlung psychischer Störungen

Herausgegeben von
J. Klosterkötter

Mit 39 Abbildungen und 53 Tabellen

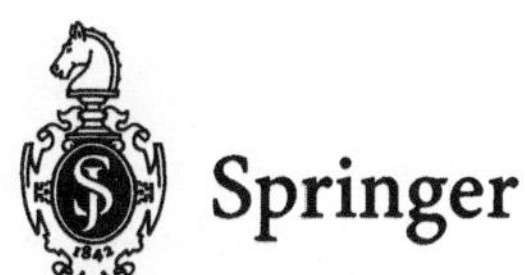

Springer

Bayer-ZNS-Symposium XIII
am 14. November 1997 in Leverkusen

Prof. Dr. med J. Klosterkötter
Universität zu Köln
Klinik und Poliklinik für Neurologie und Psychiatrie
- Psychiatrie und Psychotherapie -
Joseph-Stelzmann-Straße 9
50924 Köln

ISBN-13:978-3-540-64440-8

Die Deutsche Bibliothek - CIP-Einheitsaufnahme

Frühdiagnostik und Frühbehandlung psychischer Störungen: 53 Tabellen/ [Bayer-ZNS-Symposium XIII]. Hrsg.: J. Klosterkötter. - Berlin; Heidelberg; New York; Barcelona; Budapest; Hongkong; London; Mailand; Paris; Singapur; Tokio: Springer, 1998
ISBN-13:978-3-540-64440-8 e-ISBN-13:978-3-642-72204-2
DOI: 10.1007/ 978-3-642-72204-2

Umschlaggestaltung: Design & Produktion GmbH, Heidelberg
Typesetting: Michael Kusche, Goldener Schnitt

SPIN: 10650483 25/3135 - 5 4 3 2 1 0 - Gedruckt auf säurefreiem Papier

Begrüßung

Dr. Dr. R. Grobe-Einsler

Herr Professor Klosterkötter, meine Damen und Herren,

im Namen von Bayer Vital begrüße ich Sie sehr herzlich zum diesjährigen ZNS-Symposium. Unser heutiges Thema „Frühdiagnostik und Frühbehandlung psychischer Störungen" ist vor allem aufgrund seines Querschnittcharakters faszinierend, weil es die verschiedenen Facetten des gleichen Themenkomplexes aus dem Blickwinkel der einzelnen Disziplinen aufleuchten läßt. Bitte gestatten Sie mir hierzu einige kurze Anmerkungen aus der Sicht der klinischen Forschung.

Für die klinische Forschung hat dieses Thema allein schon deswegen eine besondere Bedeutung, weil es die unterschiedlichsten Bereiche der Arzneimittelentwicklung berührt. Zunächst einmal müssen wir natürlich wissen, ab wann überhaupt eine Behandlungsindikation, und damit auch eine Erstattungsfähigkeit, gegeben ist. Darüber hinaus stellen sich, vornehmlich zu Beginn einer Erkrankung, differentialdiagnostische Erwägungen mit besonderer Schärfe. Diese Überlegungen haben einen weitreichenden Einfluß auf das Design klinischer Prüfungen, insbesondere bei der Demenz.

Bei der Definition der Behandlungsindikation wie auch bei der Planung und Durchführung klinischer Prüfungen sind wir darüber hinaus in besonderer Weise auf sogenannte Marker angewiesen, seien sie testpsychologischer oder biochemischer Natur oder, beispielsweise, durch bildgebende Verfahren charakterisiert. Hier suchen wir nicht nur Entscheidungshilfen für die Definition der Behandlungsindikation, sondern auch für die Behandlungsintensität. Gerade auf dem Gebiet der Demenz suchen wir zudem intensiv nach aussagefähigen Prädiktoren der Progression. Zwar zeichnen sich bereits einige Ansatzpunkte ab, doch steht der entscheidende Durchbruch noch bevor.

Auch sozioökonomische Aspekte spielen eine nicht unwesentliche Rolle. Jede diagnostische und therapeutische Maßnahme verursacht ja zunächst einmal Kosten. Idealerweise sollten diese Maßnahmen aber langfristig unter dem Strich eine Senkung der Kosten herbeiführen. Natürlich ist es aus sozioökonomischer Sicht besonders wünschenswert, die Progression einer Erkrankung oder zumindest schwere Verläufe vorhersagen zu können, weil sie dadurch früher und wahrscheinlich auch erfolgreicher behandelt werden könnten. Umgekehrt wäre es ebenso hilfreich, solche Patienten definieren zu können, die lediglich durch „watchful waiting" oder durch nicht diagnostische oder therapeutische Maßnahmen hinreichend versorgt sind.

Kurzum: Wir dürfen uns freuen auf einen abwechslungsreichen und informativen Querschnitt durch die Psychiatrie. Ich danke Herrn Professor Klosterkötter und den Chairmen für die Übernahme der Leitung, ich danke den Referenten für ihre Beiträge und allen Helfern für ihre Tatkraft bei der Planung, Organisation und Durchführung dieser Veranstaltung. Nicht zuletzt gilt mein Dank Ihnen, dem Auditorium, weil Sie so zahlreich unserer Einladung gefolgt sind und damit Ihr Interesse dokumentieren. Uns allen wünsche ich einen spannenden und lehrreichen Tag.

Vorwort

Die ehemals von Tropon ins Leben gerufenen und heute unter der Schirmherrschaft der Bayer Vital AG fortgesetzten Psychiatrie-Symposien sind aufgrund ihrer langen Tradition und ihres hohen wissenschaftlichen Niveaus seit langer Zeit ein fester und angesehener Bestandteil im jährlichen Turnus der Psychiatrie-Veranstaltungen. Ich habe mich daher besonders gefreut, daß ich so rasch nach meinem Amtsantritt in Köln die Gelegenheit bekam, einmal ein solches Symposium auszurichten.

Natürlich hätte es viele, in diesem Rahmen darstellungs- und diskussionswürdige Themen gegeben. Eines davon schien jedoch von ganz besonderer Aktualität und Bedeutung zu sein: Frühdiagnostik und Frühbehandlung psychischer Störungen.

Im Gesundheitswesen der modernen Industriestaaten zeichnet sich schon seit Jahren ein allmählicher Paradigmenwandel – fort von der Krankheitsbekämpfung hin zur Krankheitsverhütung – ab. Von vielen, gerade der schwerwiegendsten körperlichen Erkrankungen hat sich gezeigt, daß man sie – jedenfalls mit den heutigen Behandlungsmöglichkeiten – von einem bestimmten Ausprägungsgrad an nicht mehr abfangen und ihre Folgeschäden nicht mehr verhindern kann. Der herkömmliche kurative, auf die Bekämpfung bereits entstandener Krankheiten ausgerichtete Ansatz stößt hier bisher an seine Grenzen. Einmal manifest geworden, scheint bei diesen Krankheiten auch schon gleich die weitere Progression oder Chronifizierung unvermeidlich zu sein. Sie bringen so schweres Leid über die Betroffenen wie ihre Familien und rufen dementsprechend auch erhebliche Belastungen für das Gesundheits- und Sozialsystem hervor. Nur folgerichtig wird intensiv nach Möglichkeiten der zuverlässigen Früherkennung und wirksamen Frühbehandlung gesucht. Man muß nur an die Herz-Kreislauf- oder Krebserkrankungen denken, die heute fast 3/4 aller Todesursachen ausmachen, dann stehen die Problematik und der eingeschlagene Lösungsweg sofort klar vor Augen. Denn bei diesen Krankheiten ist sicherlich heute die Verhütung gegenüber der nachträglichen Krankheitsbekämpfung als die ungleich aussichtsreichere Maßnahme anzusehen.

Nun zeigen aber auch viele psychische Störungen eine starke Chronifizierungstendenz mit sozialen Behinderungen bis hin zu gesellschaftlicher Desintegration. Auch für sie gilt, daß die Krankheitsbekämpfung oft zu spät kommt und schweres Leid sowie erhebliche psychosoziale Belastungen infolge ungünstiger Verläufe nicht mehr verhindern kann. Ja, man muß sich als Psychiater sogar eingestehen, daß für nahezu alle schwerwiegenden Störungskomplexe dieses Fachgebietes – für die hirnorganischen Abbauprozesse wie für die herkömmlich „endogen" genannten Psychosen, für die Suchterkrankungen wie für die neurotischen oder Persönlichkeitsstörungen – die heutigen Behandlungsergebnisse keineswegs zufriedenstellend sind. Es gab zwar in den letzten Jahrzehnten zweifellos große Fortschritte in der Ursachen- und Therapieforschung. Gleichwohl wurden aber in der psychiatrischen Krankheitsbekämpfung aufs Ganze gesehen doch trotz des beständig angewachsenen Kostenaufwands nur sehr begrenzte Verbesserungen erzielt.

Damit stellt sich die Frage, ob sich der angedeutete Paradigmenwandel nicht auch und gerade in der Psychiatrie realisieren ließe. Eben aus diesem Grunde wurde „Frühdiagnostik und Frühbehandlung psychischer Störungen" zum Thema des in diesem Bande mit seinen einzelnen Beiträgen dargestellten Symposiums gewählt. Vor allem die folgenden Fragen rückten mit dieser Themenwahl in den Mittelpunkt: Sind die psychischen Störungen nach allem, was man heute aus der Diagnose-, Therapie- und Ursachenforschung über sie weiß, so beschaffen, daß Früherkennung und Frühbehandlung sinnvolle Ziele für die weitere Forschung und deren Umsetzung in die Versorgungspraxis sein könnten? Gibt es möglicherweise schon Befunde, an die sich als Ansatzpunkte bei der Entwicklung von Früherkennungs- und Frühbehandlungsprogrammen anknüpfen ließe? Welche Wege wären gegebenenfalls weiter zu beschreiten, um derartige Programme zur Anwendung bringen und hinsichtlich der gewünschten Wirkung überprüfen zu können?

Diese drei zentralen Aspekte der übergreifenden Fragestellung werden in diesem Band zunächst für die schizophrenen, dann für die Angst- und Persönlichkeits-, weiter für die affektiven Störungen und schließlich für die dementiellen Erkrankungen behandelt werden. Nur die Suchterkrankungen bleiben von den relevanten psychischen Störungsgruppen unberücksichtigt, weil ihr Einbezug mit den besonderen dabei zu betrachtenden Problemfeldern den gegebenen Rahmen des Symposiums gesprengt hätte.

Der Leser wird erkennen, daß die Programmatik der Früherkennung und Frühbehandlung in der Tat bei allen diesen psychischen Störungen ein hohes Maß an Rationalität und Plausibilität für sich hat. Für zwei von ihnen, nämlich die schizophrenen Störungen und die dementiellen Erkrankungen, stellt diese Programmatik geradezu die sich unmittelbar ergebende Konsequenz aus dem aktuellen Stand der Diagnose-, Therapie- und Ursachenforschung dar.

Auch sind für alle diese psychischen Störungen durchaus schon mögliche Frühwarnzeichen auf verschiedenen Untersuchungsebenen herausgearbeitet worden. Dabei handelt es sich um psychometrische, neuropsychologische, neurophysiologische, neurobiochemische, hirnfunktionelle oder hirnstrukturelle Indikatoren entweder schon der jeweiligen Störung selbst oder der Vulnerabilität für die betreffende Störung. Sie müssen allerdings hinsichtlich ihrer Spezifität, Sensitivität und vor allem auch prädiktiven Aussagekraft für die meisten dieser psychischen Störungen noch sehr viel besser abgesichert werden, als das bisher geschehen ist. Am ehesten scheint man bei den Schizophrenien, den Angststörungen und den dementiellen Erkrankungen zu einem Sicherheitsgrad vorstoßen zu können, bei dem sich eine Frühintervention mit geeigneten psychologischen und auch psychopharmakologischen Behandlungsverfahren rechtfertigen läßt.

Schließlich sind aus den Beiträgen auch für alle berücksichtigten psychischen Störungen wieder sehr ähnliche Perspektiven für die zukünftige Fortentwicklung der Programmatik zu ersehen. Die sich abzeichnenden Früherkennungsmöglichkeiten müssen nach ihrer weiteren Konsolidierung in hochsensitive „Screening“-Verfahren umgesetzt und am besten von spezialisierten Früherkennungs- und Frühbehandlungszentren aus in der Allgemeinbevölkerung zur Anwendung gebracht werden. Die so zu identifizierenden Bevölkerungsmitglieder mit einem erhöhten Risiko für die betreffende psychische Störung wären im nächsten Schritt hochspezifischen Prädiktionsverfahren zu unterziehen, die eine Entscheidung darüber erlauben, ob eine engmaschige Verlaufsbeobachtung ausreichend oder eine Frühintervention anzustreben ist. Sodann müßte in kontrollierten prospektiven Studien überprüft werden, ob sich mit der jeweiligen Frühintervention ein ungünstiger Verlauf, die weitere Progression, eine Chronifizierung oder sogar auch schon der Ausbruch der betreffenden psychischen Störung in der Tat verhüten läßt. Erst nach solchen Wirksamkeitsnachweisen würde man schließlich die betreffenden Früherkennungs- und Frühbehandlungsprogramme in der Versorgungspraxis etablieren können.

Insgesamt weist somit dieser Band Frühdiagnostik und Frühbehandlung klar als eine aktuelle und wichtige Zielsetzung bei den psychischen Störungen aus. Man steht zwar bei dem Versuch, auch in der Psychiatrie von einer oft zu spät kommenden Krankheitsbekämpfung zur Krankheitsverhütung überzugehen, heute sicherlich noch ganz am Anfang. Der in den einzelnen Beiträgen dargestellte derzeitige Wissensstand läßt aber weitere Schritte in dieser Richtung dringend geboten und es auch durchaus möglich erscheinen, daß sie in absehbarer Zeit zu einem Durchbruch in der Behandlung psychischer Störungen führen könnten.

Köln, im Juni 1998 J. KLOSTERKÖTTER

Inhaltsverzeichnis

Mitarbeiterverzeichnis

ADAM, CHRISTIAN, Dr. med.
Klinik und Poliklinik für Psychiatrie und Psychotherapie des Kindes- und Jugendalters der Universität zu Köln,
Joseph-Stelzmann-Straße 9, 50924 Köln

BRUNNER, ROMUALD M., Dr. med.
Abteilung für Kinder- und Jugendpsychiatrie der Universität Heidelberg,
Blumenstraße 8, 69115 Heidelberg

DÖPFNER, MANFRED, Priv.-Doz. Dr. sc. hum.
Klinik und Poliklinik für Psychiatrie und Psychotherapie des Kindes- und Jugendalters der Universität zu Köln,
Joseph-Stelzmann-Straße 9, 50924 Köln

GRÜNEWALD, IRIS, Dr. biol. hum., Dipl.-Psych.
Abteilung Psychiatrie I der Universität Ulm,
Zentrum für Psychiatrie Weissenau,
Weingartshoferstraße 2, 88214 Ravensburg-Weissenau

HÄFNER, HEINZ, Prof. Dr. med. Dr. phil. Dres h.c.
Zentralinstitut für Seelische Gesundheit,
J5, 68159 Mannheim

HAMBRECHT, MARTIN, Priv.-Doz. Dr. med. Dr. phil.
Klinik und Poliklinik für Psychiatrie und Psychotherapie der Universität zu Köln,
Joseph-Stelzmann-Straße 9, 50924 Köln

AN DER HEIDEN, WOLFRAM, Dr. sc. hum.
Zentralinstitut für Seelische Gesundheit,
J5, 68159 Mannheim

HEISS, WOLF-DIETER, Prof. Dr. med.
Max-Planck-Institut für Neurologische Forschung,
Gleueler Straße 50, 50931 Köln

HERHOLZ, KARL, Prof. Dr. med.
Klinik und Poliklinik für Neurologie der Universität zu Köln,
Joseph-Stelzmann-Straße 9, 50924 Köln

HOLSBOER, FLORIAN, Prof. Dr. med. Dr. rer. nat.
Max-Planck-Institut für Psychiatrie,
Kraepelin-Straße 10, 80804 München

KELLER, FERDINAND, Priv.-Doz. Dr. biol. hum., Dipl.-Psych.
Abteilung Psychiatrie I der Universität Ulm,
Zentrum für Psychiatrie Weissenau,
Weingartshoferstraße 2, 88214 Ravensburg-Weissenau

KLOSTERKÖTTER, JOACHIM, Prof. Dr. med.
Klinik und Poliklinik für Psychiatrie und Psychotherapie
der Universität zu Köln,
Joseph-Stelzmann-Straße 9, 50924 Köln

KÖNIG, FRANK, Dr. med.
Abteilung Psychiatrie I der Universität Ulm,
Zentrum für Psychiatrie Weissenau,
Weingartshoferstraße 2, 88214 Ravensburg-Weissenau

KRIEG, JÜRGEN-CHRISTIAN, Prof. Dr. med.
Klinik und Poliklinik für Psychiatrie und Psychotherapie
der Universität Marburg,
Rudolf-Bultmann-Straße 8, 35039 Marburg

KURZ, ALEXANDER, Prof. Dr. med.
Psychiatrische Klinik und Poliklinik, Klinikum rechts der Isar,
Technische Universität München,
Möhlstraße 26, 81675 München

LAUER, CHRISTOPH J., Priv.-Doz. Dr. phil., Dipl.-Psych.
Max-Planck-Institut für Psychiatrie,
Kraepelin-Straße 10, 80804 München

LAUTENSCHLAGER, NICOLA, Dr. med.
Psychiatrische Klinik und Poliklinik, Klinikum rechts der Isar,
Technische Universität München,
Möhlstraße 26, 81675 München

LEHMKUHL, GERD, Prof. Dr. med.
Klinik und Poliklinik für Psychiatrie und Psychotherapie
des Kindes- und Jugendalters der Universität zu Köln,
Joseph-Stelzmann-Straße 9, 50924 Köln

LICHTERMANN, DIRK, Dr. med.
Klinik und Poliklinik für Psychiatrie und Psychotherapie
der Universität Bonn,
Sigmund-Freud-Straße 25, 53105 Bonn

LINZ, MARIA
Klinik und Poliklinik für Psychiatrie und Psychotherapie
der Universität Bonn,
Sigmund-Freud-Straße 25, 53105 Bonn

LÖFFLER, WALTER, Dr. sc. hum.
Zentralinstitut für Seelische Gesundheit,
J5, 68159 Mannheim

MAIER, WOLFGANG, Prof. Dr. med.
Klinik und Poliklinik für Psychiatrie und Psychotherapie
der Universität Bonn,
Sigmund-Freud-Straße 25, 53105 Bonn

MAURER, KURT, Dr. sc. hum.
Zentralinstitut für Seelische Gesundheit,
J5, 68159 Mannheim

MODELL, SIEGLINDE, Dr. med.
Max-Planck-Institut für Psychiatrie,
Kraepelin-Straße 10, 80804 München

MUNDT, CHRISTOPH, Prof. Dr. med.
Klinik und Poliklinik für Psychiatrie und Psychotherapie
der Universität Heidelberg,
Voßstraße 4, 69115 Heidelberg

PARZER, PETER, Dipl.-Psych.
Abteilung für Kinder- und Jugendpsychiatrie
der Universität Heidelberg,
Blumenstraße 8, 69115 Heidelberg

RESCH, FRANZ, Prof. Dr. med.
Abteilung für Kinder- und Jugendpsychiatrie
der Universität Heidelberg,
Blumenstraße 8, 69115 Heidelberg

RIEMENSCHNEIDER, MATTHIAS
Psychiatrische Klinik und Poliklinik, Klinikum rechts der Isar,
Technische Universität München,
Möhlstraße 26, 81675 München

RIETSCHEL, MARCELLA, Dr. med.
Klinik und Poliklinik für Psychiatrie und Psychotherapie
der Universität Bonn,
Sigmund-Freud-Straße 25, 53105 Bonn

RUPPE, ANDREA, Dr. biol. hum., Dipl.-Psych.
Klinik und Poliklinik für Psychiatrie und Psychotherapie
der Universität Mainz,
Langenbeckstraße 1, 55101 Mainz

SCHNEIDER, SILVIA, Dr. rer. nat., Dipl.-Psych.
Christoph-Dornier-Stiftung für Klinische Psychologie,
Institut an der Technischen Universität Dresden,
Hohe Straße 53, 01187 Dresden

SCHREIBER, WOLFGANG, Priv.-Doz. Dr. med.
Klinik und Poliklinik für Psychiatrie und Psychotherapie
der Universität Marburg,
Rudolf-Bultmann-Straße 8, 35039 Marburg

SZELIES, BRIGITTE, Prof. Dr. med.
Max-Planck-Institut für Neurologische Forschung,
Gleueler Straße 50, 50931 Köln

WOLFERSDORF, MANFRED, Prof. Dr. med.
Klinik für Psychiatrie und Psychotherapie,
Nervenkrankenhaus Bayreuth
Am Nordring 2, 95445 Bayreuth

ZIMMERMANN, ULRIKE, Dr. biol. hum., Dipl.-Psych.
Abteilung Psychiatrie I der Universität Ulm,
Zentrum für Psychiatrie Weissenau,
Weingartshoferstraße 2, 88214 Ravensburg-Weissenau

1 Beginn und Frühverlauf schizophrener Erkrankungen*

H. Häfner, W. an der Heiden, W. Löffler, K. Maurer, M. Hambrecht

Die Schizophrenie beginnt in den weitaus meisten Fällen (75%) mit einer durchschnittlich 5 Jahre dauernden Prodromalphase. Der nachfolgende Anstieg der positiven Symptomatik dauert bis zum Höhepunkt der ersten psychotischen Episode im Mittel noch 1,1 Jahre. Als wichtigste Prodromalsymptome haben sich Depressivität und Negativsymptomatik mit funktioneller Beeinträchtigung und sozialer Behinderung erwiesen. Depressivität und Negativsymptomatik sind offenbar zwei überlappende, aber substantiell unterscheidbare Syndrome der Schizophrenie. Das depressive Syndrom wird als direkter Ausdruck des Krankheitsgeschehens vermutet. Es weist nicht nur im Frühverlauf eine 3–4fach höhere kumulative Prävalenz bei Schizophrenen im Vergleich zu gesunden Probanden auf. Es hat auch im weiteren Verlauf der Schizophrenie wesentliche klinische Bedeutung: Es ist Prädiktor geringerer Negativsymptomatik – besonders der affektiven Verflachung – über 5 Jahre nach Erstaufnahme und ein Indikator der Schwere der Erkrankung in der psychotischen Episode. Ohne wesentliche Geschlechtsunterschiede beginnen 68% der Schizophrenien chronisch, d. h. mehr als ein Jahr vor der Erstaufnahme, und weitere 15% subakut - 4 Wochen bis 1 Jahr - mit unspezifischen oder negativen Symptomen. Sie bleiben daher oft jahrelang unbehandelt. Da zudem die sozialen Folgen der Krankheit überwiegend bereits in der Prodromalphase eintreten, ist ein dringliches Anliegen, Bemühungen um Frühintervention sowohl auf die Frühbehandlung der akuten Psychose als auch gezielt auf die langen, meist nichtpsychotischen Frühverläufe zu richten.

1.1 Einführung

Wir verstehen unter dem Frühverlauf der Schizophrenie diejenige Verlaufsperiode der Krankheit, die sich vom Ausbruch bis zum Höhepunkt der ersten psychotischen Episode erstreckt. Operationalisiert man den Höhepunkt der ersten Episode mit dem erstmals erreichten Maximum positiver Symptome,

* Eine englischsprachige Version dieser Arbeit wird im Sonderband von „Schizophrenia Research" erscheinen.

Bayer-ZNS-Symposium, Bd. XIII
Frühdiagnostik und Frühbehandlung psychischer Störungen
Hrsg. J. Klosterkötter

dann erfolgt die Erstaufnahme in unserer Untersuchungsregion im Mittel knapp 2 Monate später, überwiegend ausgelöst durch die psychotische Episode. Diese kurze Latenzperiode erlaubt es aus Gründen der Praktikabilität in einigen groben Analysen, zumal wenn es um praktische Fragen von Prävention und Frühbehandlung geht, die Erstaufnahme als Endpunkt des Frühverlaufs zu definieren.

Um zu verstehen, was sich in diesem Frühverlauf ereignet, haben wir uns mit vier Fragen zu beschäftigen:

- Wann, d. h. in welchem Alter, und womit, d. h. was sind ihre ersten Symptome, beginnt die Schizophrenie?
- Wie entwickelt sich die Krankheit bis zum Höhepunkt der ersten Episode?
- Wann und wie treten ihre sozialen Folgen ein?
- Welches sind die Ansatzpunkte für eine frühe Intervention?

1.2 Beginn und Frühverlauf der Schizophrenie: Kernfragen

1.2.1 Methodischer Zugang

Der ideale Weg dazu wäre eine prospektive Geburtskohortenstudie – ähnlich wie die beiden britischen (Done et al. 1994, Crow et al. 1995) und die nordfinnische Kohorte (Jones et al. 1996) – aller während einer Woche geborenen Personen der gesamten Bevölkerung bis ins Risikoalter für Schizophrenie (43 bzw. 28 Jahre). Sie zeigen deutlich gehäufte Entwicklungsanomalien in Kindheit und Jugend der später an Schizophrenie Erkrankenden. Dem Geburtskohortendesign stehen aber in der Untersuchung von Ausbruch und Frühverlauf der Schizophrenie zwei Schwierigkeiten im Wege: Einmal ist die Krankheit je nach Diagnosendefinition mit 10–20/100.000 Neuerkrankungen im Jahr ein seltenes Leiden, so daß ein außerordentlicher Aufwand zur Erfassung ihres Ausbruchs erforderlich wäre. Zum anderen beginnen 3/4 aller Schizophrenien mit unspezifischen Symptomen, für die es heute noch kein Verfahren diagnostischer Zuordnung gibt. Deshalb sind alle Studien, auch die prospektiven High-risk-Studien an Kindern schizophrener Mütter, mindestens für begrenzte Zeitperioden auf retrospektive Erfassung von Beginn und Frühverlauf bereits diagnostizierter, d. h. mindestens in die erste psychotische Episode eingetretener, Schizophrenien angewiesen.

Das retrospektive Studium der Schizophrenie vor dem Erstkontakt hat bereits mit dem Stadienmodell des Krankheitsbeginns von K. Conrad (1958) begonnen. Docherty et al. präsentierten 1978 einen Überblick über 26 Studien zur Modellierung des Krankheitsbeginns, einschließlich deskriptiver Einzelfallstudien und klinischer Eindrücke.

Der retrospektive Ansatz profitierte von den Versuchen, die Prodromalsymptome von Rückfällen zu erfassen, um eine gezielte Frühintervention zu ermöglichen (Cutting u. Dunne 1989, Carpenter u. Heinrichs 1983, Hirsch u. Jolley 1989). Herz u. Melville (1980) entwickelten dazu das „Early Signs Questionnaire“, Chapman u. Chapman (1987) die „Chapman Scale“ und Birchwood et al. (1989) die „Early Signs Scale“. Alle gründen auf der subjektiven Wahrnehmung der

Patienten. Huber et al. (1979) und Klosterkötter (1991, 1992, Klosterkötter et al. 1997) entwickelten auf der Grundlage ihres Konzepts der „substratnahen Basissymptome“ ein Beurteilungsverfahren (BSABS), das vor allem den Übergang von den erlebten Veränderungen von Wahrnehmung und Denken in die Erstrangsymptome K. Schneiders (1950) erfassen läßt.

1.2.2 *Methodische Voraussetzungen und Zugangswege der Erfassung von Ausbruch und Frühverlauf der Krankheit*

Die systematische retrospektive Analyse von Krankheitsausbruch und Frühverlauf hat, wenn sie zu verallgemeinerungsfähigen Ergebnissen kommen soll, einige Voraussetzungen:

- Im ersten Schritt muß durch eine Screening-Prozedur ein hinreichend großes, bevölkerungsbezogenes Sample gewonnen werden. Bei der Fallfindung müssen die diagnostischen Kriterien weit und ohne ein einschränkendes Verlaufskriterium, etwa das 6-Monatskriterium von DSM-III, definiert werden.
- Der zweite Schritt besteht in der direkten Untersuchung aller Fälle des Screening-Samples mit standardisierten Methoden zur Identifikation der Indexfälle nach Einschlußkriterien und ihrer Zuordnung zur Untersuchungsstichprobe.
- Im dritten Schritt müssen vorausgehende psychotische Episoden retrospektiv mit geeigneten Instrumenten erfaßt und ausgeschlossen werden, um die Untersuchungsstichprobe auf erste Episoden von Schizophrenie zu beschränken.

Beim Bemühen, darüber hinaus auch unspezifische Frühsymptome zu erfassen, ist zu bedenken, daß wir, von unseren eigenen Ergebnissen abgesehen, bisher nicht über eine vollständige Liste oder Skala von Prodromi der ersten Episode von Schizophrenie verfügten, und zwar auch nicht in den internationalen Klassifikationssystemen.

1.2.3 *Die retrospektive Erfassung, Kontrolle und Reduzierung von Gedächtnisartefakten*

Unser Versuch, diese Probleme zu lösen, führte zur Erhebung des bevölkerungsbezogenen Samples der ABC-Schizophreniestudie: 232 erste Episoden weit definierter Schizophrenie (ICD 295, 297, 298.3/4) (= 84% von 276 Erstaufnahmen gleicher Diagnose) aus einer halbländlichen, halbstädtischen deutschen Bevölkerung von ca. 1,5 Mio. in der Region Heidelberg, Mannheim, Rhein-Neckar-Kreis und östliche Pfalz. Die Charakteristika des ABC-Schizophrenie-Samples haben wir an anderer Stelle ausführlich dargestellt (Häfner et al. 1993).

Symptomatik, Diagnose, funktionelle Beeinträchtigung und soziale Behinderung wurden auf dem ersten Höhepunkt der Krankheit im Interview mit PSE (Wing et al. 1974), SANS (Andreasen 1983), PIRS (Biehl et al. 1989), DAS (World

Tabelle 1. IRAOS (Instrument for the Retrospective Assessment of the Onset of Schizophrenia)

Zugrundeliegende Instrumente:		Meßdimensionen:
PAS	Premorbid Adjustment Scale	Prämorbide Anpassung
PHSD	Past History and Sociodemographic Description Schedule (WHO)	Veränderungen in soziodemographischen Variablen
PPHS	Psychiatric and Personal History Schedule (WHO)	Veränderungen in soziodemographischen Variablen und erste Symptome
DAS	Disability Assessment Schedule(WHO)	Soziale Behinderung
BSABS	Bonn Scale for the Assessment of Basic Symptoms	Prodromi
PSE	Present State Examination	Alle Symptome
SANS	Scale for the Assessment of Negative Symptoms	Negative Symptome
und andere		

Quelle: Häfner et al. 1990, modifiziert

Health Organization 1988, Jung et al. 1989) unmittelbar nach Erstaufnahme noch in der Psychose erfaßt. Erst nach Abklingen der Psychose, etwa 3–5 Wochen später, wurde, um Gedächtnisverzerrungen zu vermeiden, das „Instrument for the Retrospective Assessment of the Onset of Schizophrenia (IRAOS)" (Häfner et al. 1990, 1992) zur Erfassung von Krankheitsbeginn und Frühverlauf angewandt. Das IRAOS wurde auf der Basis mehrerer bewährter internationaler Instrumente konstruiert und an drei Quellen, dem Patienten selbst, dem nächsten Angehörigen und den Akten (ärztliche Aufzeichnungen etc.), angewandt. Das IRAOS enthält *Symptome*, die aus den in Tabelle 1 dargestellten Instrumenten übernommen wurden, *Zeichen*, die aus einer systematischen Befragung von 61 Psychiatern an drei Krankenhäusern über Prodromi gewonnen wurden (Häfner et al. 1990), und *Fragen* zur sozialen und beruflichen Situation des Patienten. Auf dem Hintergrund einer durch Ankerereignisse organisierten Zeitmatrix erlaubt es das IRAOS, die Entwicklung des Kranken und der Krankheit nachzuzeichnen. Die testtheoretische Qualität, soweit prüfbar, erwies sich hinsichtlich der für unsere Fragestellung relevanten Merkmale als gut bis befriedigend. Mit diesen Verfahrensweisen der Rekrutierung des bevölkerungsbezogenen Erstepisoden-Samples und der Erfassung von Prodromi, Symptomen, sozialer Entwicklung und Behinderung im Zeitraster sind wir der Beantwortung unserer Eingangsfragen nach dem Wann, Womit und Wie des Ausbruchs der Schizophrenie nähergekommen.

1.3 Ergebnisse

Beginnen wir mit der Frage nach Beginn und Dauer der Frühphase. Die Ergebnisse der wenigen Studien zur mittleren Dauer des Frühverlaufs – auf unterschiedlichen methodischen Grundlagen grob geschätzt – zeigt Tabelle 2.

Tabelle 2. Länge der Vorphase von Schizophrenie (leicht unterschiedliche diagnostische Definitionen) ab Onset – erstes Zeichen, erstes psychotisches Symptom – bis Erstkontakt oder Erstaufnahme nach bisher vorliegenden Studienergebnissen[1]

Autor	Fallzahl	Dauer ab 1. Zeichen (Jahre)	Dauer ab 1. psychot. Symptom (Jahre)
Gross 1969 (BRD)	290	3,5	
Lindelius 1970 (Schweden)	237		4,4[2]
Huber et al. 1979 (BRD)	502	3,3	
Loebel et al. 1992 (USA)	70	2,9	1,0
Beiser et al. 1993 (Kanada)	70	2,1	1,0
McGorry et al. 1996 (Australien)	200	8,8	3,7
Lewine 1980 (USA)	97		1,9
Häfner et al. 1995 (BRD)	232	5,0[3]	1,1

[1] Unterschiedliche methodische Standards
[2] Alter beim Erstauftreten psychotischer Symptome oder deutlicher Persönlichkeitsveränderungen, die auf eine psychische Erkrankung hindeuten
[3] Nur Prodromalphase bis zum ersten psychotischen Symptom

Die Unterschiede von Kultur, psychiatrischer Versorgung der Risikopopulation, von Samples und vor allem von Erfassungsmethoden machen die Variabilität verständlich. Allen Studien ist jedoch eine mehrjährige, fast immer unbehandelte Frühphase gemeinsam.

Man kann aber die Dauer des Frühverlaufs nur präzise berechnen, wenn man weiß, womit die Schizophrenie beginnt. 73% der weit definierten Schizophrenie unseres Samples beginnen mit unspezifischen oder negativen Symptomen, aber nur 7% mit positiven und der Rest während eines Monats gleichzeitig mit beiden Symptomtypen. Die 10 häufigsten, von den Patienten selbst gerateten ersten Zeichen der Schizophrenie, die jeweils nur in 10–22% der Fälle angegeben wurden, sind, von dem auch in der Normalbevölkerung bei Frauen häufigeren Item „Sorgen" abgesehen, bei beiden Geschlechtern gleich häufig (Tabelle 3). Unter ihnen findet sich kein einziges positives Zeichen, aber mehrere negative Symptome wie Energielosigkeit und Verlangsamung und affektive Störungen wie Depression, Angst und fehlendes Selbstvertrauen.

Unter den 10 häufigsten Symptomen, mit denen die psychotische Episode im Mittel 5 Jahre später beginnt, findet man naturgemäß gehäuft positive Symptome: Beziehungswahn mit 52%, Verfolgungswahn mit 41%, aber akustische

Tabelle 3. Die 10 häufigsten ersten Zeichen einer schizophrenen Erkrankung (unabhängig vom Verlauf) nach Patientenangaben[1]

	Gesamt (n = 232) %	Männer (n = 108) %	Frauen (n = 124) %	p
Unruhe	19	15	22	
Depression	19	15	22	
Angst	18	17	19	
Denk- und Konzentrationsstörungen	16	19	14	
Sorgen	15	9	20	*
Mangelndes Selbstvertrauen	13	10	15	
Energieverlust, Verlangsamung	12	8	15	
Verschlechterung des Arbeitsverhaltens	11	12	10	
Sozialer Rückzug, Mißtrauen	10	8	12	
Sozialer Rückzug, Kommunikation	10	8	12	

[1] Beruhend auf geschlossenen Fragen, Mehrfachzählungen möglich; alle Items wurden auf Geschlechtsunterschiede hin geprüft ; *: $p < 0{,}05$

Quelle: Häfner et al. 1995, modifiziert

Halluzinationen mit nur 31% (Tabelle 4). Geschlechtsunterschiede sind auch bei den positiven Initialsymptomen gering. Nur drei von 10, nämlich andere Wahnsymptome, akustische Halluzinationen, Gedankeneingebung, treten bei Frauen signifikant leicht häufiger auf als bei Männern. Nach der kumulativen Prävalenz gefragt, hatten immerhin 96% des Samples wenigstens ein Wahnsymptom und 69% wenigstens einmal Halluzinationen während des Frühverlaufs.

Dieses Ergebnis kennzeichnet nicht unbedingt die Krankheit; es spiegelt vermutlich den selektiven Einfluß der positiven Symptome als Kriterien der

Tabelle 4. Die 10 häufigsten ersten positiven Symptome nach Patientenangaben[1]

	Gesamt (n = 232) %	Männer (n = 108) %	Frauen (n = 124) %	p
Beziehungswahn	51,7	51,9	51,6	
Verfolgungswahn	41,4	42,6	40,3	
Weitere Wahninhalte	38,8	31,5	45,2	*
Psychotische Denkstörungen	36,2	35,2	37,1	
Akustische Halluzinationen	31,0	23,1	37,9	*
Primäre Wahninhalte	27,6	24,1	30,6	
Gedankeneingebung	20,3	14,8	25,0	*
Beeinflussungswahn	19,8	20,4	19,4	
Wahn, kontrolliert zu werden	19,4	21,3	17,7	
Größenwahn	17,7	21,3	14,5	

[1] Beruhend auf geschlossenen Fragen, Mehrfachzählungen möglich; alle Items wurden auf Geschlechtsunterschiede hin getestet; *: $p < 0{,}05$

Diagnosenvergabe mit ausschlaggebendem Einfluß auf Rekrutierung und Zusammensetzung aller Schizophreniestichproben wider.

In der Abfolge des Auftretens der positiven Symptome überwiegt Gleichzeitigkeit, aber wenn es zum Nacheinander kommt, treten Wahnsymptome häufiger zuerst und Halluzinationen zuletzt auf (Tabelle 5).

Diese zunächst auf Mittelwerte und nicht auf individuelle Verläufe gründende Analyse des Auftretens und der Aufeinanderfolge von Symptomen nach Krankheitsausbruch ist ein erster Baustein zur Entwicklung oder Prüfung der bereits erwähnten Phasenmodelle der Schizophrenie. Klosterkötter et al. (1997) haben das Huber-Gross'sche Konzept der vorauslaufenden, am Übergang zu den Symptomen ersten Ranges stehenden substratnahen Basisstörungen an ihrem Vorhersagewert bei „high risk"-Patienten, Verdachtsfällen für Schizophrenie, erfolgreich validiert. Hambrecht und wir (Hambrecht u. Häfner 1993) haben an den IRAOS-Daten des ABC-Schizophrenie-Samples den Versuch unternommen, das Conradsche Modell der drei gestaltpsychologisch konzipierten Phasen: Trema, Apophänie, Apokalypse, soweit sie mit eindeutigen Symptomen definiert sind, zu prüfen. Tabelle 6 zeigt, daß wir nur mit der trivialen Sequenz Trema vor Apophänie und Apokalypse – unspezifische vor spezifischen (positiven) Symptomen oder Prodromalphase vor psychotischer Episode) – mäßig erfolgreich waren, was aus Gründen des Samplings und der Methodik nicht verwunderlich ist. Conrad (1958) hatte ausschließlich junge Männer persönlich exploriert, die fast alle wegen einer akuten Psychose ins Lazarett gekommen waren. Bei der schwierigen Erfassung der zeitlichen Sequenz des Auftretens der Symptome war er auf seine eigene, nicht objektivierte Einschätzung angewiesen.

Nachdem wir eine Vorstellung über das Womit des Beginns, d. h. über die Initialsymptome gewonnen haben, können wir uns der Frage nach dem Wann

Tabelle 5. Zeitliche Reihenfolge der ersten positiven Symptome (in %)

A	B	A vor B	A u. B. gleichzeitig	A nach B
Wahn	Halluzination	33	59	8
Wahn	Denkstörung	35	55	10
Denkstörung	Halluzination	15	71	14

Quelle: Maurer u. Häfner 1995

Tabelle 6. Kategorisierung von Symptomen nach Conrads (1958) Phasenmodell der beginnenden Schizophrenie: Trema, Apophänie, Apokalypse

Erstes Symptom	Vor	Gleichzeitig	Nach	Erstes Symptom
Trema	76,9%	18,2%	4,9%	Apophänie $p < 0{,}001$
Trema	78,6%	13,7%	7,7%	Apokalypse $p < 0{,}001$
Apophänie	44,0%	32,8%	23,2%	Apokalypse n.s.

Quelle: Hambrecht u. Häfner 1993

wieder zuwenden. Der häufige Beginn mit unspezifischen Symptomen wirft die Frage auf, wie sich der Ausbruch der Schizophrenie von den häufig vorausgehenden Entwicklungsanomalien oder von Symptomen anderer Krankheiten abgrenzen läßt. Wir haben zu diesem Zweck den Spezifitätsgrad der drei Symptomkategorien in hierarchische Definitionen übersetzt: Als erstes Zeichen der Krankheit wurden unspezifische Symptome nur akzeptiert, wenn sie vom Erstauftreten an kontinuierlich (bis zum Höhepunkt der ersten Episode), negative, wenn sie kontinuierlich oder wiederholt, und positive Symptome, wenn sie einmal, wiederholt oder kontinuierlich, d. h. in jedem Fall, aufgetreten waren. Das ist nicht genau, aber optimal, d. h. eine bessere Lösung haben wir nicht gefunden. Da wir die Daten aus drei Quellen erhoben haben, war es möglich, die Zeit- oder Altersangaben für den Krankheitsbeginn und für die Meilensteine der frühen Krankheitsentwicklung extern an den jeweils anderen Quellen zu validieren. Das Ergebnis ist befriedigend. Eine verspätete Registrierung durch Angehörige und vor allem in den Akten findet sich nur bei den unauffälligeren ersten negativen Symptomen und geringer beim ersten Zeichen (Tabelle 7).

Tabelle 7. Altersmittelwerte (in Jahren) und Standardabweichungen zu verschiedenen Zeitpunkten vor Erstaufnahme: Vergleich der Daten aus IRAOS-Interview mit Patienten, nächstem Angehörigen und aus Aktenanalyse – Erstepisoden-Sample (n=232) der ABC-Schizophreniestudie

		Patient		Angehöriger		Akte		
Alter bei:	n	Alter	sd	Alter	sd	Alter	sd	Signifikanz
1. frühestem Zeichen einer schizophrenen Erkrankung	140	23,3	10,7	23,9	9,9	24,8	11,0	o
2. erstem negativem oder unspezifischem Symptom	137	23,7	10,8	24,3	9,9	25,0	11,1	n.s.
3. erstem negativem Symptom	117	24,1	9,7	24,7	9,1	25,6	10,1	**
4. Erkrankungsbeginn nach Einschätzung des Befragten	121	28,0	9,7	28,0	9,6	28,0	9,3	n.s.
5. frühestem positivem Symptom	109	28,6	10,5	28,7	10,3	28,9	10,3	n.s.
6. Erstaufnahme	232	30,3	9,6					

o = p <0,1; ** = p <0,01; n.s. = nicht signifikant
Operationale Definitionen des Erkrankungsbeginns auf der Grundlage eines Stufenmodells: Symptome wurden berücksichtigt, wenn 1. unspezifische kontinuierlich, 2. negative kontinuierlich oder rezidivierend und 3. positive kontinuierlich, rezidivierend oder einmal bis zur Erstaufnahme aufgetreten waren.

Quelle: Häfner et al. 1995

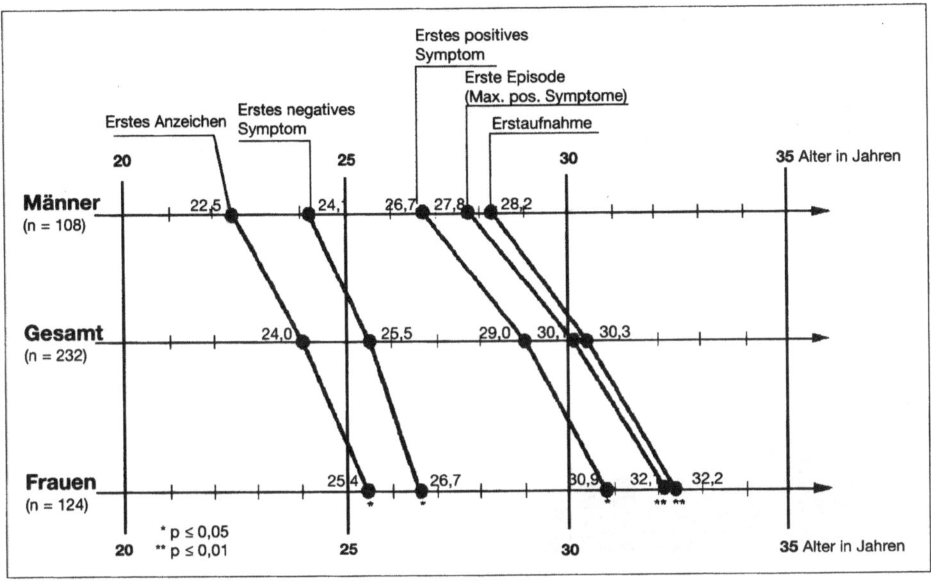

Abb. 1. Altersmittelwerte bei 5 Definitionen von Onset bis zur Erstaufnahme wegen Schizophrenie – Erstepisodenstichprobe weiter Definition; n = 232. Quelle: Häfner et al. 1995

Abbildung 1 zeigt nun das mittlere Alter bei verschiedenen Definitionen von Onset, vom ersten Zeichen über das erste negative und positive Symptom bis zum Höhepunkt der ersten Episode und der Erstaufnahme. Die einzelnen Definitionen sind zugleich konsekutive Meilensteine der Frühentwicklung der Schizophrenie. Die Parallelität zwischen den Geschlechtern mit signifikanten Altersunterschieden von 3–4 Jahren ist Hinweis auf einen gleichartigen Frühverlauf. Dieser Eindruck wird verstärkt, wenn man den Typus des Beginns vergleicht. Ohne wesentliche Geschlechtsunterschiede beginnen 68% der Schizophrenien chronisch, d. h. mit einer Vorphase von mehr als einem Jahr bis zur Erstaufnahme, 15% subakut mit 4 Wochen bis zu einem Jahr und 18% akut, d. h. innerhalb von vier Wochen.

Dieses Teilergebnis verweist auf ein ethisches Problem: das häufige Versäumnis einer Frühbehandlung der Schizophrenie. Die Dauer der unbehandelten Psychose – allerdings ohne Berücksichtigung der Konfundierung durch die Überrepräsentation von prognostisch ungünstigem schleichendem Beginn bei langer Dauer der Nichtbehandlung versus prognostisch günstigem akutem Beginn bei kurzer Dauer der Nichtbehandlung – ist ein negativer Prädiktor des Erfolgs der Therapie der ersten Episode bzw. des weiteren Verlaufs (Johnstone et al. 1992, Wyatt 1991, Loebel et al. 1992, McGorry u. Edwards 1997). Die steile, linksschiefe Verteilung der Frühverläufe mit nahezu exponentiellem Anstieg von den langen zu den kurzen Verläufen macht deutlich, daß die Bemühungen um Frühintervention sowohl auf die Frühbehandlung der akuten Psychose als auch gezielt auf die langen, meist nichtpsychotischen Frühverläufe gerichtet werden müssen, auch wenn wir den Erfolg aus den epidemiologischen Daten nicht vorhersagen können (Abb. 2).

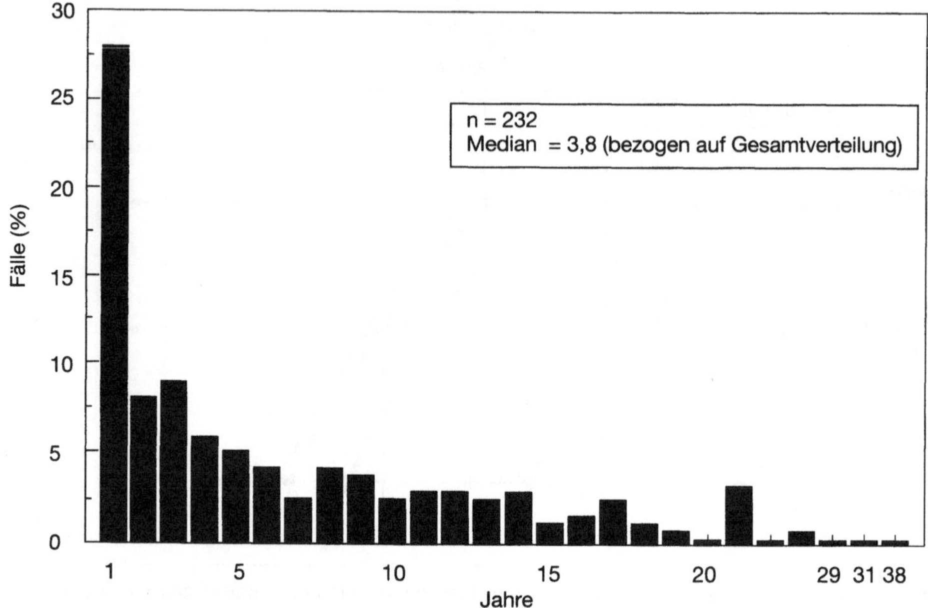

Abb. 2. Prozentuale Verteilung der Länge der Vorphase (in Jahren) von Schizophrenie vom ersten Anzeichen bis zur Erstaufnahme

Die Symptomentwicklung in der Frühphase – in Jahresmittelwerten, im letzten Jahr in Monatsmitteln – zeigt für negative und unspezifische Symptome einen frühen und langsam beginnenden, für die positiven einen später beginnenden, rascheren exponentiellen Anstieg bis zum Höhepunkt der ersten Episode (Abb. 3). Die erste Episode der Schizophrenie ist hier als eine von den ihr häufig vorausgehenden Hirnentwicklungsstörungen deutlich abgehobene neue Krankheit zu erkennen. Zu ihrem Auftretensrisiko allerdings leisten die Hirnentwicklungsstörungen einen wesentlichen, aber unspezifischen Beitrag.

Im Anschluß an die Hauptdimensionen der Initialsymptomatik haben wir die Entwicklung von Depressivität und Negativsymptomatik weiter verfolgt.

Der Zusammenhang zwischen Depressivität oder Depression und Schizophrenie wird in der Literatur in verschiedener Weise erklärt:

- Depression als Teil der schizophrenen Symptomatik (Bleuler 1911, Knights u. Hirsch 1981, Koreen et al. 1993): genetische Übertragung („assortive mating“ oder unvollständige Heterogenität der beiden Psychosen),
- reaktive Depression (McGlashan u. Carpenter 1976, Salama 1988, Liddle et al. 1993, Birchwood et al. 1993),
- neuroleptisch induzierte Depression (Floru et al. 1975, Müller 1981, Van Putten et al. 1979),
- Depression als Fehldiagnose (Martin et al. 1985, Siris et al. 1988) und
- Komorbidität (Knights u. Hirsch 1981).

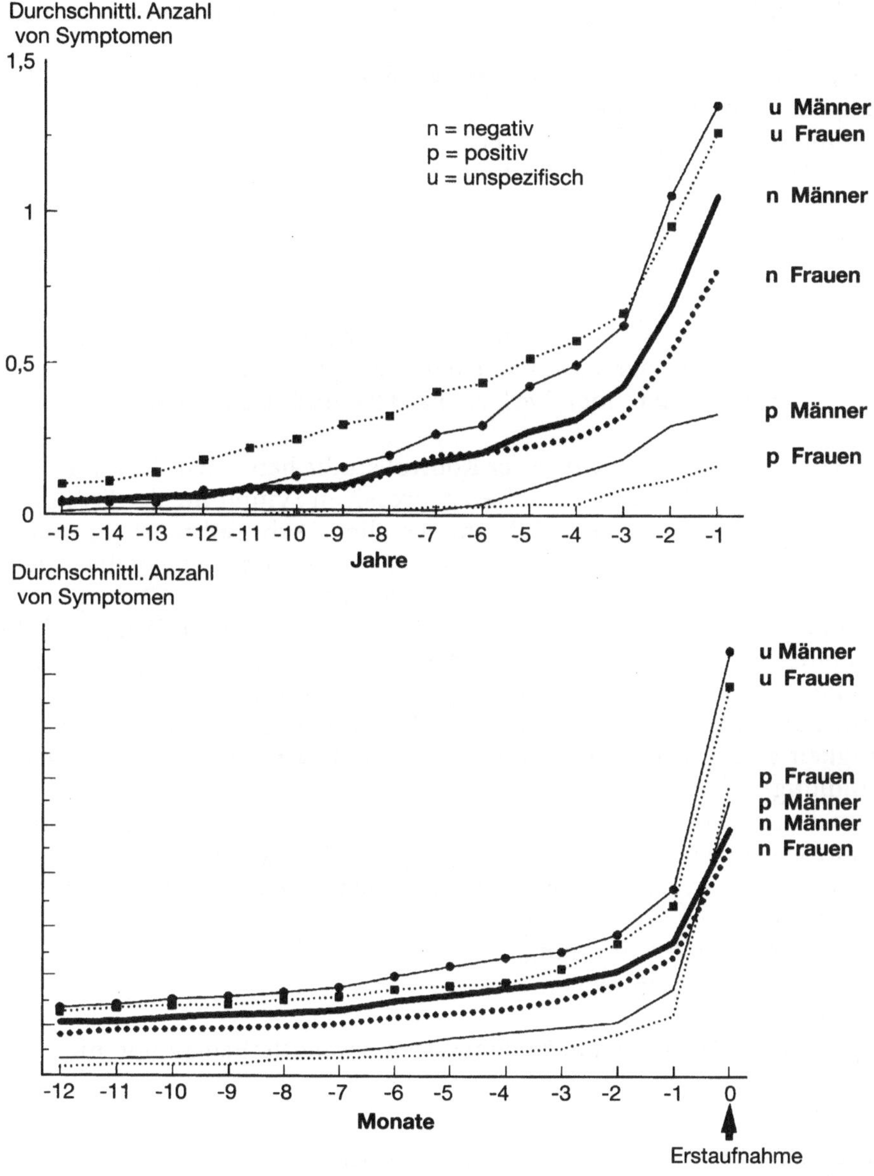

Abb. 3. Kumulative Werte positiver, negativer und unspezifischer Symptome bis zur Erstaufnahme wegen Schizophrenie (Männer = 108, Frauen = 124), Quelle: Häfner et al. 1995

Die empirischen Fragen, die mit unseren Daten in diesem Hypothesenkontext prüfbar sind, lauten:

- Wie häufig tritt Depression im Frühverlauf auf und wie verläuft sie?
- Wieviele Monate vor Erstaufnahme tritt die Depression erstmals auf?
- Welches ist die Abfolge depressiver, positiver und negativer Symptome?

- Ist das Auftreten der Depression im Frühverlauf abhängig von Geschlecht und Alter?
- Besteht zwischen Depression im Frühverlauf und der Symptomatik bei Erstaufnahme ein Zusammenhang?
- Beeinflußt die Depression im Frühverlauf den Symptom- und sozialen Behinderungsverlauf im Anschluß an die Erstaufnahme?

Wir haben mit IRAOS 4 depressive Symptome ab Krankheitsausbruch erfaßt: depressive Verstimmung, Schuldgefühle, Mangel an Selbstvertrauen und Suizidversuch. Wir stellten fest, daß 81% der Patienten für mindestens 2 Wochen an einer depressiven Verstimmung vor Erstaufnahme wegen Schizophrenie gelitten hatten. In der Verlaufsform des Symptoms überwiegt Kontinuität mit 39% den rezidivierenden Verlauf mit 34% und das einmalige Auftreten mit 8%.

In einer Vorauswertung unserer Kontrollstudie haben wir die kumulative Prävalenz aller 4 mit IRAOS erfaßten depressiven Symptome der Frühphase eines bevölkerungsbezogenen Subsamples, alle 57 Schizophrenen aus Mannheim, mit einer aus dem Einwohnerregister Mannheims per Zufallsauswahl gezogenen Kontrollgruppe für die gleiche Risikoperiode (n=57) verglichen. Alle depressiven Symptome zeigen hochsignifikant höhere Werte bei den Schizophrenen (Tabelle 8). Nur Suizidversuche als seltene Ereignisse erreichen die Signifikanzschwelle nicht. Aber das 40% höhere Risiko im Frühverlauf der Schizophrenie ist klinisch ebenso bedeutsam wie die enorme Häufigkeit depressiver Symptome längst vor Beginn der neuroleptischen Behandlung.

Um die prognostische Bedeutung von Depressivität im Frühverlauf für die psychotische Episode unter Berücksichtigung der Aufeinanderfolge in der Entwicklung der Schizophrenie zu prüfen, haben wir das Sample in vier Gruppen aufgeteilt:
- ohne depressive Verstimmung,
- depressive Verstimmung vor,
- gleichzeitig und
- depressive Verstimmung nach dem ersten psychotischen Symptom.

Tabelle 8. Vergleich von 4 depressiven IRAOS-Items zwischen Schizophrenen und Kontrollen – Lebenszeitprävalenz nach Alter bei Erstaufnahme für Schizophrenie – nur kontinuierliche oder rezidivierende Symptome – ABC-Schizophreniestudie

IRAOS-Item	Schizophrene (n = 57)%	Kontrollen (n = 57) %	Chi^2- Test
Depressive Verstimmung (6)	70,2	19,3	***
Schuldgefühle (10)	33,3	10,5	**
Mangel an Selbstvertrauen (8)	59,4	12,3	***
Suizidversuch (7)	12,3	8,8	n.s.

n.s. = nicht signifikant; **: p <0,01; *** p <0,001

Wir fanden signifikante Zusammenhänge mit Art und Schwere der Symptomatik in der ersten Episode nur bei den Gruppen 1 und 4. Patienten ohne depressive Symptome im Frühverlauf haben den niedrigsten PSE-CATEGO-Gesamtscore (Wing et al. 1974) und niedrige SNR- (Specific Neurotic Syndromes) und NSN-Scores (Non-specific Neurotic Syndromes). Patienten mit depressiven Symptomen nach den ersten positiven Symptomen weisen hochsignifikant erhöhte CATEGO-NSN und CATEGO-Gesamtscores, d. h. unspezifische und einige positive Symptome, auf. Das Auftreten von Depressivität während der psychotischen Episode ist offenbar ein Indikator ihrer Schwere.

Die einfache Häufigkeit depressiver Episoden nach klinischen und nach Forschungskriterien im weiteren Verlauf haben wir an einem repräsentativen Subsample von 115 ersten Episoden in 6 Querschnitten ab Erstaufnahme über 5 Jahre untersucht. Tabelle 9 zeigt erneut das Maximum in der psychotischen Episode, danach einen starken Abfall ohne einen weiteren Trend.

Tabelle 9. Häufigkeit depressiver Episoden über 5 Jahre nach Erstaufnahme nach ICD-10-Forschungskriterien

	Erstaufnahme		1/2 Jahr		1 Jahr		2 Jahre		3 Jahre		5 Jahre	
a) sämtliche Kriterien für F32												
	n	%	n	%	n	%	n	%	n	%	n	%
	26	22,6	12	13,5	7	7,9	7	9,0	1	1,3	6	7,0
b) Symptomschwere nach dem C-Kriterium für F32												
	85	73,9	24	27,0	26	29,2	25	31,6	20	26,3	19	22,1

Depressivität im Frühverlauf als Prädiktor des weiteren Verlaufs haben wir mittels Einwegvarianzanalyse über alle 6 Querschnitte geprüft. Über die akute Episode hinaus läßt sich durch depressive Symptome, wie Tabelle 10 zeigt, die positive und neurotische Symptomatik nicht voraussagen. Das Fehlen depressiver Symptomatik im Frühverlauf prädiziert dagegen nur einige negative Symptome im weiteren Verlauf: den Score für Anhedonie bis zu 1 Jahr und in erster Linie einen erhöhten Score für affektive Verflachung bis zu 2 Jahren und in geringerem Ausmaß bis zu 5 Jahren nach Erstaufnahme (Tabelle 11).

Die multiple Varianzanalyse mit Meßwiederholungsdesign bestätigt diese Ergebnisse mit signifikanten Zeiteffekten auf alle Outcome-Variablen – wegen des starken Abfalls der Symptomscores nach der psychotischen Episode –, während ein signifikanter Haupteffekt nur bei Affektverflachung ohne Interaktion auftritt (Abb. 4). Aber, wie erwartet, bleibt die Prädiktion positiver Symptomscores ohne Haupteffekt und Interaktion. Nachdem sich die Mittelwerte affektiver Verflachung der drei Subgruppen mit Depression bei der 5-Jahres-Auswertung annäherten, erbrachte ein t-Test einen hochsignifikanten Unterschied: ohne Depression im Frühverlauf: Mittelwert 2,0; mit Depression: Mittelwert 0,9; $p < 0{,}01$. Dieses umgekehrte Verhältnis weist auf eine negative

Tabelle 10. Depression im Frühverlauf der Schizophrenie und symptombezogener Verlauf (CATEGO-Scores) über 5 Jahre nach Erstaufnahme

Vergleich von keine D, D vor P, D = P und D nach P mittels Einweg-Varianzanalyse	Erstaufnahme	Zeit nach Erstaufnahme 1/2 Jahr	1 Jahr	2 Jahre	3 Jahre	5 Jahre
DAH: Wahn und Halluzinationen	*	n.s.	n.s.	n.s.	n.s.	n.s.
BSO: Verhalten, Sprache und andere Syndrome	n.s.	n.s.	n.s.	n.s.	n.s.	n.s.
SNR: spezifische neurotische Syndrome	*	n.s.	n.s.	n.s.	n.s.	n.s.
NSN: unspezifische neurotische Syndrome	o	n.s.	n.s.	n.s.	n.s.	n.s.
CATEGO-Gesamtscore	**	n.s.	n.s.	n.s.	n.s.	n.s.
CATEGO depressive Syndrome	***	n.s.	n.s.	n.s.	n.s.	n.s.

n.s. = nicht signifikant; o = p <0,10; * = p <0,05; ** p <0,01
D = depressive Verstimmung; P = erstes psychotisches Symptom

Tabelle 11. Depression im Frühverlauf der Schizophrenie und Verlauf der Negativsymptomatik (SANS-Scores) über 5 Jahre nach Erstaufnahme[1]

Vergleich von keine D, D vor P, D = P und D nach P mittels Einweg-Varianzanalyse	Erstaufnahme	Zeit nach Erstaufnahme 1/2 Jahr	1 Jahr	2 Jahre	3 Jahre	5 Jahre
Affektverflachung	n.s.	**	**	*	n.s.	o
Alogie	n.s.	n.s.	n.s.	n.s.	n.s.	o
Abulie/Apathie	n.s.	n.s.	n.s.	n.s.	n.s.	n.s.
Anhedonie/Asozialität	n.s.	*	o	n.s.	n.s.	n.s.
Aufmerksamkeit	n.s.	n.s.	n.s.	n.s.	n.s.	n.s.
SANS-Gesamtscore	o	*	*	n.s.	n.s.	n.s.

n.s. = nicht signifikant, o = p <0,10, * = p <0,05, ** p <0,01
[1] Für sämtliche CATEGO-Scores keine signifikanten Unterschiede im Verlauf
D = depressive Verstimmung; P = erstes psychotisches Symptom

Korrelation zwischen Depression im Frühverlauf der Schizophrenie und affektiver Verflachung mit punktbiserialen Korrelationskoeffizienten von -0,33 und -0,34 bei der 6-Monats- und 1-Jahres-Untersuchung und von -0,31 bei der 5-Jahres-Untersuchung hin, die alle auf dem 1%-Niveau signifikant sind.

Der kausale Mechanismus, der Depressivität als Prodromal- und Begleitsymptomatik der psychotischen Episode mit der Ätiologie der schizophrenen Symptomatik oder dem ihr zugrundeliegenden pathophysiologischen Prozeß verbindet, läßt sich allerdings aus unseren Daten nicht aufklären. Die Hypothese, Depressivität sei eine Folge der neuroleptischen Therapie, scheidet aus, weil

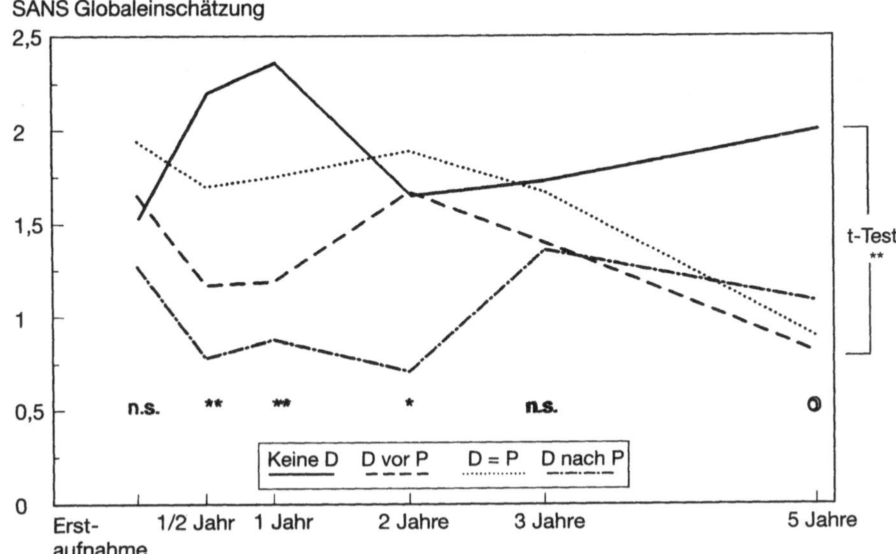

Abb. 4. Depression im Frühverlauf der Schizophrenie und der Verlauf der Affektverflachung (SANS-Globaleinschätzung) über 5 Jahre nach Erstaufnahme – ABC-Schizophreniestudie. n.s. = nicht signifikant; **= p < 0,01; *p < 0,05; o < 0,10; D = depressive Verstimmung; P = erstes psychotisches Symptom

lediglich 19% unseres Samples ziemlich kurz vor Erstaufnahme antipsychotisch behandelt worden waren. Das frühe Auftreten und die positive Korrelation der depressiven mit der positiven Symptomatik während der psychotischen Episode lassen vermuten, daß mindestens ein großer Teil der Depressivität nicht reaktiv, sondern direkter Ausdruck des Krankheitsgeschehens, ähnlich den im Frühverlauf parallel zur Depressivität auftretenden negativen Symptomen, ist. Dafür spricht auch ihr frühes Auftreten – was später gezeigt werden wird.

Das höhere relative Risiko der Entwicklung von Affektverflachung – in geringerem Umfang von Anhedonie – bei Patienten ohne Depression im Frühverlauf ist möglicherweise durch einen den beiden Formen verringerter Gefühlsintensität zugrundeliegenden Faktor, nämlich die Verminderung der emotionalen Reagibilität als primärer Ausdruck eines bestimmten Typus von Schizophrenie, zu erklären.

Die oft gestellte Frage der Überlappung von depressivem und negativem Syndrom – beide definiert mit mindestens zwei depressiven CATEGO-Syndromen vs. mindestens zwei positiven Globaleinschätzungen der SANS – zeigt Abbildung 5 mit den jeweiligen Prozentanteilen der Fälle mit depressiver Verstimmung oder Negativsymptomatik oder mit gemeinsamem Vorkommen beider Syndrome in 6 Querschnitten über 5 Jahre. Die Überlappung mit dem negativen Syndrom ist deutlich, aber unvollständig: in der akuten Episode ist sie hoch (50%), danach näher an 20% und nach 5 Jahren deutlich darunter. Beide Syndrome korrelieren weiter hochsignifikant. K. Maurer konnte zeigen, daß die Korrelation der Items innerhalb des depressiven und des negativen

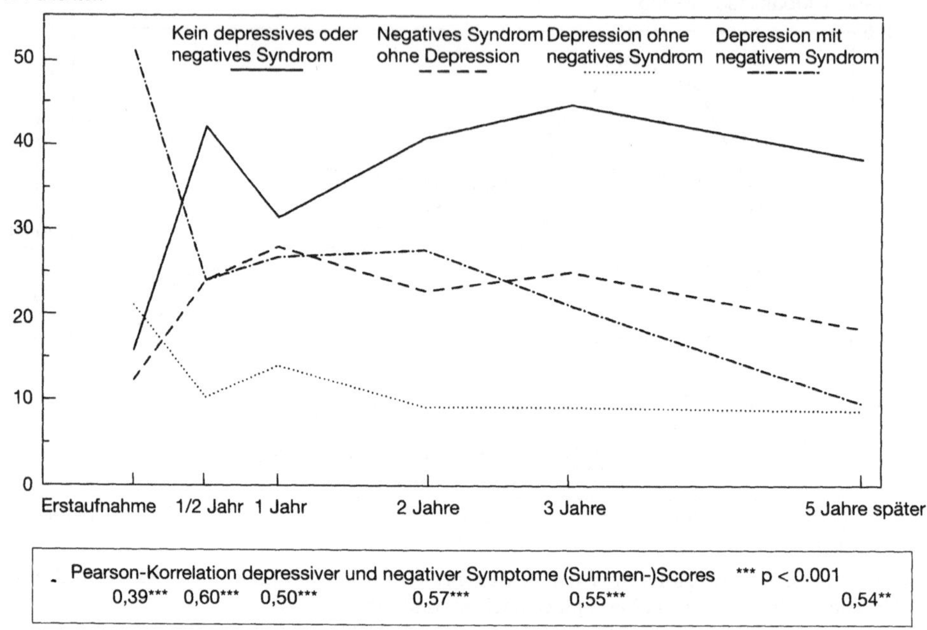

Abb. 5. Patienten mit negativen[1] und/oder depressiven[2] Syndromen über 5 Jahre nach Erstaufnahme
[1] Negatives Syndrom: mindestens 2 SANS-Globaleinschätzungen >= 2
[2] Depressives Syndrom: mindestens 2 CATEGO-Syndrome >= 2

Syndroms höher ist als jene zwischen beiden Syndromen. Er konnte auch faktoranalytisch einen über den gesamten Verlauf relativ stabilen Depressionsfaktor extrahieren. Seine Stabilität wird nur noch vom Faktor Negativsymptomatik übertroffen. Depression und Negativsymptomatik sind offenbar zwei überlappende, aber substantiell unterscheidbare Syndrome der Schizophrenie. Das depressive Syndrom hat nicht nur am Anfang, sondern auch im weiteren Verlauf der Schizophrenie wesentliche klinische Bedeutung.

1.4 Wann führt die Schizophrenie zu sozialen Behinderungen und zu Folgen für die soziale Biographie der Patienten?

Im Anschluß an die initialen Negativsymptome mit dem Verdacht früher funktioneller Beeinträchtigung haben wir untersucht, wann es erstmals im Verlauf der Schizophrenie zur sozialen Behinderung kommt. Wir waren überrascht, daß alle DAS-Items, die Behinderung in verschiedenen sozialen Rollen messen, im Mittel 2–4 Jahre vor Erstaufnahme und damit überwiegend in der Prodromalphase mit einem Score von 2 oder mehr geschätzt wurden (Häfner 1996) (Abb. 6). Das Risiko des Eintritts sozialer Folgen der Schizophrenie ist damit bereits in der Prodromalphase hoch.

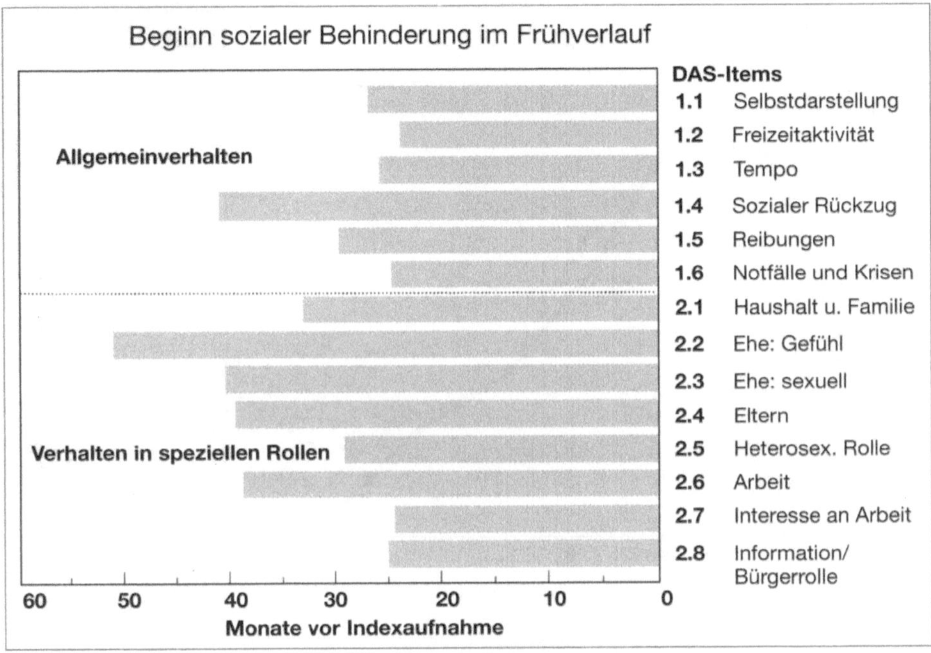

Abb. 6. Soziale Behinderung im Frühverlauf. Quelle: Häfner et al. 1996

Zur Beantwortung der Frage, wie und wodurch es zu sozialen Konsequenzen kommt, prüften wir zunächst die zwei klassischen Hypothesen: Abbruch der sozialen Entwicklung, die Non-starter-Hypothese Dunhams (1965) und, zweitens, Abstieg vom erreichten sozialen Status, die Social-drift-Hypothese. Dazu war es notwendig, den sozialen Entwicklungsstand bei Krankheitsbeginn zu ermitteln, der in Beziehung zum Ersterkrankungsalter steht. Sieht man sich die Verteilung des Krankheitsbeginns, definiert mit dem ersten Zeichen der Krankheit, über den gesamten Lebenszyklus bis zum Alter von 60 Jahren für beide Geschlechter an, dann wird neben dem Geschlechtsunterschied im Ersterkrankungsalter der zweite Erkrankungsgipfel der Frauen um das Menopausenalter sichtbar (Abb. 7). Beide Phänomene haben wir nach Tierversuchen und nach den Ergebnissen einer kontrollierten klinischen Studie durch die Schutzwirkung von Östrogen bzw. durch ihren Fortfall in der Menopause erklärt (Häfner et al. 1991). Deutlich wird auch, daß die Schizophrenie überwiegend eine Erkrankung der Adoleszenz und des jungen Erwachsenenalters ist. Mehr als 2/3 der Schizophrenen erkranken vor dem 30. Lebensjahr, in der Hauptperiode des sozialen Aufstiegs und der Konsolidierung der persönlichen Lebenssituation.

Um den Alterseffekt auf den sozialen Entwicklungsstand bei Krankheitsausbruch abzubilden, teilten wir unser Sample in drei Altersgruppen, unter 21, 21–35 und über 35 Jahre, ein. Wir untersuchten, welcher Prozentanteil der Patienten sechs für die Altersperiode mit dem höchstem Erkrankungsrisiko

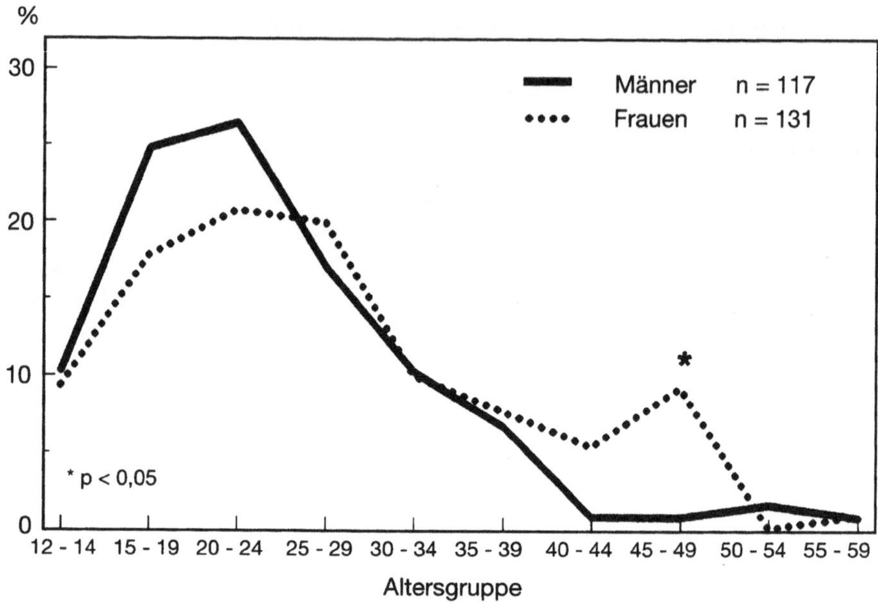

Abb. 7. Geschlechtsspezifische Altersverteilung für Männer und Frauen im Frühverlauf der Schizophrenie (erstes Zeichen einer psychischen Störung) weiter Definition (ICD-9: 295, 297, 298.3/4). Quelle: Häfner et al. 1995

charakteristische soziale Rollen erfüllt hatten. Wie erwartet, fanden wir einen hochsignifikanten Zusammenhang zwischen Alter und dem Prozentanteil erfüllter sozialer Rollen: Je jünger das Alter der Patienten, desto niedriger ihr sozialer Entwicklungsstand bei Ausbruch der Krankheit (Häfner et al. 1995) (Abb. 8).

Mit dem nächsten Schritt versuchten wir, ein objektives Bild des sozialen Verlaufs der Schizophrenie zu gewinnen und damit die sozialen Defizite gegenüber der Norm beurteilen zu können. Wir untersuchten mittels IRAOS-Interview die Erfüllung derselben 6 sozialen Rollen im exakt gleichen Alter in einem Subsample von 57 schizophrenen Patienten aus Mannheim und 57 „gesunden", nach Alter und Geschlecht gematchten Kontrollpersonen aus dem Einwohnerregister der Stadt. Trotz fehlenden Unterschieds im sozialen Entwicklungsstand zwischen Schizophrenen und Kontrollen im Alter bei Krankheitsausbruch, verharrten Schizophrene auf dem erreichten Stand, während die altersgleichen Kontrollen einen stetigen Aufstieg zeigten. Dieser Unterschied war am deutlichsten im Bereich Ehe und stabile Partnerschaft. Bei fast gleichen Anfangswerten der gesunden und der schizophrenen Frauen und ebenso der Männer ging der Anteil Verheirateter bei den Kranken beiderlei Geschlechts kontinuierlich zurück, während er bei den Gesunden anstieg (Abb. 9). Im Alter bei Erstaufnahme waren nur 17% der schizophrenen Männer, im Vergleich zu 60% der gesunden Männer, und 33% der schizophrenen Frauen, verglichen mit 78% der gesunden Frauen, schon oder noch verheiratet.

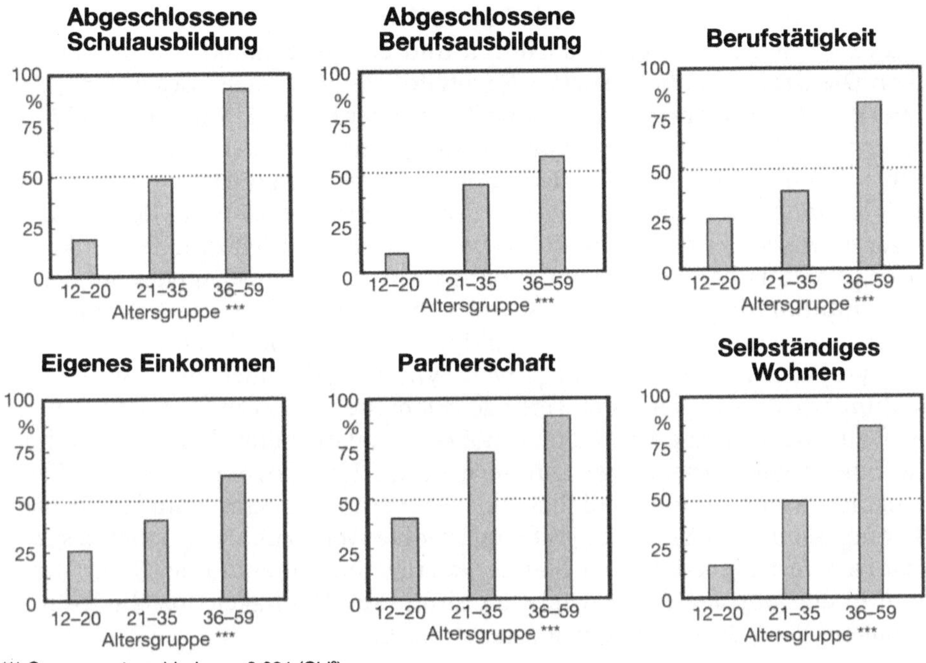

Abb. 8. Sozialer Entwicklungsstand in 6 Schlüsselrollen bei Beginn der Schizophrenie (erstes Anzeichen einer psychischen Störung). Quelle: Häfner et al. 1998

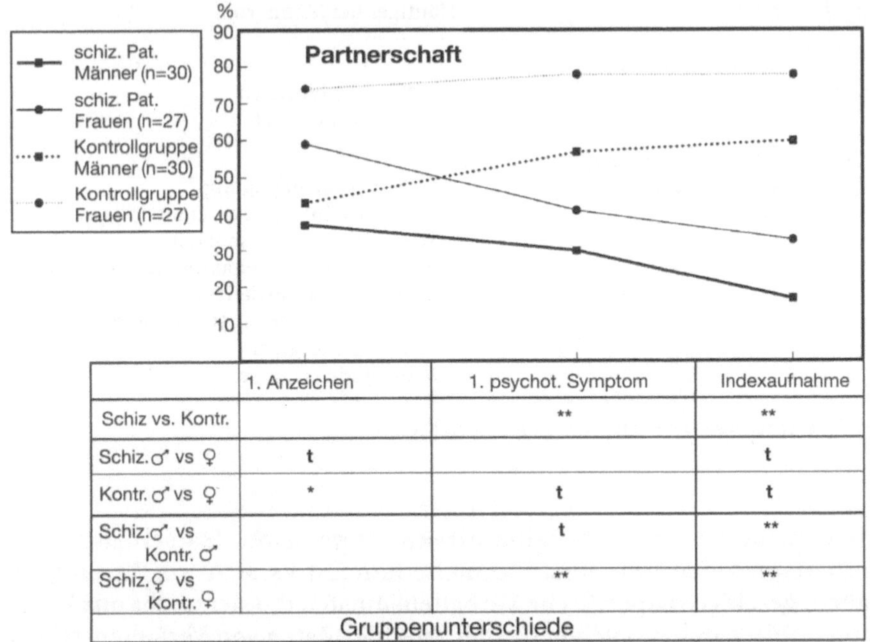

	1. Anzeichen	1. psychot. Symptom	Indexaufnahme
Schiz vs. Kontr.		**	**
Schiz. ♂ vs ♀	t		t
Kontr. ♂ vs ♀	*	t	t
Schiz. ♂ vs Kontr. ♂		t	**
Schiz. ♀ vs Kontr. ♀		**	**
Gruppenunterschiede			

Abb. 9. Soziale Entwicklung im Frühverlauf der Schizophrenie im Vergleich zu einer nach Alter und Geschlecht gematchten Kontrollgruppe zu identischen Zeitpunkten. Quelle: Häfner 1996

Dieses Ergebnis macht deutlich, daß die meisten Schizophrenen bereits in der Periode zwischen Krankheitsausbruch und erstem Kontakt mit psychiatrischen Diensten erhebliche soziale Nachteile erleiden. Wegen des niedrigeren Ersterkrankungsalters der Männer ist ihr sozialer Entwicklungsstand bei Ausbruch der Schizophrenie im Mittel niedriger als jener der Frauen, was sich auch auf den sozialen Verlauf der Krankheit auswirken dürfte.

Wir fanden noch einen weiteren Geschlechtsunterschied in den sozialen Folgen zum Nachteil der Männer: Ein Querschnittsvergleich zum Zeitpunkt der ersten psychotischen Episode auf der Basis von insgesamt 303 Items, mit denen wir Symptomatik, funktionelle Beeinträchtigung und soziale Behinderung maßen, zeigte unter Kontrolle für multiples Testen keine Unterschiede in den Kernsymptomen und in der negativen Symptomatik, aber eine signifikante Häufung von 8 sozial negativen Verhaltensitems bei Männern (Tabelle 12). Analog dazu fand sich eine signifikant erhöhte kumulative Prävalenz von Alkohol- und Substanzmißbrauch bei Männern in der Krankheitsperiode vor Erstaufnahme. Frauen wiesen lediglich bei zwei Verhaltensitems, nämlich sozialer Überanpassung und Unruhe, signifikant erhöhte Werte auf. Die genannten sozial negativen Verhaltensitems der Männer korrelieren mit dem Alter: Vom Maximum in der jüngsten Altersgruppe an nimmt die Häufigkeit sozial negativen Verhaltens bei Männern mit dem Alter ab (Abb. 10).

Tabelle 12. Signifikante Geschlechtsunterschiede bei Verhaltensitems (von insgesamt 303 PSE-, PIRS-, SANS-, DAS- und IRAOS-Items)* (ABC-Erstepisodenstichprobe, n = 232)

Häufiger bei Frauen	Häufiger bei Männern
a) Kumulativ bis zur Erstaufnahme	
- Unruhe	- Substanzmißbrauch
	- Alkoholmißbrauch
b) Im Querschnitt: bei Erstaufnahme	
- Überanpassung/Konformität	- Selbstvernachlässigung
	- Fehlendes Interesse an einer Arbeit
	- Soziale Unaufmerksamkeit
	- Verminderte Freizeitaktivität
	- Kommunikationsdefizite
	- Soziale Behinderung (Gesamteinschätzung)
	- Interessenlosigkeit
	- Mangelnde Hygiene

* Für α-Korrektur validiert mit „split half"-Verfahren

Wir haben hier vermutlich keine direkte Expression des schizophrenen Krankheitsprozesses vor uns. Vielmehr handelt es sich um Krankheitsverhalten: geschlechtsspezifische Verhaltensmuster, die sich nicht nur bei der Schizophrenie, sondern auch in Gestalt erhöhter Raten von Verhaltensstörungen, Aggressivität, antisozialer Persönlichkeit, Substanz- und Alkoholmißbrauch bei jungen Männern derselben Altersgruppe in allen Bevölkerungs-

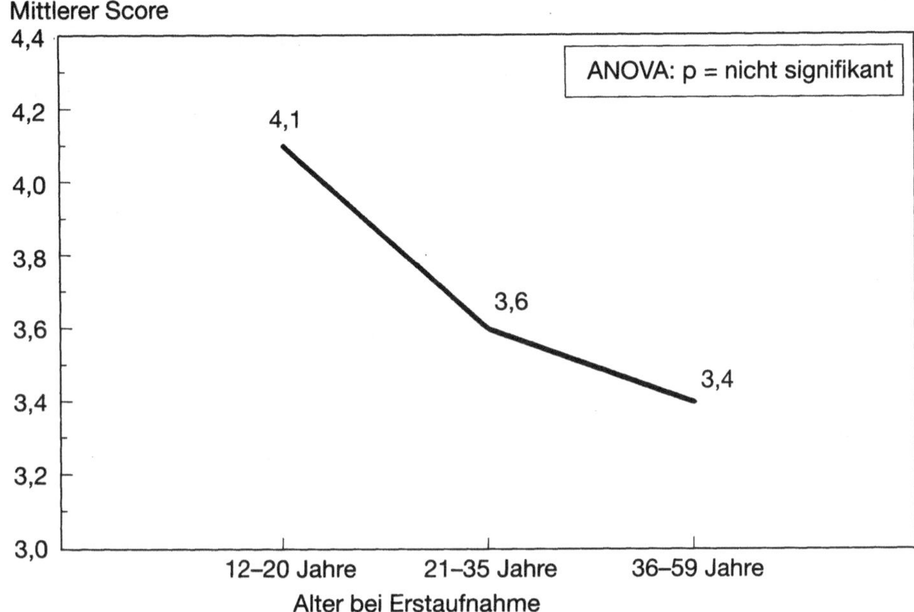

Abb. 10. Sozial negatives Verhalten* der Männer (signifikant unterschiedlich gegenüber Frauen) bei Erstaufnahme nach Alter – ABC-Erstepisodensample, n=232
* Selbstvernachlässigung, fehlendes Interesse an einer Arbeit, soziale Unaufmerksamkeit Kommunikationsdefizite, verminderte Freizeitaktivität, soziale Behinderung (Gesamteinschätzung), Interessenlosigkeit, mangelnde Hygiene

studien finden (z. B. Choquet u. Ledoux 1994). Ob sie durch die Schizophrenie, etwa wegen reduzierter Selbstkontrolle und Verhaltenssteuerung oder wegen erhöhter sozialer Irritabilität, verstärkt hervorgerufen werden und dadurch häufiger auftreten, werden wir im Kontrolldesign noch prüfen.

Wir können nun die durch unsere Ergebnisse teilweise gestützte Nonstarter- und Social-drift-Hypothese einen Schritt weiterentwickeln: Wir nehmen an, daß die sozialen Startbedingungen den sozialen Verlauf der Krankheit mit determinieren und, zweitens, daß der in mehreren epidemiologischen Verlaufsstudien demonstrierte ungünstigere soziale Verlauf der Schizophrenie bei Männern im Vergleich zu Frauen in den ersten fünf Jahren (Shepherd et al. 1989, Salokangas 1987, Biehl et al. 1986) eine Folge des früheren Einbruchs der Schizophrenie in die soziale Entwicklung und des sozial negativen Krankheitsverhaltens der Männer ist.

1.5 Mittelfristiger Verlauf

Zur Prüfung haben wir wieder unser bevölkerungsbezogenes Subsample von 115 ersten Episoden retrospektiv ab Erstaufnahme bis Krankheitsausbruch und prospektiv über weitere 5 Jahre zu 6 Querschnitten analysiert. Indikatoren

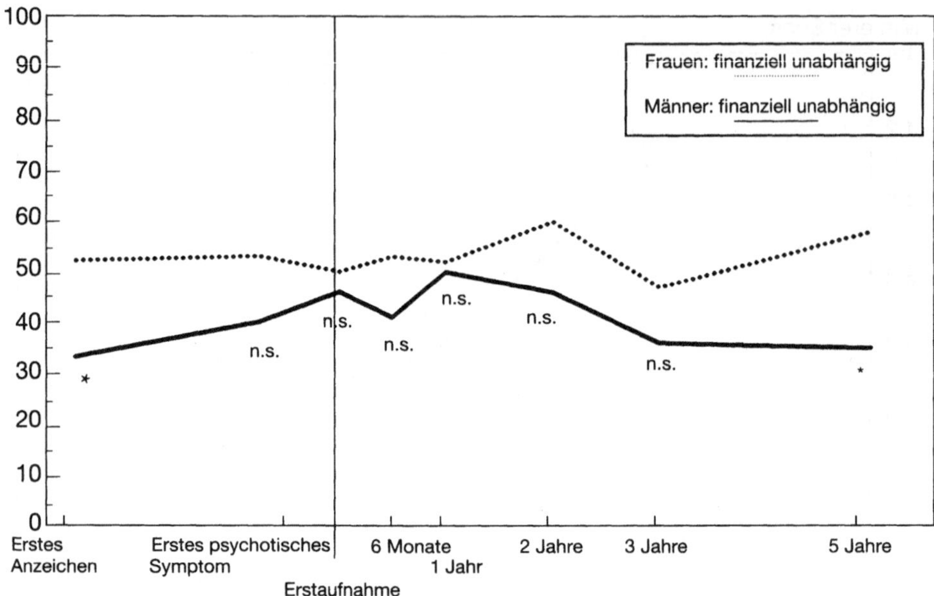

Abb. 11. Sozialer Verlauf: finanzielle Unabhängigkeit* bei Männern und Frauen – ABC-Verlaufsstichprobe, n=115

* eigenes Einkommen oder Einkommen des Partners

der Symptomatik sind PSE-CATEGO-Scores, Indikatoren der sozialen Behinderung ein DAS-Score ≥ 2. Den objektiven sozialen Status haben wir mit finanzieller Unabhängigkeit, d.h. mit erfolgreicher Sorge für den eigenen Lebensunterhalt, operationalisiert.

Abbildung 11 zeigt, daß, abgesehen von leichten Schwankungen, der Anteil Schizophrener, die ihren Lebensunterhalt verdienten, im Zeitraum vom Krankheitsausbruch bis 5 Jahre nach Erstaufnahme nicht signifikant anstieg. Frauen behielten ihre beim Ausbruch leicht günstigeren sozialen Bedingungen auch im weiteren Verlauf bei: 58% der schizophrenen Männer, aber nur 35% der schizophrenen Frauen befanden sich im Mittel 11 Jahre nach Krankheitsbeginn auch weiterhin in finanzieller Abhängigkeit.

Die Auswirkungen des sozialen Entwicklungsstands bei Krankheitsausbruch wurden noch deutlicher, wenn frühes, mittleres und spätes Erkrankungsalter verglichen wurden (Abb. 12). Die jüngste Altersgruppe zeigte bis Erstaufnahme einen geringfügigen, aber nicht signifikanten Aufstieg von ihrem anfänglich niedrigen sozialen Entwicklungsstand. Die Spätschizophrenien erfuhren einen steilen sozialen Abstieg von ihrem ursprünglich hohen Stand, wiesen aber trotzdem einen günstigeren 5-Jahres-Outcome als die Früherkrankenden auf, deren sozialer Status nicht über den bei Krankheitsausbruch erreichten niedrigen Stand der sozialen Entwicklung, wahrscheinlich lebenslang, hinauswächst.

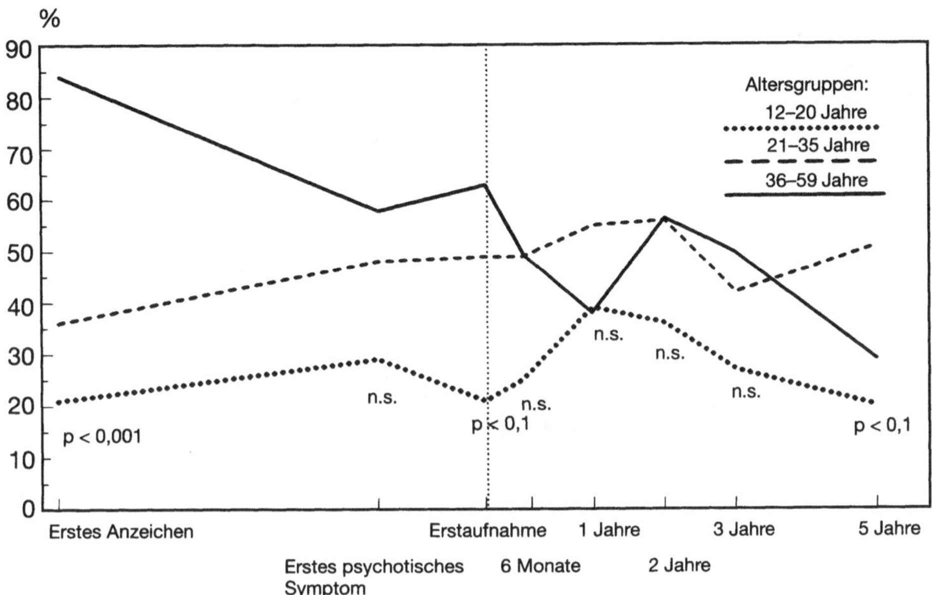

Abb. 12. Sozialer Verlauf: finanzielle Unabhängigkeit* nach Altersgruppen – ABC-Verlaufsstichprobe, n=115. Quelle: Häfner et al. 1998

* eigenes Einkommen oder Einkommen des Partners

1.6 Langfristiger Verlauf

Auch der symptombezogene Verlauf bei Männern und Frauen veränderte sich nach Abklingen der ersten Episode nur wenig, wobei Frauen geringfügig, aber nichtsignifikant günstigere Werte des CATEGO-Gesamtscores und der Subscores aufwiesen (Abb. 13). Diese Stabilität des Verlaufs stimmt mit den Ergebnissen der neuesten, methodisch zuverlässigen Langzeitstudien zum Verlauf der Schizophrenie, z. B. die WHO Disability-Studien von Groningen (Wiersma et al. 1996), Nottingham (Mason et al. 1996) und Mannheim (an der Heiden et al. 1995, 1996), voll überein.

Im Gegensatz zu den geringen Unterschieden in der Symptomatik zeigte die soziale Behinderung signifikant niedrigere Werte für Frauen über die gesamte Untersuchungsperiode (Abb. 14). Der Grund ist wahrscheinlich, daß mehrere sozial negative Verhaltensitems durch identische Items in den DAS-Score eingingen. Wenn man den 5-Jahres-Verlauf dieser sozial negativen Verhaltensitems als Ausdruck des Krankheitsverhaltens, das in der psychotischen Episode zwischen den Geschlechtern signifikant unterschiedlich war, verfolgt, dann zeigt sich noch deutlicher ein ungünstigerer sozialer Verlauf bei Männern – aber ohne Trend (Abb. 15). Im langfristigen Verlauf ist jedoch wegen des mildernden Alterseffekts mit einer Annäherung beider Geschlechter zu rechnen.

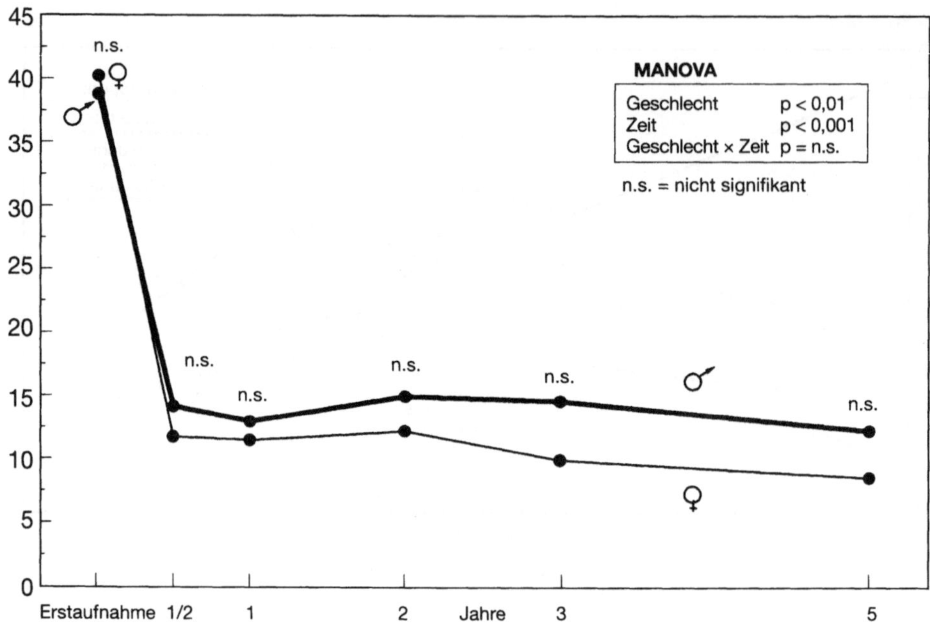

Abb. 13. 5-Jahres-Verlauf der Symptomatik (CATEGO-Gesamtscore) bei Männern und Frauen nach Erstaufnahme (n=115)

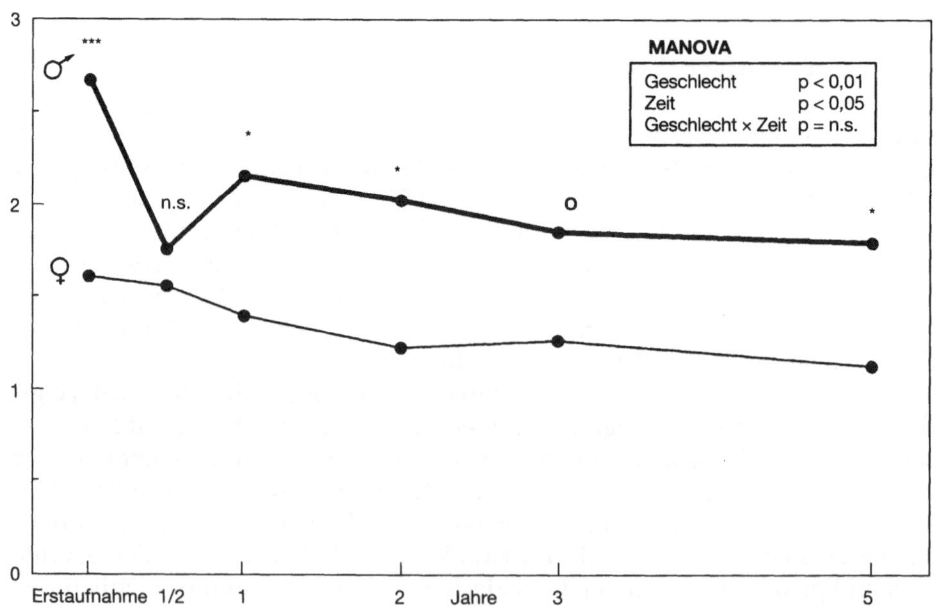

Abb. 14. Verlauf sozialer Behinderung über 5 Jahre nach Erstaufnahme (6 Querschnitte) für Männer und Frauen gemessen am DAS-Gesamtscore (n=115). 0=p<0,1; *=p<0,05; **p<0,01; ***p<0,001

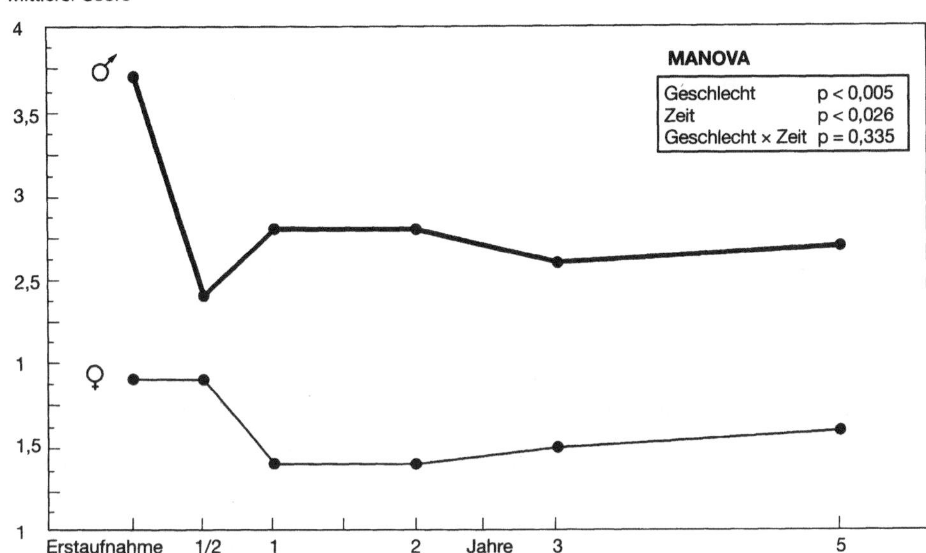

Abb. 15. Verlauf sozial negativen Verhaltens über 5 Jahre nach Erstaufnahme (6 Querschnitte) für Männer und Frauen (n=115)

1.7 Schluß

Die Schizophrenie beginnt in 3/4 der Fälle mit einer im Mittel 5 Jahre dauernden Prodromalphase. Der nachfolgende Anstieg der positiven Symptomatik dauert bis zum Höhepunkt der ersten psychotischen Episode im Mittel noch 1,1 Jahre. Die sozialen Folgen der Krankheit treten offenbar überwiegend bereits in dieser frühen Verlaufsphase ein. Zwar beginnen 27% der Schizophrenien akut oder subakut, aber 73% beginnen mehr als 1 Jahr vor der Erstaufnahme und verlaufen meist viele Jahre ohne jede Behandlung.

Bemühungen um Frühentdeckung und Frühbehandlung sind deshalb notwendig und sinnvoll. Ansatzpunkte sind syndromgerichtet und von den zur Verfügung stehenden Behandlungsverfahren abhängig. Als wichtigste Symptomdimensionen des Frühverlaufs haben sich 1. Depressivität, 2. Negativsymptomatik mit funktioneller Beeinträchtigung und sozialer Behinderung und 3. positive Symptomatik erwiesen. Sie treten annähernd, aber nicht vollständig konsekutiv bis zum Höhepunkt der ersten Episode auf. Für alle drei stehen geeignete Therapieinstrumente zur Verfügung: für depressive Syndrome Antidepressiva und kognitive Verhaltenstherapie, für funktionelle Beeinträchtigung und soziale Behinderung früh einsetzende psychosoziale Therapieprogramme und eine auf Ausbildung, Beruf und soziale Situation zielende Frührehabilitation.

Der dritte Ansatzpunkt ist die antipsychotische Therapie positiver Symptome in der ersten Episode. Hier ist Vorsicht geboten. Aus ethischen Gründen müssen falsch-positive Diagnosen mit dem Risiko psychischer Belastung und sozialer Stigmatisierung und unnötiger Medikation mit Nebenwirkungen oder Spätfolgen sorgfältig vermieden werden.

Literatur

Andreasen NC (1983) The Scale for the Assessment of Negative Symptoms (SANS). University of Iowa, Iowa City

Beiser M, Erickson D, Flemming JAE, Iacono WG (1993) Establishing the onset of psychotic illness. Am J Psychiatry 150: 1349–1354

Biehl H, Maurer K, Schubart C, Krumm B, Jung E (1986) Prediction of outcome and utilization of medical services in a prospective study of first onset schizophrenics – results of a prospective 5-year follow-up study. Eur Arch Psychiatr Neurol Sci 236: 139–147

Biehl H, Maurer K, Jablensky A, Cooper JE, Tomov T (1989) The WHO Psychological Impairments Rating Schedule (WHO/PIRS). I. Introducing a new instrument for rating observed behaviour and the rationale of the psychological impairment concept. Br J Psychiatry 155 (Suppl 7): 68–70

Birchwood M, Smith J, Macmillan F, Hogg B, Prasad R, Harvey C, Bering S (1989) Predicting relapse in schizophrenia: the development and implementation of an early signs monitoring system using patients and families as observers. A preliminary investigation. Psychol Med 19: 649–656

Birchwood M, Mason R, MacMillan F, Healy J (1993) Depression, demoralization and control over psychotic illness: a comparison of depressed and not depressed patients with a chronic psychosis. Psychol Med 23: 387–395

Bleuler E (1911) Dementia praecox oder Gruppe der Schizophrenien. Deuticke, Leipzig

Carpenter W, Heinrichs D (1983) Early intervention, time limited targeted pharmacotherapy for schizophrenia. Schizophr Bull 9: 533–542

Chapman LJ, Chapman JP (1987) The search for symptoms predictive of schizophrenia. Schizophr Bull 13: 497–503

Choquet M, Ledoux S (1994) Epidémiologie et adolescence. In: Confrontations psychiatriques, vol 27 (no 35). Rhone-Poulenc Rorer special, Paris, pp 287–309

Conrad K (1958) Die beginnende Schizophrenie. Versuch einer Gestaltanalyse des Wahns. Thieme, Stuttgart New York

Crow TJ, Done DJ, Sacker A (1995) Birth cohort study of the antecedents of psychosis: ontogeney as witness to phylogenetic origins. In: Häfner H, Gattaz WF (eds) Search for the causes of schizophrenia, vol III. Springer, Berlin Heidelberg New York, pp 3–20

Cutting J, Dunne F (1989) Subjective experience of schizophrenia. Schizophr Bull 15: 217–231

Docherty JP, van Kammen DP, Siris SG, Marder SR (1978) Stages of onset of schizophrenic psychosis. Am J Psychiatry 135: 420–426

Done DJ, Crow TJ, Johnstone EC, Sacker A (1994) Childhood antecedents of schizophrenia and affective illness: social adjustment at ages 7 and 11. Br Med J 309: 699–703

Dunham HW (1965) Community and schizophrenia: an epidemiological analysis. Wayne State University Press, Detroit

Floru L, Heinrich K, Wittek F (1975) The problem of post-psychotic depression and their pharmacological induction. Int Pharmacopsychiatry 10: 230–239

Gross G (1969) Prodrome und Vorpostensyndrome schizophrener Erkrankungen. In: Huber G (Hrsg) Schizophrenie und Zyklothymie. Ergebnisse und Probleme. Thieme, Stuttgart, S 177–187

Häfner H (1996) The epidemiology of onset and early course of schizophrenia. In: Häfner H, Wolpert EM (eds) New research in psychiatry. Hogrefe & Huber, Seattle Toronto Bern Göttingen, S 33–61

Häfner H, Riecher A, Maurer K, Meissner S, Schmidtke A, Fätkenheuer B, Löffler W, an der Heiden W (1990) Ein Instrument zur retrospektiven Einschätzung des Erkrankungsbeginns bei Schizophrenie (Instrument for the Retrospective Assessment of the Onset of Schizophrenia – "IRAOS"). Z Klin Psychol 19: 230–255

Häfner H, Behrens S, de Vry J, Gattaz WF, Löffler W, Maurer K, Riecher-Rössler A (1991) Warum erkranken Frauen später an Schizophrenie? Nervenheilk 10: 154–163

Häfner H, Riecher-Rössler A, Hambrecht M, Maurer K, Meissner S, Schmidtke A, Fätkenheuer B, Löffler W, an der Heiden W (1992) IRAOS: An instrument for the assessment of onset and early course of schizophrenia. Schizophr Res 6: 209–223

Häfner H, Maurer K, Löffler W, Riecher-Rössler A (1993) The influence of age and sex on the onset and early course of schizophrenia. Br J Psychiatry 162: 80–86
Häfner H, Maurer K, Löffler W, Bustamante S, an der Heiden W, Riecher-Rössler A, Nowotny B (1995) Onset and early course of schizophrenia. In: Häfner H, Gattaz WF (eds) Search for the causes of schizophrenia, vol III. Springer, Berlin Heidelberg New York, pp 43–66
Häfner H, Maurer K, Löffler W, Nowotny B (1996) Der Frühverlauf der Schizophrenie. Z Med Psychol 5: 22–31
Häfner H, Hambrecht M, Löffler W, Munk-Jørgensen P, Riecher-Rössler A (1998) Is schizophrenia a disorder of all ages? A comparison of first episodes and early course over the life-cycle. Psychol Med 28:357–365
Hambrecht M, Häfner H (1993) "Trema, Apophänie, Apokalypse" - Ist Conrads Phasenmodell empirisch begründbar? Fortschr Neurol Psychiar 61: 418–423
Herz MI, Melville C (1980) Relapse in schizophrenia. Am J Psychiatry 137: 801–805
Heiden W an der, Krumm B, Müller S, Weber I, Biehl H, Schäfer M (1995) Mannheimer Langzeitstudie der Schizophrenie. Nervenarzt 66:820–827
Heiden W an der, Krumm B, Müller S, Weber I, Biehl H, Schäfer M (1996) Eine prospektive Studie zum Langzeitverlauf schizophrener Psychosen: Ergebnisse der 14-Jahres-Katamnese. Z Med Psychol 5: 66–75
Hirsch SR, Jolley AG (1989) The dysphoric syndrome in schizophrenia and its implications for relapse. Br J Psychiatry 155 (Suppl 5): 46–50
Huber G, Gross G, Schüttler R (1979) Schizophrenie. Eine verlaufs- und sozialpsychiatrische Langzeitstudie. Springer, Berlin Heidelberg New York
Johnstone EC, Frith CD, Crow TJ, Owens DGC, Done DJ, Baldwin EJ, Charlotte A (1992) The Northwick Park 'Functional' Psychosis Study: diagnosis and outcome. Psychol Med 22: 331–346
Jones P, Rantakallio P, Hartikainen A-L, Isohanni M, Sipilä P (1996) Does schizophrenia result from pregnancy, delivery and perinatal complications? A 28 year study in the 1966 North Finland birth cohort. Eur Psychiatry 11 (Suppl 4): 242
Jung E, Krumm B, Biehl H, Maurer K, Bauer-Schubart C (1989) DAS-M: Mannheimer Skala zur Einschätzung sozialer Behinderung. Beltz, Weinheim
Klosterkötter J (1991) The development of Schneiderian first rank symptoms. Vortrag auf dem Symposium „Phenomenology of Schizophrenia", Genf, 12.-14.9.1991
Klosterkötter J (1992) The meaning of basic symptoms for the development of schizophrenic psychoses. Neurol Psychiatr Brain Res 1: 30–41
Klosterkötter J, Gross G, Huber G, Steinmeyer EM (1997) Sind selbst wahrnehmbare neuropsychologische Defizite bei Patienten mit Neurose- oder Persönlichkeitsstörungsdiagnosen für spätere schizophrene Erkrankungen prädiktiv? Nervenarzt 68: 196–204
Knights A, Hirsch SR (1981) "Revealed" depression and drug treatment for schizophrenia. Arch Gen Psychiatry 28: 806–811
Koreen AR, Siris SG, Chakos M, Alvir J, Mayerhoff D, Lieberman J (1993) Depression in first episode schizophrenia. Am J Psychiatry 150:1643–1648
Lewine RJ (1980) Sex differences in age of symptom onset and first hospitalization in schizophrenia. Am J Orthopsychiatry 50: 316–322
Liddle PF, Barnes TRE, Curson DA, Patel P (1993) Depression and the experience of psychological deficits in schizophrenia. Acta Psychiatr Scand 88: 243–247
Lindelius R (1970) A study of schizophrenia. Acta Psychiatr Scand, Suppl 216
Loebel AD, Lieberman JA, Alvir JMJ, Mayerhoff DI, Geisler SH, Szymanski SR (1992) Duration of psychosis and outcome in first-episode schizophrenia. Am J Psychiatry 149: 1183–1188
Martin RL, Cloninger CR, Guze SB, Clayton PJ (1985) Frequency and differential diagnosis of depressive syndromes in schizophrenia. J Clin Psychiatry 46: 9–13
Mason P, Harrison G, Glazebrook C, Medley I, Croudace T (1996) The course of schizophrenia over 13 years. A report from the International Study on Schizophrenia (ISoS) coordinated by the World Health Organization. Br J Psychiatry 169: 580–586
Maurer K, Häfner H (1995) Methodological aspects of onset assessment in schizophrenia. Schizophr Res 15: 265–276

McGlashan TH, Carpenter WT (1976) Postpsychotic depression in schizophrenia. Arch Gen Psychiatry 33: 231–239

McGorry PD, Edwards J (1997) Early Psychosis Training Pack, module 2: strategies for early assistance. Gardiner-Caldwell, Cheshire.

McGorry PD, Edwards J, Mihalopoulos C, Harrigan SM, Jackson JH (1996) EPPIC: An evolving system of early detection and optimal management. Schizophr Res 22: 305–326

Müller P (1981) Depressive Syndrome im Verlauf schizophrener Erkrankungen. Enke, Stuttgart

Salama AA (1988) Depression and suicide in schizophrenic patients. Suicide Life Threat Behav 18: 379–384

Salokangas RKR, Stengard E, Räkköläinen V, Kaljonen IHA (1987) New schizophrenic patients and their families (English summary). In: Reports of Psychiatria Fennica, No 78. Foundation for Psychiatric Research in Finland, pp 119–216

Schneider K (1950) Klinische Psychopathologie, 3. Aufl. Thieme, Stuttgart

Shepherd M, Watt D, Falloon I, Smeeton N (1989) The natural history of schizophrenia: a five-year follow-up study of outcome and prediction in a representative sample of schizophrenics. Psychol Med Monograph Suppl 15, Cambridge University Press, Cambridge

Siris G, Adan F, Cohen M, Madeli J, Aronson A, Casey E (1988) Postpsychotic depression and negative symptoms: An investigation of syndromal overlap. Am J Psychiatry 145: 1532–1537

Van Putten T, Philip RA, May PRA (1978) "Akinetic depression" in schizophrenia. Arch Gen Psychiatry 35: 1101–1107

Wiersma D, Nienhuis FJ, Giel R, de Jong A, Slooff CJ (1996) Assessment of the need for care 15 years after onset of a Dutch cohort of patients with schizophrenia, and an international comparison. Soc Psychiatry Psychiatr Epidemiol 31: 114–121

Wing JK, Cooper JE, Sartorius N (1974) Measurement and classification of psychiatric symptoms: An instruction manual for the PSE and CATEGO program. Cambridge University Press, London

World Health Organization (1988) Psychiatric Disability Assessment Schedule (WHO/DAS). WHO, Geneva

Wyatt RJ (1991) Neuroleptics and the natural course of schizophrenia. Schizophr Bull 17: 325–351

Diskussion zu Vortrag 1

Von Prof. Dr. Dr. Dres. h. c. H. Häfner

Sinz
Wie lange dauert Ihrer Erfahrung nach die Prodromalphase? Erfahrene Kinderärzte sehen oft für viele ihrer Patienten einen Kontinuitätszusammenhang zwischen den ersten Jahren der Kindheit bis zur stationären Einweisung wegen Schizophrenie. Gibt es dazu prospektive Untersuchungen? Wie früh sollte man behandeln?

Häfner
Eine symptomgerichtete Behandlung ist auch ohne Diagnose möglich. Wie neuere Studien zeigen, wird die subjektive Lebensqualität bei Schizophrenen an erster Stelle von der depressiven Symptomatik bestimmt. An zweiter Stelle folgen die sozialen Defizite. Positive Symptome sind in diesem Zusammenhang anscheinend weniger bedeutsam. Die Behandlung der depressiven Symptomatik ist daher ein wesentliches Behandlungsziel, selbst wenn wir keine exakte Diagnose stellen können.

Zum Zeitpunkt des ersten Arztbesuches sind die wesentlichen sozialen Defizite bereits eingetreten, selbst wenn es gelingt, die Patienten durch frühe Rehabilitation und geeignete Maßnahmen zu stützen und damit Folgeschäden zu begrenzen. Natürlich ist es ganz besonders wichtig, falsch-positive Diagnosen zu vermeiden, denn die Diagnose „Schizophrenie" ist immer noch mit einem erheblichen Stigma belastet.

Zur Frage der Kontinuität: Es gibt mehrere prospektive Geburtskohortenstudien, die zeigen, daß bereits vor Auftreten der Schizophrenie sehr häufig emotionale, kognitive, neuromotorische und Verhaltensstörungen vorhanden sind. Diese Hirnentwicklungsstörungen sind wahrscheinlich ein relativ stabiler Faktor, der in den Fällen, in denen er auftritt, weiter bestehen bleibt. Diese Studien haben weiterhin gezeigt, daß solche Entwicklungsstörungen – wenn auch mit etwas geringerer Häufigkeit – auch bei später auftretenden depressiven Psychosen und schweren Zwangskrankheiten anzutreffen sind. Sie finden sich weiterhin bei dissozialer und/oder asozialer Persönlichkeit, in zunehmendem Maße auch bei Lernbehinderung. Somit handelt es sich vermutlich um einen unspezifischen Risikofaktor, der das Auftreten einer Hirnentwicklungsstörung begünstigt.

2 Neue Ansätze zur Früherkennung und Frühbehandlung schizophrener Störungen

J. Klosterkötter

Aus den schwerwiegenden epidemiologischen, klinischen und sozioökonomischen Folgen einer schizophrenen Störung ergibt sich die dringende Notwendigkeit einer Früherkennung und - soweit möglich - Primärprävention der drohenden Erkrankung. Einer psychotischen Erstmanifestation gehen fast immer jahrelang mehr oder weniger schizophrenieuntypische Symptome voraus, um dann oft fließend in die Psychose überzugehen. Da diese Prodromalsymptome den wahren Krankheitsbeginn darstellen, müssen Früherkennung und Frühbehandlung bereits hier oder sogar in der prämorbiden Phase einsetzen. Das therapeutische Ziel besteht daher nicht nur in der Verkürzung der *Dauer der unbehandelten Psychose*, sondern in der Verkürzung der *Dauer der unbehandelten Krankheit*. Wertvolle Ansätze zur Festlegung prädiktiver Prodromalsymptome stammen aus der psychometrischen high risk - und aus der Basissymptomforschung; sie sind grundlegend für die DSM-Definitionen bzw. für die „Bonn Scale for the Assessment of Basic Symptoms" (BSABS) geworden. Risikopersonen in der Allgemeinbevölkerung sollten mit Hilfe der DSM-Prodromalsymptome und der durch die BSABS erfaßbaren Merkmale in einem Screening-Verfahren möglichst sensitiv identifiziert und dann in einem Prädiktionsverfahren auf hochprädiktive Basissymptome und Basissymptomkombinationen hin untersucht werden. Abhängig von der jeweils dominierenden Prodromalsymptomatik und der individuellen biopsychosozialen Gesamtkonstellation kann dann selektiv mit einer Frühbehandlung begonnen werden.

2.1 Einführung

Die von E. Bleuler (1911) Schizophrenie genannten Störungen stellen mit einer Lebenszeitprävalenz von 0,5 bis 1% keine seltenen Erkrankungen dar. Etwa 400.000 bis 800.000 Bundesbürger erkranken mindestens einmal im Leben an einer derartigen Störung und zwar weit überwiegend erstmals zwischen dem 18. und dem 35. Lebensjahr, also gerade in der wichtigsten und empfindlichsten Phase der psychosozialen Entwicklung. Nach dem übereinstimmenden Ergebnis der großen europäischen Langzeitstudien (Bleuler 1972, Ciompi u. Müller 1976, Huber et al. 1979) kommt es bei 35 bis 40% der Patienten zu einem

Bayer-ZNS-Symposium, Bd. XIII
Frühdiagnostik und Frühbehandlung psychischer Störungen
Hrsg. J. Klosterkötter

ungünstigen, mit chronischer psychischer und sozialer Behinderung einhergehendem Verlauf. In psychiatrischen Krankenhäusern stellen schizophrene Patienten mit ca. 85% den höchsten Anteil der dauerhaft hospitalisierten Kranken dar (Gesellschaft der Strahlen- und Umweltforschung 1989). Die Störung bringt erhebliches Leid über die Betroffenen und ihre Familien. Etwa 10% aller Patienten mit Schizophrenie suizidieren sich innerhalb der ersten 10 Jahre nach Krankheitsausbruch (an der Heiden et al. 1995). Über 50% der Angehörigen sind selbst psychisch belastet oder psychiatrisch erkrankt (Barrowclough et al. 1996). Dementsprechend ist auch die sozialmedizinische Bedeutung der Störung groß und die durch sie hervorgerufene Belastung für das Gesundheits- und Sozialsystem erheblich. Die Kosten, die jährlich allein für diese Erkrankung aufgewandt werden müssen, hat man für die BRD auf etwa 7 Mrd. DM (Kissling 1994) und für die USA auf über 30 Mrd. Dollar (Carpenter u. Buchanan 1994) geschätzt. Wegen schizophrener Störungen sind in der BRD ca. 200.000 bis 300.000 Menschen bereits in jungen Jahren erwerbsunfähig.

Aus solchen bedrückenden epidemiologischen, klinischen und sozioökonomischen Gegebenheiten kann man eigentlich nur die Schlußfolgerung ziehen, daß der klassische kurative Ansatz der *Krankheitsbekämpfung* bisher bei den schizophrenen Störungen nicht effizient genug ist. Oft bleiben schon gleich nach der ersten schizophrenietypischen Krankheitsmanifestation mit Wahn, Halluzinationen, formalen Denkstörungen oder katatonen Verhaltensauffälligkeiten (Andreasen u. Flaum 1991) *neuropsychische Defizite* zurück und wachsen nach jeder folgenden Psychosemanifestation mit entsprechend zunehmenden sozialen Behinderungsfolgen noch weiter an. Die Betroffenen können Informationen immer weniger adäquat verarbeiten, sie werden immer mehr antriebslos, kontaktarm und emotional immer weniger ansprechbar. Einmal entstanden, sprechen diese dauerhaften sogenannten *negativen Symptome* (Andreasen 1982) auch auf geschickt kombinierte medikamentöstrainingspsychologisch-familientherapeutische Maßnahmen bisher nur sehr unbefriedigend an. Wenn man aber die drohende Psychose schon vor ihrer Erst-manifestation erkennen und ausgehend von einer solchen Früherkennung dem Ausbruch durch geeignete Maßnahmen vorbeugen könnte, ließen sich derart ungünstige Verlaufstypen möglicherweise von vornherein verhindern. Eine solche Psychoseprävention würde im Erfolgsfall, gemessen an den heutigen Gegebenheiten der Krankheitsbekämpfung, zweifellos einem Durchbruch in der Schizophreniebehandlung gleichkommen. Die Frage ist nur, ob ein derartiger Übergang zur *Krankheitsverhütung* im Sinne des Public-health-Paradigmas auch bei der Schizophrenie realisierbar wäre.

2.2 Argumente für Früherkennung und Frühbehandlung

2.2.1 Behandlung und Verlauf

Wyatt (1991) hat in einer gegenwärtig viel zitierten Analyse insgesamt 19 Studien herausgegriffen, deren Daten sich auf die Zeit unmittelbar vor und nach der Einführung der Neuroleptika Mitte der 50er Jahre beziehen. Das Ergebnis war trotz aller methodologisch bedingten Einschränkungen, die es bei einer solchen retrospektiven Metaanalyse zu bedenken gilt, ganz eindeutig. Die damals während eines stationären Aufenthaltes schon mit Neuroleptika behandelten Patienten wiesen einen ungleich besseren Langzeitverlauf als die noch nicht neuroleptisch behandelten Fälle auf und zwar auch dann, wenn sie nach der Entlassung aus dem Krankenhaus, wie das zu dieser Zeit noch üblich war, keine neuroleptischen Medikamente mehr bekamen. Besonders eindrucksvoll kam dieser Unterschied zugunsten der biologisch behandelten Schizophreniekranken in einer der drei großen europäischen Langzeitstudien, der von Huber et al. (1979), heraus. Von 287 zwischen 1945 und 1959 anläßlich ihrer Ersthospitalisation in der Bonner Psychiatrischen Universitätsklinik mit Neuroleptika oder Heilkrampftherapie behandelten Patienten boten 28% 20 Jahre später eine Vollremission, während von den 213 damals nicht biologisch behandelten Fällen dieser Studie nur 14% einen solchen günstigen Ausgang erreichten. Außerdem war der Verlauf, und das ist nun für die hier interessierende Fragestellung von besonderer Wichtigkeit, bei den Fällen, die eine somatische Behandlung schon innerhalb des 1. Jahres nach dem Krankheitsbeginn bekamen, signifikant besser als bei den Patienten, deren Krankheitsbeginn beim Einsatz der somatischen Behandlung schon länger als 1 Jahr zurücklag.

Heute kommen zu diesen Einsichten noch die Ergebnisse der neueren *First-episode-Forschung* hinzu. Danach geht auch unter den aktuellen Behandlungsgegebenheiten im Gesundheitswesen der modernen Industriestaaten bei einer Vielzahl der Betroffenen der endgültigen Diagnosestellung und Einleitung einer effektiven Behandlung erst noch eine Kette frustraner Beratungs- und Behandlungskontakte voraus (Johnstone et al. 1986). Je länger dieser Zeitraum dauert, in dem die Patienten schon eine schizophrenietypische Positivsymptomatik bieten, es aber noch zu keiner adäquaten Behandlung kommt, um so schwerer fällt es dann nach Therapiebeginn, günstige Resultate zu erzielen. Verzögerter Behandlungsbeginn korreliert mit:

- verzögerter und unvollständiger Remission der Symptomatik (Johnstone et al. 1986, Birchwood u. McMillan 1993, McGorry et al. 1996, Loebel et al. 1996),
- längerer stationärer Behandlungsbedürftigkeit und höherem Rückfallrisiko (Helgason 1990),
- geringerer Compliance, höherer Belastung der Familie und höherem Expressed-emotion-Niveau (Stirling et al. 1991),
- einem erhöhten Depressions- und Suizidrisiko,
- größerer Belastung der Arbeits- und Ausbildungssituation,
- erhöhtem Substanzmißbrauch und delinquentem Verhalten,
- deutlich höheren Behandlungskosten (McGorry u. Edwards 1997).

Im Hinblick auf alle diese Ergebnisse kann man heute die Richtigkeit der Feststellung nicht mehr bezweifeln: *Je früher die Behandlung einsetzt, um so günstiger gestaltet sich der Verlauf.*

2.2.2 *Erkrankungsbeginn und Behandlungseinsatz*

Die Verlaufsdauer vom Auftritt der ersten schizophrenietypischen Positivsymptome, also der psychotischen Erstmanifestation, bis hin zum erstmaligen Behandlungseinsatz, also in der Regel der Ersthospitalisation, ist in den einschlägigen Studien unterschiedlich angegeben worden. Aufs Ganze gesehen dürfte sie nach dem derzeitigen Kenntnisstand immerhin 1 bis 2 Jahre, jedenfalls mehr als 1 Jahr betragen. Das ist auch in etwa der Zeitraum, den man in der bisher wichtigsten deutschen Untersuchung zu diesem Fragenkomplex, der Mannheimer A (= age) B (= beginning) C (= course)-Schizophreniestudie, mit einer epidemiologischen Vollerfassung aller Neuerkrankungen in diesem Versorgungsgebiet für den betreffenden Verlaufsabschnitt ermittelt hat (Häfner et al. 1993, Häfner et al. in diesem Band).

Wenn aber die ersten Anzeichen einer erstmaligen psychotischen Episode auftreten und von da an auch nach den heute geltenden ICD-10- (WHO 1991) oder DSM-IV-Kriterien (APA 1994) erstmals die Diagnose einer schizophrenen Störung sichergestellt werden kann, dann heißt dies nicht, daß die Erkrankung auch zu diesem Zeitpunkt erst beginnt. Vielmehr gehen der psychotischen Erstmanifestation in den weitaus meisten Fällen schon mehr oder minder *schizophrenieuncharakteristische* Symptome voraus, wie sie genauso auch mit einiger Regelmäßigkeit vor jedem nachfolgenden Psychoserezidiv wieder zu erwarten sind. Bemerkenswerterweise haben die Verantwortlichen für die diagnostische Neufassung der Schizophrenie im amerikanischen DSM-IV dieser schon alten, in der deutschsprachigen psychopathologischen Tradition seit Kraepelins Erstbeschreibung der Störung immer wieder mitgeteilten Beobachtung sehr viel besser Rechnung getragen als die Autoren, die für die neue diagnostische Konzeption in der ICD-10 zuständig waren und eigentlich die nationalen Beschreibungstraditionen stärker mit zu berücksichtigen hatten. So findet man heute bedauerlicher- und letztlich auch unverständlicherweise diese *Prodromalsymptome* in der ICD-10 nur am Rande mit erwähnt, während sie im DSM-IV insofern mit zu den diagnosebestimmenden Merkmalen gehören, als sie in dem eine halbjährige Symptomdauer fordernden Zeitkriterium mit enthalten sind. Damit läßt sich nach den DSM-IV- wie vorher auch schon nach den DSM-III-R-Kriterien (APA 1987) die Diagnose einer Schizophrenie gar nicht mehr stellen, wenn man nicht auch die möglichen Prodromalsymptome dieser Störung kennt und – genauso wie vor jeder nachfolgenden psychotischen Episode – auch schon vor der psychotischen Erstmanifestation nach solchen vorauslaufenden Auffälligkeiten sucht.

Die DSM-Prodromalsymptome stellen allerdings teilweise schon abgeschwächte Formen von Positivsymptomen dar und sind zum anderen Teil genauso wie bestimmte aus Verhalten und Ausdruck entnehmbare Negativsymptome definiert (Klosterkötter 1998). Wenn man sich darauf bei der Untersuchung der Verlaufsstrecken vor den psychotischen Episoden beschränkte, dann würde eine Vielzahl feinerer, größtenteils nur von den Betroffenen selbst wahrnehmbare Störungen von Antrieb und Emotionalität, von Denk- und Sprechakten, von Wahrnehmung und Propriozeption sowie Anzeichen herabgesetzter Belastbarkeit und erhöhter Beeindruckbarkeit von vornherein der Erfassung entgehen (Klosterkötter et al. 1994).

Solche Defizienzen liegen gewissermaßen noch unterhalb des Ausprägungsgrades der Negativsymptomatik und sind in einer jeweils etwas anderen definitorischen Bestimmung und Differenzierung als *„early symptoms“* (Chapman 1966), *„early signs“* (Herz et al. 1982, Birchwood et al. 1989) oder *„Basissymptome“* (Huber 1986, Gross et al. 1987) beschrieben worden. Basissymptome können von 2 Monaten bis zu 35 Jahren präpsychotisch mehr oder weniger kontinuierlich vorbestehen und dann fließend in die psychotische Erstmanifestation übergehen. Solche Prodromalsymptome wurden in der Bonner Langzeitstudie (Huber et al. 1979) bei 37% der Patienten gefunden, und es kamen zu diesem Anteil noch weitere 15% der Fälle hinzu, bei denen die gleiche Basissymptomatik zunächst nach der Art von *Vorpostensyndromen* wieder rückläufig war, bis sie nach neuerlichem Auftreten dann in die psychotische Erstmanifestation überging. Die Mannheimer ABC-Studie hat inzwischen mit verbesserter, für retrospektive Untersuchungen optimaler Methodik, dem „Instrument for the Retrospective Assessment of the Onset of Schizophrenia – IRAOS“, klargemacht, wie häufig derartig vorauslaufende Defizienzen tatsächlich vor der ersten psychotischen Episode vorkommen. Denn darin wurden negative und vor allem unspezifische, teilweise mit Basisdefizienzen identische Symptome bei 75% der Neuerkrankungen im Mittel schon fünf Jahre vor der Manifestation des ersten schizophrenietypischen Positivsymptoms gefunden. Die Verzögerung, mit der die Betroffenen auch noch unter den heutigen Versorgungsbedingungen erst zu einer adäquaten Behandlung gelangen, ist also noch viel erheblicher, wenn man die Prodromalsymptome mit in Rechnung stellt. *Denn dann liegt zum Zeitpunkt der Ersthospitalisation der wahre Erkrankungsbeginn im Mittel schon mehr als sechs Jahre zurück* (Häfner et al. in diesem Band).

2.2.3 *Verkürzung des unbehandelten Verlaufs*

Wenn also einerseits gilt, daß die Behandlung den natürlichen Verlauf durchgreifend verbessern kann, andererseits aber auch zutrifft, daß sie heute in der Regel erst jahrelang nach dem wahren Erkrankungsbeginn zum Einsatz kommt, dann lassen diese beiden Gesichtspunkte auf jeden Fall schon einmal Früherkennung und Frühbehandlung auch bei der Schizophrenie als höchst sinnvolle und durchaus erfolgversprechende Zielsetzungen erscheinen. Das wird inzwischen auch weltweit in der Schizophrenieforschung immer mehr so gesehen. Ein vorläufiger Höhepunkt des international zunehmenden Interesses an solchen Zielsetzungen war es, als 1996 erstmals ein ganzes Heft der wichtigsten Fachzeitschrift, des „Schizophrenia Bulletins“ (Vol. 22, Nr. 2), zum Thema „Early Detection and Intervention in Schizophrenia“ erschien. Darin wurde das Rationale für diese Programmatik von McGlashan und Johannessen (1996) entwickelt und durch die in Abbildung 1 wiedergegebene Skizze zu den Phasen schizophrener Störungen verdeutlicht. Da in der deutschsprachigen

Tradition Huber (1983, 1986) die Vorpostensyndrome und Prodrome vor der psychotischen Erstmanifestation sowie die Prodrome auch vor allen nachfolgenden psychotischen Episoden als *präpsychotische Basisstadien* und die reversiblen sowie irreversiblen Residualsyndrome nach den psychotischen Episoden als *postpsychotische Basisstadien* bezeichnet hat, sind diese Begriffe in der Abbildung an entsprechender Stelle mit eingefügt. Die *Dauer der unbehandelten Erkrankung* („Duration of Untreated Illness - DUI") umfaßt den gesamten Verlaufszeitraum von den ersten uncharakteristischen Erkrankungszeichen bis hin zur ersten Behandlung, während sich die *Dauer der unbehandelten Psychose* („Duration of Untreated Psychosis - DUP") nur auf den Zeitraum vom Beginn der Psychose bis zur ersten Behandlung bezieht. Das erste und naheliegendste therapeutische Ziel, das sich aus dieser Phasendifferenzierung ergibt, besteht in einer Vorverlagerung des Behandlungseinsatzes zum Beginn der Psychose hin. Eine solche *„DUP"-Verkürzung* stellt noch keine so großen Anforderungen an die Früherkennung, die der Frühbehandlung ja vorausgehen muß, weil es dabei nur den Beginn der Psychose anhand von schizophrenietypischen Positiv- und Negativsymptomen rechtzeitig zu erfassen gilt. Demgegenüber ist das zweite und weitreichendere therapeutische Ziel in der Vorverlagerung des Behandlungseinsatzes noch über den Anfang der ersten psychotischen Episode hinaus bis hin zum wahren Erkrankungsbeginn zu sehen. Eine solche *„DUI"-Verkürzung* stellt ungleich höhere Anforderungen an die Früherkennung, weil dazu die Erkrankung bereits anhand ihrer ersten, sehr viel feineren, oft noch subklinischen und nach den heutigen Diagnosekriterien als schizophrenieuncharakteristisch einzustufenden Zeichen identifiziert werden müßte. Wenn das aber gelänge, dann hätte man durch eine Vorverlagerung des Behandlungseinsatzes schon vor den Beginn der Psychose zugleich einen sehr viel bedeutsameren Fortschritt erzielt. Denn eine solche Frühbehandlung verdiente es nach den heutigen Diagnosekriterien durchaus schon, als wirkliche *Primärprävention* betrachtet zu werden, weil sich dadurch im Erfolgsfall eben die Psychose, also diejenige Symptomatik, durch die man gemäß ICD-10 und DSM-IV ganz vorrangig schizophrene Störungen definiert, von vornherein verhüten ließe.

Mit dem Behandlungseinsatz in der Prodromalphase würde man also schon einen wichtigen Schritt weg von der Krankheitsbekämpfung hin zur Krankheitsverhütung vollziehen. Als Primärprävention im strengen Sinne wäre allerdings erst eine Behandlung anzusprechen, die noch früher einsetzt und nicht nur den Beginn der Psychose, sondern auch die vorauslaufende Prodromalphase verhindern kann. Die in Abbildung 1 vorgenommene Kennzeichnung des Zeitraums von der Geburt bis zu den ersten uncharakteristischen Erkrankungszeichen als *prämorbide Phase* deutet schon darauf hin, daß auch eine solche volle Krankheitsverhütung heute keine ganz unrealistische Programmatik mehr ist. In den letzten 10 bis 20 Jahren umfassender empirischer Forschung hat sich nämlich eine neue Sicht der schizophrenen Störungen herausgebildet, die nicht mehr der einfachen Vorstellung von einem voraussetzungslos in die Biographie hereinbrechenden Krankheitsprozeß entspricht. Sie firmiert in der internationalen, vorwiegend angloamerikanisch geprägten Schizophrenieforschung unter dem

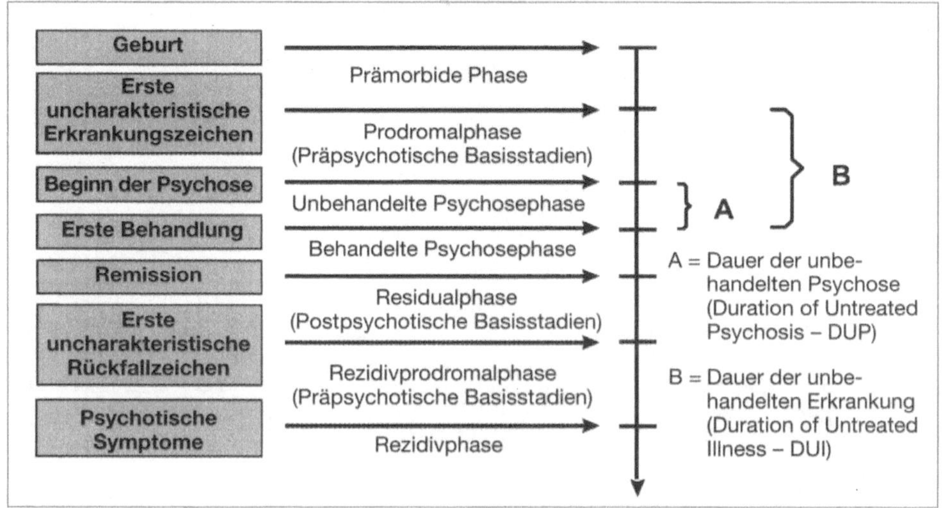

Abb. 1. Frühverlauf der Schizophrenie – Phasen und Definitionen (modifiziert nach McGlashan u. Johannessen 1996)

Begriff der sogenannten *Vulnerabilitäts-Streß-Bewältigungs-Hypothese* (Gottesman 1993). In Deutschland hat die *Basissymptomforschung* (Huber 1983, 1986) zu einem sehr ähnlichen neuen Schizophrenieverständnis geführt. Danach entsteht diese Erkrankung nicht voraussetzungslos, sondern auf dem Boden einer schon vorbestehenden, genetisch und/oder exogen hirnorganisch determinierten kognitiv-affektiven Störanfälligkeit. *Indikatoren* oder *Marker* für diese zur Schizophrenie prädisponierende und daher auch „schizotrop" genannte Vulnerabilität werden auf verschiedenen Untersuchungsebenen gesucht, die in Abbildung 2 schematisch angedeutet sind (Nuechterlein 1987). Nach dem dargestellten Modell können Menschen mit einer solchen vorbestehenden Störanfälligkeit leicht von bestimmten externen und/oder internen Stressoren überfordert werden, wenn das individuelle Bewältigungsvermögen und die für Schutz und Abschirmung in Frage kommenden protektiven Ressourcen im sozialen Umfeld zur Kompensation nicht ausreichend sind. Die Folge ist ein Zusammenbruch der normalpsychologischen Informationsverarbeitungsprozesse, der seinerseits über die *Prodromalphase* zur psychotischen Erstmanifestation führt. Also macht es durchaus Sinn, den Zeitraum von der Geburt bis zu den ersten uncharakteristischen Erkrankungszeichen als prämorbide Phase anzusehen und eine noch weitergehende Vorverlagerung des Behandlungseinsatzes über die Prodromalphase hinaus ins Auge zu fassen. Durch eine günstige therapeutische Beeinflussung der prämorbiden *Vulnerabilitätsfaktoren, Stressoren* und *protektiven Faktoren* ließe sich möglicherweise schon das die Prodromalphase einleitende Versagen der Informationsverarbeitungsprozesse verhindern. Eine solche Primärprävention im vollen Begriffssinn würde es allerdings voraussetzen, daß eine noch anspruchsvollere und kompliziertere Früherkennungsaufgabe, nämlich die der drohenden schizophrenen Erkrankung, anhand von

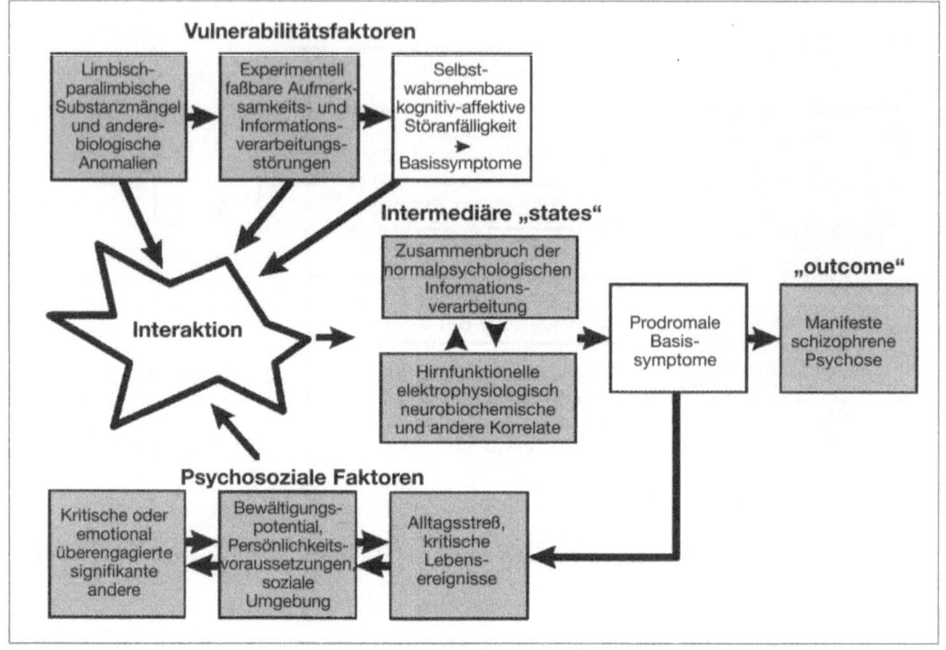

Abb. 2. Psychoseentstehung nach der Vulnerabilitäts-Streß-Hypothese (Nuechterlein 1987) und dem Basisstörungskonzept (Klosterkötter et al. 1990)

molekularbiologischen, hirnfunktionellen und -strukturellen, neurophysiologischen, neuropsychologischen, psychometrischen und psychosozialen Vulnerabilitätsindikatoren gelingt.

2.3 Ansatzpunkte zur Früherkennung und Frühbehandlung

In der *Early-intervention-Forschung* (Herz et al. 1991) ging es bisher erst darum, die Vorhersagemöglichkeiten von psychotischen Rückfällen in der *Rezidivprodromalphase* (siehe Abbildung 1) zu überprüfen und die Frage zu beantworten, ob eine auf diese Prodromalsymptome bezogene Behandlung ausreichend rückfallprophylaktisch wirken kann. Auf diesen Forschungszweig mit seinen bisherigen Ergebnissen und aktuellen Fortentwicklungsperspektiven geht der Beitrag von Hambrecht in diesem Band ein. Demgegenüber kommt in der derzeitigen *First-episode-Forschung* (Larsen et al. 1996) bereits eine Vorverlagerung des Interesses auf frühere Verlaufsabschnitte zum Ausdruck. Denn diese vorher schon angesprochenen Forschungsaktivitäten zielen ja eben hauptsächlich darauf ab, die Psychose schon gleich zu Beginn anhand ihrer ersten schizophrenietypischen Anzeichen erfaßbar und behandelbar zu machen, um so eine „DUP“-Verkürzung und eine Optimierung des Therapieerfolges erreichen zu können. Eine Frühbehandlung aber, die den Psychose- oder sogar auch schon den Krankheitsausbruch von vornherein verhüten soll, muß noch früher, nämlich in der *präpsychotischen Prodromalphase* vor der Erstmanifestation oder schon in der *prämorbiden Phase* (siehe Abb. 1) einsetzen. Dazu gibt es noch gar keine Grundlagen, die in einer hierauf zentrierten Forschungsrichtung systematisch herausgearbeitet worden wären. Vielmehr stammen die Befunde, die hierfür möglicherweise als Ansatzpunkte dienen können, zur Zeit noch aus forschungsstrategisch und methodisch ganz unterschiedlichen Projekten und die Verknüpfung zu einer in sich kohärenten „*Early detection and intervention*"-*Forschung* (McGlashan 1996) kommt gerade erst in Gang.

2.3.1 *Prämorbide Phase*

Einige interessante Hinweise darauf, daß auch in der prämorbiden Phase schon eine Früherkennung drohender Psychosen möglich sein könnte, haben die drei bisherigen großen prospektiven *Geburtskohortenstudien*, die beiden britischen (Done et al. 1994, Crow et al. 1995) und die nordfinnische (Jones et al. 1996), erbracht. Von allen Personen, beispielsweise der britischen Gesamtbevölkerung, die während einer Woche im März 1958 geboren und im Rahmen der britischen „National Child Development"-Studie 1965, 1969, 1974 und 1981 nachuntersucht wurden, hatten bis zum 28. Lebensjahr der Kohortenmitglieder 40 eine schizophrene, 35 eine affektive und 79 eine neurotische Störung entwickelt (Crow et al. 1995). Die später schizophren Erkrankten zeigten schon im 7. Lebensjahr signifikant häufiger ängstliches und feindseliges Verhalten sowie im 11. Lebensjahr auch noch Depressivität und soziales Rückzugsverhalten. Diese Unterschiede trafen aber im 7. Lebensjahr nur für die Jungen und im 11. Lebensjahr für die Mädchen nur gegenüber den gesund gebliebenen Kontrollen und den später mit einer affektiven Störung Erkrankten, nicht aber auch gegenüber den später neurotisch gewordenen Kohortenmitgliedern zu. Für beide Geschlechter ließen sich bei den später schizophren Erkrankten in der Kindheit und Jugend auch schulisch relevante Leistungsdefizite in Form von Sprach- und Leseschwierigkeiten sowie motorische Koordinationsstörungen und andere Entwicklungsanomalien feststellen, die aber mit zunehmendem Alter teilweise wieder ausgeglichen werden konnten. Diese Befunde sind also sicherlich sehr bemerkenswert, zumal sie als methodisch ganz souverän abgesichert gelten können. Sie aber beim jetzigen Kenntnisstand schon zur Entwicklung von Früherkennungsprogrammen nutzen zu wollen, würde Schwierigkeiten mit sich bringen, weil offenbar ein geschlechtsabhängiges Spezifitätsproblem besteht und auch mit Kompensationsmöglichkeiten zu rechnen ist.

Darüber hinaus stammt das heutige Wissen über die prämorbide Phase vor allem aus der *genetischen High-risk-Forschung* (Olin u. Medinck 1996). Die dazu gehörigen Langzeituntersuchungen sind es auch, auf die sich die zuvor in Abbildung 2 angedeutete Charakterisierung der prämorbiden Phase durch Vulnerabilitätsfaktoren, Stressoren und protektive Faktoren im wesentlichen stützt. In der ältesten dieser Studien, dem dänisch-amerikanischen Projekt von Mednick und Schulsinger (1965), haben sich folgende Merkmale als Prädiktoren für eine spätere Schizophrenie erwiesen:

- linksbetonte Defekte im limbisch-paralimbischen System,
- Verzögerungen/Abweichungen in der neuromotorischen Entwicklung,
- Passivität („abnormally quiet state") im Säuglingsalter,
- kurze Aufmerksamkeitsspanne im Kleinkindesalter,
- frühe Unterbringungsnotwendigkeit in Heimen u. a.,
- Kommunikationsstörungen („communication deviance") und negativer affektiver Umgangsstil in der Familie,
- Beurteilungen als unkonzentriert, konfus, geistesabwesend, unaufmerksam und vage im Denken,
- geringe Frustrationstoleranz, inadäquate Persistenz von Ärger, disziplinarische Probleme, gestörter emotionaler Rapport, Exzentrizität in der späteren Kindheit (Parnas u. Mednick 1990).

Vor allem die *feinen formalen Denkstörungen* waren bei den psychotisch gewordenen High-risk-Kindern vom 15. Lebensjahr an kontinuierlich bis in die psychotische Erstmanifestation hinein nachweisbar und ließen die spätere schizophrene Erkrankung nicht mehr als neu hereinbrechenden Prozeß, sondern als graduelle Zunahme dieses vorbestehenden Defizits erscheinen (Parnas u. Schulsinger 1986). Ein derartiges subklinisches kognitives Gleiten wurde auch von den Arbeitsgruppen um Holzman (s. Arboleda u. Holzman 1985) und Nuechterlein (1987, 1990) wiederholt als brauchbarer Indikator erhöhter Psychosebereitschaft herausgestellt. In der New Yorker High-risk-Studie (Squires-Wheeler et al. 1993) wurde zudem eine Spezifität von Aufmerksamkeitsdysfunktionen für Schizophreniespektrumstörungen von 91% und eine Sensitivität von 35% nachgewiesen (Cornblatt u. Erlenmeyer-Kimling 1985), während für einen der potentiellen neurophysiologischen Vulnerabilitätsindikatoren, nämlich Normabweichungen des kognitiven Spätpotentials P 300, eine prädiktive Bedeutung in diesen Untersuchungen nicht feststellbar war. Im übrigen sind die meisten neurobiologischen Methoden, die zur Erfassung der in Abbildung 2 angesprochenen Vulnerabilitätsfaktoren auf den verschiedenen Untersuchungsebenen in Frage kommen, hinsichtlich ihrer möglichen Nutzbarkeit für Früherkennung noch gar nicht ausreichend beurteilbar. Jüngst erst mitgeteilte Untersuchungsergebnisse der Arbeitsgruppe von Falkai (Smith et al. 1997) deuten darauf hin, daß beispielsweise auch mit bildgebenden Verfahren ermittelte hirnstrukturelle Normabweichungen zur Vorhersage späterer schizophrener Erkrankungen geeignet sein könnten.

Olin und Mednick (1996) haben kürzlich auch erstmals Angaben zur Sensitivität und Spezifität für einen der in der dänisch-amerikanischen High-risk-Studie als prädiktiv erwiesenen Merkmalsbereiche mitgeteilt. Sie beziehen sich auf das Schulverhalten ihrer Probanden, als sie 15 Jahre alt und den sie beurteilenden Lehrern schon drei Jahre lang genau bekannt waren. Wie Tabelle 1 zeigt, kommen unter den Angaben zur *Spezifität* immerhin Werte von über 90% vor und manche der Lehrerurteile erreichen auch eine nicht schlechte *positive prädiktive Aussagekraft* von 75%, 80% oder 88%. Folgerichtig hat Med-

Tabelle 1. Von Lehrern beurteiltes Verhalten, das High-risk-Probanden mit der späteren Diagnose einer Schizophrenie und ohne spätere psychotische Erkrankung voneinander unterscheidet (modifiziert nach Olin u. Mednick 1996)

Charakteristika	Sensitivität	Spezifität	Positive prädiktive Stärke	Negative prädiktive Stärke
Frauen				
- Lehrer sagt zukünftige emotionale oder psychische Probleme voraus	0,30	0,97	0,75	0,82
- Nervös	0,46	0,82	0,45	0,82
Männer				
- Disziplinarische Probleme	0,39	0,96	0,88	0,71
- Lehrer sagt zukünftige emotionale oder psychische Probleme voraus	0,43	0,88	0,67	0,73
- Hat Klasse wiederholt	0,29	0,96	0,80	0,73
- Stört Klasse mit unpassendem Verhalten	0,50	0,82	0,64	0,72
- Emotionale Reaktion hält an, angespannt	0,40	0,85	0,60	0,72
- Einsam und von Gleichaltrigen abgelehnt	0,44	0,82	0,58	0,71
- Psychologische Behandlung wegen Problemen	0,36	0,86	0,57	0,73
- Leicht aufgeregt oder irritiert	0,41	0,82	0,58	0,69

nick empfohlen, bei der Entwicklung von Früherkennungsprogrammen die Lehrer mit einzubeziehen und sie über die prädiktive Bedeutung, die ihre Beurteilungen im Hinblick auf eine mögliche spätere Psychoseentwicklung haben können, zu informieren.

2.3.2 *Präpsychotische Phase*

In der genetischen High-risk-Forschung wird bei familiär identifizierten Risikopersonen nach potentiellen psychometrischen und neurobiologischen Prädiktoren für psychotische Erstmanifestationen gesucht. Demgegenüber bemüht man sich in der *psychometrischen High-risk-Forschung* (Lenzenweger 1994), den heute als *Schizotypie* bezeichneten Merkmalskomplex für die Identifikation von Personen mit erhöhtem Schizophrenierisiko in der Allgemeinbevölkerung nutzbar zu machen. Die Schizotypiemerkmale werden im amerikanischen DSM nach wie vor den Persönlichkeitsstörungen zugerechnet und von den maßgeblichen Autoren als Indikatoren der familiär übertragenen „liability" für Schizophrenie angesehen. Demzufolge hätte man den Ansatzpunkt für Früherkennung und Frühbehandlung, der sich aus der psychometrischen High-risk-Forschung möglicherweise ergeben könnte, der prämorbiden Phase zuzuordnen. Man kann die Schizotypiemerkmale aber beim heutigen Wissensstand durchaus mit guten Gründen auch anders werten und in ihnen bereits, wie das in der ICD-10 geschieht, feine, oft noch subklinische Anzeichen der schizophrenen Erkrankung selbst sehen. Dann wären sie vielmehr der Prodromalphase zuzuordnen und in der Tat stimmen auch ihre Definitionen in DSM-III-R und DSM-IV zum großen Teil mit den dortigen Prodromalsymptombestimmungen voll überein. Unter den insgesamt 19 derzeit verfügbaren Schizotypieskalen (Vollema u. van den Bosch 1995) nehmen die 5 von der Chapman-Gruppe unter Rückgriff auf Meehls (1990) ursprüngliches Schizotaxie-Schizotypie-Konstrukt konstruierten psychometrischen Instrumente eine Sonderstellung ein. Insbesondere mit der *„Perceptual Aberration Scale - PAS"* (Chapman et al. 1978), der *„Magical Ideation Scale - MIS"* (Eckblad u. Chapman 1983) und der *„Physical Anhedonia Scale - PhA"* (Chapman et al. 1976) werden feine, von den Betroffenen selbst erlebte, subklinische Wahrnehmungs- und Propriozeptionsstörungen sowie ungewöhnliche Denkweisen differenzierter als mit anderen, sich etwa auf die Schizotypie-Definitionen im DSM-III (Claridge u. Broks 1984), im DSM-III-R (Raine 1991) oder in Eysencks Persönlichkeitstypologie stützenden Skalen erfaßt. Die Chapman-Gruppe hat diese Skalen zur Grundlage ihres nunmehr schon über mehr als 20 Jahre kontinuierlich vorangetriebenen *„Wisconsin Psychosis Proneness"-Projekts* gemacht. Bei den zahlreichen Untersuchungen im Rahmen dieses Forschungszweiges boten Studenten mit hohen Scores insbesondere auf einer Kombination von PAS und MIS 25 Monate nach der Indexuntersuchung signifikant häufiger als Kontrollen produktiv-psychotische, psychoseähnliche und schizotypische Symptome sowie schizophreniekranke Verwandte 1. Grades (Chapman u. Chapman 1987). Überprüfungen mit deutschen Adaptationen der entsprechenden Skalen einschließlich einer 2-Jahres-Katamnese bestätigten im wesentlichen die psychometrische Identifizierbarkeit von Risikopersonen (Bailer u. Hautzinger 1993). Neuerdings gibt es auch eine erste Follow-up-Evaluation der amerikanischen Befunde nach 10 Jahren, die für eine allerdings generelle, nicht allein schizophreniebezogene psychoseprädiktive Aussagekraft hoher PAS-Scores spricht (Chapman et al. 1994). Beim gegenwärtigen Entwicklungsstand lassen diese Skalen sicherlich für sich genommen noch keine ausreichend spezifische und sensitive Vorhersage späterer schizophrener Psychosen zu. Sie empfehlen sich aber, in ein komplexeres Früherkennungsprogramm mit aufgenommen zu werden, zumal dann, wenn es dabei auch um die Ermittlung des Psychoserisikos bei klinisch noch gesunden biologischen Angehörigen Schizophreniekranker geht.

Ein weiterer Ansatzpunkt zur Früherkennung und Frühbehandlung schizophrener Störungen scheint sich aus der zuvor schon angesprochenen deutschen *Basissymptomforschung* ergeben zu können. Interessanterweise bestehen zwischen den mit der „Bonn Scale for the Assessment of Basic Symptoms -

BSABS“ (Gross et al. 1987) zu erfassenden, selbst wahrnehmbaren neuropsychologischen Defiziten und den PAS- sowie PhA-Merkmalen eine Reihe weitgehender definitorischer Berührungspunkte. Auch in konzeptueller Hinsicht sind die Basissymptom- und Schizotypieforschung nicht etwa als gänzlich miteinander unvereinbar einzustufen. Wie sich die Schizotypiemerkmale durchaus auch schon als feine, subklinische Krankheitszeichen betrachten lassen, so gilt umgekehrt für die Basissymptome, daß man sie durchaus auch als psychometrische Vulnerabilitätsindikatoren auffassen kann (Klosterkötter et al. 1997a, 1997b). Sie treten nämlich vor der psychotischen Erstmanifestation nicht nur als Prodromalsymptome, sondern auch in Form der schon erwähnten Vorpostensyndrome auf und kommen darüber hinaus scheinbar auch bei klinisch gesunden Verwandten 1. Grades von manifest an Schizophrenie Erkrankten häufiger als bei Kontrollpersonen vor (Wieneke et al. 1997). Deshalb werden sie auch in Abbildung 2 an zwei Stellen, einmal unter den Prodromalsymptomen und zum zweiten unter den psychometrischen Vulnerabilitätsindikatoren, mit angeführt. Daß sich über die Basissymptomforschung in der Tat ein gangbarer und möglicherweise sogar besonders erfolgversprechender Zugangsweg zur Früherkennung und Frühbehandlung zu eröffnen beginnt, ist aus dem derzeitigen Ergebnisstand des *Köln-Bonn-Aachener Früherkennungsprojekts* zu ersehen (Klosterkötter et al. 1997a, 1997b). Dabei handelt es sich um die international erste prospektiv angelegte Studie an Patienten in fraglichen Prodromalstadien vor der psychotischen Erstmanifestation. Von den insgesamt 338 eingeschlossenen Fällen, die vor 1988 erstmals auf Basissymptome untersucht worden waren und zum Zeitpunkt dieser Indexuntersuchung sowie auch in ihrer gesamten Lebensgeschichte zuvor noch keine schizophrenen Positiv- oder Negativsymptome geboten hatten, sind inzwischen 153 zur Nachuntersuchung gelangt. Für diese Gruppe betrug die durchschnittliche Katamnesedauer ca. 9 Jahre und Tabelle 2 läßt erkennen, daß 78 Fälle in diesem Zeitraum eine schizophrene Psychose nach DSM-IV-Kriterien entwickelt hatten. Für die mit der BSABS erfaßbaren neuropsychologischen Defizite insgesamt errechneten sich günstige Werte bezüglich ihrer *Sensitivität*, ihrer *negativen prädiktiven Stärke* und der Rate an *falsch-negativ vorhergesagten* Fällen. Wenn solche Störungen nicht vorliegen, dann scheint demnach auch die Wahrscheinlichkeit, daß keine schizophrene Störung entsteht, sehr hoch zu sein. Demgegenüber ergaben sich für die *Spezifität*, die *positive prädiktive Stärke* und die Art der Rate an falsch-positiv vorhergesagten Fällen etwas weniger günstigere Werte. Danach gilt für die Basissymptome generell, daß im Fall ihres sicheren Nachweises bei einem Probanden dessen Wahrscheinlichkeit, später eine schizophrene Störung zu entwickeln, auf 72% zu veranschlagen wäre. Um guten Gewissens therapeutische Maßnahmen zur Psychoseverhütung einleiten zu können, müßte dieser Wert sicherlich höher liegen. Auch sollte es deutlich weniger falsch-positiv vorhergesagte, also fälschlich als psychosegefährdet eingestufte Fälle geben. Man kann aber immerhin schon einmal festhalten, daß die BSABS-Erhebung durchaus als ein Screening-Verfahren zur Früherkennung geeignet wäre. Denn bei einer derart hohen Sensitivität würden dieser Untersuchung nur sehr wenige der Fälle mit einem erhöhten Psychoserisiko entgehen.

Tabelle 2. Vergleich zwischen den Patienten mit und ohne Selbstwahrnehmungen neuropsychologischer Defizite im Hinblick auf die spätere Entwicklung von schizophrenen Störungen (DSM-IV)

	Schizophrene Psychose im Katamnesezeitraum	Keine schizophrene Psychose im Katamnesezeitraum	Σ
Basisstörungen bei Indexuntersuchung	75	29	104
Keine Basisstörungen bei Indexuntersuchung	3	46	49
Σ	78	75	153

Sensitivität: 96%; positive prädiktive Stärke: 72%; falsch-positiv: 19%
Spezifität: 61%; negative prädiktive Stärke: 94%; falsch-negativ: 2%
Korrekte Vorhersage in 79% der Fälle
(Fisher's exakter Test $P < 0{,}0001$)

Von den zahlreichen Auswertungen, die an den Daten der Früherkennungsstudie vorgenommen wurden, sind in Abbildung 3 noch die Ergebnisse einer Kausalanalyse mit dem LISREL Programm 8 (Jöreskog u. Sörbom 1993) skizziert. Danach haben nur die beiden BSABS-Subsyndrome *„Interpersonelle Verunsicherung"* und *„Informationsverarbeitungsstörungen"* (Klosterkötter et al. 1996) einen hohen Einfluß auf den Übergang in Schizophrenie. Sie werden vornehmlich durch Wahrnehmungs-, Sprach- und Denkstörungen sowie die auf den Begriff des „Subjekt-Zentrismus" gebrachte Eigenbeziehungstendenz und die „Störungen des In-Erscheinung-Tretens" genannten Selbstwahrnehmungen eines plötzlichen Kontrollverlusts über Mimik, Gestik und Ausdrucksverhalten repräsentiert. Solche Eindrücke des Kontrollverlusts stellen möglicherweise eine feine Vorform der heute mit Laserabtastverfahren des Gesichts auch meßtechnisch objektivierbaren schizophrenen mimischen Desintegration dar (Schneider et al. 1990) und gehören, wie die anderen Merkmale dieser Subsyndrome auch, zu den besonders schizophreniecharakteristischen Basissymptomen (Klosterkötter et al. 1996). Damit hebt die Kausalanalyse einen speziellen Merkmalssatz hervor, auf den sich möglicherweise doch auch Interventionsmaßnahmen zur Psychoseprävention stützen lassen. Auf die entsprechenden Berechnungen zur differentiellen Vorhersagekraft wird im folgenden noch näher einzugehen sein.

2.4 Entwicklungsperspektiven

2.4.1 Screening- und Prädiktionsverfahren

Bei den Forschungsbemühungen unter der Zielvorstellung, in der Zukunft nicht nur eine „DUP"-, sondern auch eine „DUI"-Verkürzung erreichen zu

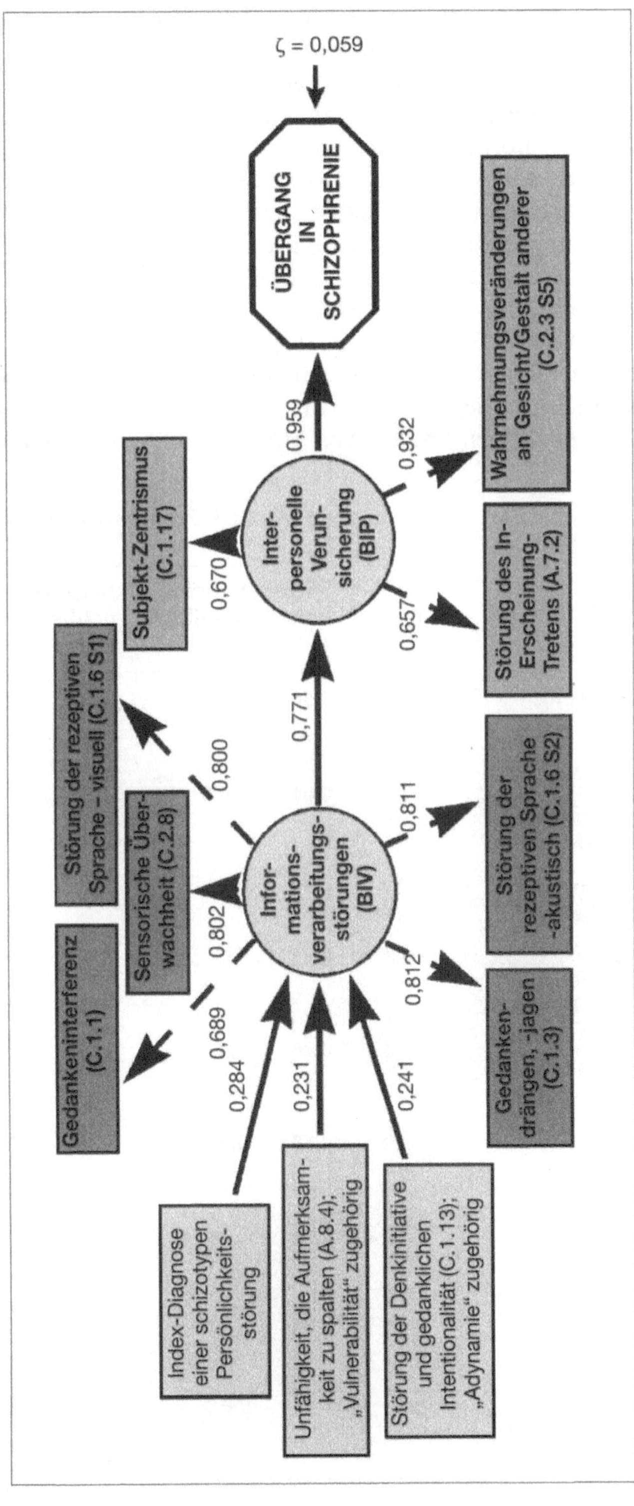

Abb. 3. Merkmale mit Einfluß auf den Übergang in Schizophrenie: Kausalanalyse der in der Früherkennungsstudie erhobenen Daten mit dem LISREL-Programm 8

können, geht man heute weltweit in erster Linie von den schon angesprochenen Prodromalsymptomdefinitionen im DSM-System aus. Es handelt sich dabei um die in Tabelle 3 aufgelisteten insgesamt 9 Merkmale. Für sie erhebt man derzeit sicherlich in einer ganzen Reihe von Studien, insbesondere auch in den beiden schon länger bestehenden Früherkennungszentren, von denen gleich die Rede sein wird, prospektive Daten zur psychoseprädiktiven Aussagekraft; diesbezügliche Publikationen liegen aber noch nicht vor. Deshalb läßt sich auch noch nicht beurteilen, ob die in Tabelle 3 aufgeführten Prädiktionskennwerte, die in der bisher gründlichsten retrospektiven Untersuchung zu dieser Fragestellung ermittelt wurden (Jackson et al. 1995), den Wert dieser Merkmale für die Früherkennung angemessen wiedergeben. Danach lägen die Wahrscheinlichkeiten, daß keine schizophrene Psychose entsteht, wenn solche Merkmale nicht vorliegen, immerhin zwischen minimal 72 und maximal 85%. Mit solchen *negativen prädiktiven Stärken* kann man auch die DSM-Prodro-

Tabelle 3. Prädiktionskennwerte für die DSM-III-R-Prodromalsymptome (modifiziert nach Jackson et al. 1995)

	Sensitivität	Spezifität	Positive prädiktive Stärke	Negative prädiktive Stärke	Falsch-positive	Falsch-negative
- Soziale Isolierung oder Zurückgezogenheit	0,76	0,58	0,44	0,85	29,07%	7,35%
- Ausgeprägte Beeinträchtigung der Rollenerfüllung	0,63	0,64	0,43	0,80	24,92%	11,18%
- Ausgeprägt absonderliches Verhalten	0,26	0,88	0,48	0,73	8,31%	22,36%
- Ausgeprägte Beeinträchtigung der persönlichen Hygiene	0,22	0,89	0,47	0,73	7,67%	23,32%
- Abgestumpfter, verflachter oder inadäquater Affekt	0,33	0,78	0,40	0,74	14,70%	20,13%
- Abschweifende, vage oder umständliche Sprache	0,29	0,78	0,36	0,72	15,66%	21,41%
- Eigentümliche Vorstellung oder magisches Denken	0,53	0,70	0,43	0,78	21,09%	14,38%
- Ungewöhnliche Wahrnehmungserlebnisse	0,24	0,86	0,43	0,73	9,59%	23,00%
- Erheblicher Mangel an Initiative, Interesse oder Energie	0,53	0,68	0,41	0,76	15,02%	19,81%

malsymptome durchaus für Screening-Verfahren nutzen, in denen es um eine möglichst breite Erfassung von Risikopersonen in der Allgemeinbevölkerung geht.

Die aus Tabelle 3 zu ersehenden *positiven prädiktiven Stärken* der DSM-Prodromalsymptome sind demgegenüber unbefriedigend und gehen nicht über maximal 48% für ausgeprägt absonderliches Verhalten hinaus. Beim Vorhandensein solcher Merkmale läge somit die Wahrscheinlichkeit, eine schizophrene Psychose zu entwickeln, zwar hochsignifikant über dem normalen Lebenszeitrisiko von nur ca. 1%. Sie bliebe aber durchweg unter 50% und daraus könnte man sicherlich noch nicht mehr als die Empfehlung ableiten, mit fachkundigen Psychologen und Psychiatern in Kontakt zu bleiben und den weiteren Verlauf solcher Prodromalsymptome kontrollieren zu lassen. Als Rechtfertigungsgrundlage für psychologische oder gar medikamentöse Präventionsmaßnahmen reichte dagegen die prädiktive Aussagekraft nicht aus. Stünden also nur die DSM-Prodromalsymptome zur Verfügung, müßte man sich bis auf weiteres auf die Bemühungen um eine „DUP"-Verkürzung beschränken und es würde offenbleiben, ob sich das darüber hinausgehende, anspruchsvollere Ziel auch einer DUI-Verkürzung überhaupt erreichen ließe. Dies wird auch von Jackson et al. (1995) und den anderen vorrangig mit der Problematik befaßten Arbeitsgruppen in Nordamerika, Großbritannien, den Niederlanden und Dänemark so gesehen und erklärt ihr zunehmendes Interesse an anderen Prodromalsymptomdefinitionen, die möglicherweise nicht nur für ein Screening-Verfahren zur Risikoerfassung, sondern auch zu einer *behandlungsrelevanten Früherkennung* geeignet sind. Die in Tabelle 2 mit angegebene positive prädiktive Stärke der Basissymptomatik insgesamt lag nach den Ergebnissen des Köln-Bonn-Aachener-Früherkennungsprojekts immerhin schon deutlich über den aus Tabelle 3 zu ersehenden entsprechenden Kennwerten für die DSM-Prodromalsymptome. Tabelle 4 zeigt dazu nun, welche Vorhersageleistungen sich ergeben, wenn die Basissymptome und Basissymptomkombinationen herausgegriffen werden, die in der in Abbildung 3 skizzierten LISREL-Analyse einen kausalen Einfluß auf die Entwicklung psychotischer Erstmanifestationen hatten. Die *positiven prädiktiven Stärken* liegen für diese Merkmale ersichtlich zwischen 79 und 93% und die entsprechenden Raten an *falsch-positiv vorhergesagten* Fällen zwischen nunmehr 6,25 und 1,04%. Wenn sich diese Kennwerte aus der ersten prospektiven Prodromalsymptomstudie, aus der bisher Ergebnisse vorliegen, im weiteren Gang des Forschungsprojektes bestätigen würden, könnte man im nächsten Schritt in der Tat zur Ausarbeitung und Erprobung von Präventionsmaßnahmen übergehen. Denn Merkmale wie etwa die *Informationsverarbeitungsstörungen*, bei deren Vorliegen mit 90%iger Wahrscheinlichkeit eine schizophrene Erstmanifestation entsteht und es nur bei 3,13% der Merkmalsträger nicht zu einer solchen Entwicklung kommt, erlauben nicht nur, sondern verpflichten geradezu dazu, mit einer Frühbehandlung zu beginnen.

Die Sensitivitätswerte für die hochprädiktiven Basissymptome, das läßt Tabelle 4 auch erkennen, liegen etwa in gleicher Höhe wie die für die DSM-Prodromalsymptome und die negativen prädiktiven Stärken unterhalb der

Tabelle 4. Am besten zur Vorhersage psychotischer Erstmanifestationen geeignete Basisstörungen und Basisstörungskombinationen

	Sensitivität	Spezifität	Positive prädiktive Stärke	Negative prädiktive Stärke	Falsch-positive	Falsch-negative
- Störung des In-Erscheinung-Tretens (A.7.2)	0,23	0,98	0,93	0,48	1,04%	51,01%
- Gedankeninterferenz (C.1.1)	0,50	0,93	0,90	0,57	3,13%	29,17%
- Gedankendrängen, Gedankenjagen (C.1.3)	0,34	0,95	0,90	0,51	2,08%	38,54%
- Störung der rezeptiven Sprache (C.1.6)	0,46	0,85	0,81	0,53	6,25%	31,25%
- Störung der Diskriminierung von Vorstellungen und Wahrnehmungen (C.1.15)	0,27	0,95	0,88	0,48	2,08%	42,71%
- Subjekt-Zentrismus (C.1.17)	0,39	0,90	0,85	0,51	4,17%	35,42%
- Überempfindlichkeit gegen Licht oder visuelle Reize (C.2.2s1)	0,25	0,95	0,88	0,48	2,08%	43,75%
- Andere optische Wahrnehmungsstörungen (C.2.3)	0,41	0,85	0,79	0,51	6,25%	34,38%
- Sensorische Überwachheit (C.2.8)	0,23	0,98	0,93	0,48	1,04%	44,79%
- Verlust automatisierter Fertigkeiten (C.3.3)	0,25	0,93	0,82	0,47	3,13%	43,75%
C.1.1+C.1.3+C.1.4+C.1.6s1 +C.1.17+C.2.11 [>1]	0,64	0,85	0,86	0,63	6,25%	20,83%
- Informationsverarbeitungsstörungen [mindestens 6 von 35 Symptomen]	0,50	0,93	0,90	0,57	3,13%	29,17%

entsprechenden Werte für diese Vergleichssymptome (siehe Tabelle 3), während die Basissymptome in ihrer Gesamtheit an Sensitivität und negativer prädiktiver Stärke die einzelnen DSM-Prodromalsymptome deutlich übertrafen (siehe Tabelle 2). Aus diesen Relationen wäre für die Umsetzung der Ergebnisse in Früherkennungs- und Frühbehandlungsprogramme die folgende Konsequenz zu ziehen: Die DSM-Prodromalsymptome können zusammen mit den durch die BSABS erfaßbaren Merkmalen zu einem *Screening-Verfahren* ausgearbeitet werden, bei dem es zunächst um eine möglichst sensitive

Identifikation der Personen mit einem erhöhten Psychoserisiko in der Allgemeinbevölkerung geht. Um weiter entscheiden zu können, wer ein Präventionsangebot bekommen sollte und wer nicht, wären die identifizierten Risikopersonen auf das Vorliegen der hochprädiktiven Basissymptome und Basissymptomkombinationen hin zu überprüfen. Orientiert am Ausgang dieses *Prädiktionsverfahrens* könnte sodann selektiv mit einer Frühbehandlung begonnen werden, die ihrerseits wieder von der Auswahl der Verfahren her möglichst genau auf die jeweils dominierende Prodromalsymptomatik und die individuelle biopsychosoziale Gesamtkonstellation zugeschnitten sein sollte.

2.4.2 Früherkennungs- und Frühbehandlungszentren

Um derartige Screenings- und Prädiktionsverfahren zur Anwendung zu bringen, ist eine effektive Kooperation mit den Trägern der medizinisch-psychosozialen Primärversorgung anzustreben, die in der Regel als erste mit den gesuchten Risikopersonen in Kontakt kommen. Nur so können möglicherweise gefährdete Menschen frühzeitig angesprochen werden, um sie für die Teilnahme an Früherkennungs- und Frühbehandlungsprogrammen zu gewinnen. Die Vermittlung der Betroffenen muß in erster Linie aus dem *„vorpsychiatrischen Bereich"* erfolgen, etwa über Lehrer, deren besonders wichtige Rolle bei derartigen Initiativen schon aus Tabelle 1 zu ersehen war, über Beratungsstellen, schulpsychologische Dienste, Allgemein- sowie Kinderärzte und in zweiter Linie durch niedergelassene Nervenärzte, Kinder- und Jugendpsychiater, psychiatrische Dienste und psychiatrische Krankenhäuser. Um diese Personen und Institutionen zur Mitarbeit zu bewegen, sind umfassende *Informationskampagnen* erforderlich, bei denen auch Laien angesprochen werden müssen, die im Kontakt mit gefährdeten jungen Erwachsenen stehen (Falloon et al. 1996). Diese Öffentlichkeitsarbeit hat vor allem das Ziel zu verfolgen, die Akzeptanz von und die Kooperationsbereitschaft mit derartigen Früherkennungs- und Frühbehandlungsinitiativen zu fördern. Darüber hinaus muß fortlaufend Kontakt mit allen relevanten Personen und Einrichtungen gehalten und eine *Schulung* etwa durch Pressearbeit, Informationsseminare mit Trainingsvideos und vielen anderen Vermittlungsinstrumenten in der Wahrnehmung von Prodromal- und psychotischen Frühsymptomen angestrebt werden. Auf diese Weise ist ein *Früherkennungs-"Netzwerk"* aufzubauen, das es beständig weiter zu institutionalisieren, zu intensivieren und zu pflegen gilt.

Alle diese Schritte zur Etablierung von Früherkennungs- und Frühbehandlungsprogrammen sollten sinnvollerweise von eigens hierauf spezialisierten *Zentren* ausgehen. Folgende Zentren bestehen bereits oder befinden sich in der Planung:

- Early Psychosis Prevention and Intervention Centre (EPPIC) Melbourne, Australien, 1992,
- Tidlig-Intervensjon ved Psykoser (TIPS), Stavanger, Norwegen, 1992,
- Früherkennungs- und -Therapiezentrum für psychotische Krisen (FETZ), Köln, Deutschland, seit Anfang 1997 im Aufbau,

- Zwei weitere Zentren, eines an der Yale University in New Haven, USA (T. McGlashan) und eines am Hvidovre Hospital, Universität Kopenhagen, Dänemark (J. Parnas), befinden sich ebenfalls im Aufbau.

Das „EPPIC“ in Melbourne bezieht sich auf ein Einzugsgebiet von etwa 800.000 Einwohnern und das „TIPS“-Zentrum in Stavanger auf eines von etwa 300.000 Einwohnern. In Köln sollen unter 1 Mio. Einwohnern die Personen mit einem erhöhten Psychoserisiko herausgefunden und einer kontinuierlichen Betreuung durch das Zentrum zugeführt werden. In Melbourne hat das Früherkennungs- und Frühbehandlungsprojekt aufgrund intensiver Pressearbeit, durch Trainingsvideos für Hausärzte und Beratungsstellen, aber auch durch Fernsehspots für die Bevölkerung, durch Informationsseminare in verschiedensten Einrichtungen sowie durch Faltblätter und Broschüren für unterschiedliche Zielgruppen einen hohen Bekanntheitsgrad erreicht. In Stavanger richtet sich die Informationskampagne des Zentrums einerseits an Lehrer, Sozialarbeiter und Hausärzte, andererseits über Plakataktionen und Presseinformationen auch an die allgemeine Öffentlichkeit. Für Lehrer besteht eine gesetzliche Pflicht zur Weiterbildung über Psychosen. Zahlreiche Ersterkrankte sind gerade durch diese Berufsgruppe bereits an das Zentrum in Stavanger vermittelt worden. In Form von „Schizophrenie-Tagen“ mit norwegischen und internationalen Referenten finden hier schon seit 1985 jährlich breit- und medienwirksam Informationsveranstaltungen über Psychosen und ihre Behandlungsmöglichkeiten statt. Wichtiges Ziel ist dabei auch, der *Stigmatisierung* und *psychosozialen Diskriminierung* entgegen zu wirken, die heute die Schizophreniediagnose noch oft mit sich bringt. Dazu wird derzeit auch ein Programm der psychiatrischen Weltgesellschaft mit internationaler Beteiligung in Gang gebracht. Neben dem humanitären Anliegen geht es hierbei um eine Senkung der Hemmschwelle zur Nutzung psychiatrischer Hilfsangebote. Darin ist sicherlich eine ganze zentrale Voraussetzung gerade für die Realisierbarkeit von Früherkennungs- und Frühbehandlungsprogrammen zu sehen.

2.4.3 *Früherkennungs- und Frühbehandlungsprogramme*

Über die Programme der beiden schon seit 1992 tätigen Zentren liegen schon zahlreiche Publikationen und Informationen vor. Die am „EPPIC“ gesammelten Erfahrungen haben inzwischen auch Eingang in ein didaktisch gut aufbereitetes, in Module gegliedertes *Schulungsmaterial* gefunden, das weltweit verbreitet werden und der internationalen Kompetenzvermittlung und -vernetzung dienen soll. Die deutsche Bearbeitung dieses „Early Psychosis Training Pack“ (McGorry u. Edwards 1997) erfolgt in dem Kölner Zentrum und wird in Kürze zur Verfügung stehen. Unsere Arbeitsgruppe will im Anschluß daran auch das Informationsmaterial über die „TIPS“-Programmatik einer deutschen Bearbeitung unterziehen. Denn für den Beginn mit derartigen Aktivitäten auch in Deutschland kann es nur sinnvoll sein, diese Vorgaben mit aufzunehmen und in die eigene Programmatik zu integrieren. Für die Zentren in Melbourne und Stavanger ist es bezeichnend, daß sich ihre Bemühungen vorrangig auf das Ziel der „DUP"-Verkürzung beziehen. Dazu werden in dem „EPPIC"-Schulungsmaterial zahlreiche Vorschläge bis hin zur Anwendung kognitiver Verhaltenstherapie und niedrigdosierter Medikation mit nebenwirkungsarmen *atypischen Neuroleptika* bei den ersten Anzeichen einer Psychose im häuslichen Umfeld unterbreitet.

Demgegenüber ist das Kölner Zentrum stärker auch auf das weitergehende Ziel einer „DUI"-Verkürzung mit ausgerichtet. Dies entspricht der Tradition der deutschen Basissymptomforschung, die im übrigen mit ihren Ergebnissen auch in das Programm der von McGlashan an der Yale-Universität in New Haven gegründeten Prodrom-Klinik und der von Parnas in Kopenhagen in Gang gebrachten Früherkennungs- und Frühbehandlungsaktivitäten einfließen soll. Dementsprechend enthält das vom Kölner Zentrum verwandten Screening-Verfahren zur Erfassung von Prodromal- und psychotischen Frühsymptomen neben den DSM-Prodromalsymptomen, auf die man sich bisher in den Zentren in Melbourne und Stavanger weitgehend beschränkt, auch BSABS- und IRAOS-Merkmale von hoher Sensitivität und negativer prädiktiver Stärke. Des weiteren wird dem Angebot von Frühinterventionen ein *Prädiktionsverfahren* vorgeschaltet, das sich aus den am besten zur Vorhersage psychotischer Erstmanifestationen geeigneten Basissymptomen und Basissymptomkombinationen zusammensetzt. Eine weitere Besonderheit der Kölner Programmatik besteht in dem Versuch, die Früherkennung auch bis in die *prämorbide Phase* hinein voranzutreiben. Dazu werden die vorher dargestellten Ergebnisse der genetischen und der psychometrischen High-risk-Forschung stärker als in den beiden schon seit 1992 bestehenden Zentren mit berücksichtigt. Das Programm sieht dementsprechend vor:

1. Informationskampagne
2. Früherkennung (Diagnostik)
   - Prodromalsymptome
   - Schizotypiemerkmale
   - Lebensereignisse (inkl. posttraumatische Belastungssituationen)
   - Familienklima („expressed emotion")
   - Bewältigungsverhalten, soziales Netzwerk
   - Persönlichkeitsvoraussetzungen
   - Neuropsychologische Vulnerabilitätsindikatoren
   - Neurophysiologische Vulnerabilitätsindikatoren
   - Hirnfunktionelle und -strukturelle Bildgebung
3. Frühintervention (Therapie)
   - Psychoedukation für Patienten und Angehörige
   - Kognitives Training
   - Kommunikationstraining
   - Streßreduktion und -kontrolle
   - Problemlösetraining
   - Selektive Psychopharmakotherapie.

Zur Zielgruppe gehören deshalb ganz besonders auch biologische Angehörige von Psychosekranken, die selber noch klinisch gesund sind und das Ersterkrankungsalter noch nicht überschritten haben.

2.5 Resümee

Insgesamt steht man mit dem Versuch, von einer oft zu spät kommenden Krankheitsbekämpfung zur Krankheitsverhütung überzugehen, bei der Schizophrenie sicherlich noch ganz am Anfang. Der derzeitige Wissensstand läßt aber weitere Schritte in dieser Richtung dringend geboten und es auch durchaus möglich erscheinen, daß sie in absehbarer Zeit zu einem Durchbruch in der Schizophreniebehandlung führen könnten.

Literatur

American Psychiatric Association (APA) (1987) Diagnostic and statistical manual of mental disorders. 3rd revised edn. DSM-III-R. APA, Washington

American Psychiatric Association (APA) (1994) Diagnostic and statistical manual of mental disorders. 4th edn. DSM-IV. APA, Washington

Andreasen NC (1982) Negative symptoms in schizophrenia. Definition and reliability. Arch Gen Psychiatry 42: 787–788

Andreasen NC, Flaum M (1991) Schizophrenia: the characteristic symptoms. Schizophr Bull 17:27-49

Arboleda C, Holzman PS (1985) Thought disorder in children at risk for psychosis. Arch Gen Psychiatry 42: 1004–1013

Barrowclough C, Tarrier N, Johnston M (1996) Distress, expressed emotion, and attributions in relatives of schizophrenia patients. Schizophr Bull 22: 691–702

Bailer M, Hautzinger M (1993) Psychoserisiko und Sozialverhalten: Soziale Kompetenz und soziale Kontakte bei jungen Erwachsenen mit schizotypen und zyklothymen Merkmalen. Z Klin Psychol 22: 406–419

Birchwood M, McMillan JF (1993) Early intervention in schizophrenia. Aust N Z J Psychiatry 27: 374–378

Birchwood M, Smith J, McMillan F (1989) Predicting relapse in schizophrenia: the development and implementation of an early signs monitoring system using patients and families as observers, a preliminary investigation. Psychol Med 19: 649–656

Bleuler E (1911) Dementia praecox oder Gruppe der Schizophrenien. In: Aschaffenburg G (Hrsg) Handbuch der Psychiatrie, Spezieller Teil, 4. Abteilung. Deuticke, Leipzig Wien

Bleuler M (1972) Die schizophrenen Geistesstörungen im Lichte langjähriger Kranken- und Familiengeschichten. Thieme, Stuttgart

Carpenter WT, Buchanan RW (1994) Schizophrenia. N Engl. J Med 330: 681–690

Chapman JP (1966) The early symptoms of schizophrenia. Br J Psychiatry 112: 225–251

Chapman LJ, Chapman JP (1987) The search for symptoms predictive of schizophrenia. Schizophr Bull 13: 497–504

Chapman LJ, Chapman JP, Raulin ML (1976) Scales for physical and social anhedonia. J Abnorm Psychol 85: 374–382

Chapman LJ, Chapman JP, Raulin ML (1978) Body-image aberration in schizophrenia. J Abnorm Psychol 87: 399–407

Chapman LJ, Chapman JP, Kwapil TR, Eckblad M, Zinser MC (1994) Putatively psychosis-prone subjects 10 years later. J Abnorm Psychol 103: 171–183

Ciompi L, Müller C (1976) Lebensweg und Alter der Schizophrenen. Eine katamnestische Langzeitstudie bis ins Senium. Monographien aus dem Gesamtgebiet der Psychiatrie, Bd 12. Springer, Berlin Heidelberg New York
Claridge GS, Broks P (1984) Schizotypy and hemisphere function: I. Theoretical considerations and the measurement of schizotypy. Pers Individ Diff 5: 633–648
Cornblatt BA, Erlenmeyer-Kimling L (1985) Global attentional deviance as a marker of risk for schizophrenia: specificity and predictive validity. J Abnorm Psychol 94: 470–486
Crow TJ, Done DJ, Sacker A (1995) Birth cohort study of the antecedents of psychosis: Ontogeny as witness to phylogenetic origins. In: Häfner H, Gattaz WF (eds) Search for the causes of schizophrenia, vol 3. Springer, Berlin Heidelberg New York Tokyo, pp 3–20
Done DJ, Crow TJ, Johnstone EC, Sacker A (1994) Childhood antecedents of schizophrenia and affective illness: social adjustment at ages 7 and 11. BMJ 309: 699-703
Eckblad M, Chapman LJ (1983) Magical ideation as an indicator of schizotypy. J Consult Clin Psychol 51: 215–225
Falloon IRH, Kydd RR, Coverdale JH (1996) Early detection and intervention for initial episodes of schizophrenia. Schizophr Bull 22: 271–282
Gesellschaft der Strahlen- und Umweltforschung Projektträgerschaften im Auftrag des Bundesministeriums für Forschung und Technologie (Hrsg) (1989). Psychische Erkrankungen – Stand der Forschungsförderung. München
Gottesman II (1993) Schizophrenie. Spectrum, Heidelberg Berlin Oxford
Gross G, Huber G, Klosterkötter J, Linz M (1987) Bonner Skala für die Beurteilung von Basissymptomen (BSABS: Bonn Scale for the Assessment of Basic Symptoms). Springer, Berlin Heidelberg New York
Häfner H, Maurer K, Löffler W, Riecher-Rössler A (1993) The influence of age and sex on the onset and early course of schizophrenia. Br J Psychiatry 162: 80–86
an der Heiden W, Krumm B, Müller S, Weber I, Biehl H, Schäfer M (1995) Mannheimer Langzeitstudie der Schizophrenie Nervenarzt 66: 820-827
Helgason L (1990) Twenty years' follow-up of first psychiatric presentation for schizophrenia: What could have been prevented? Acta Psychiatr Scand 81: 231–235
Herz MI, Szymanski MV, Simon JC (1982) Intermittent medication of stable schizophrenic outpatients: an alternative to maintenance medication. Am J Psychiatry 139: 918–922
Herz MI, Glazer WM, Moster MA (1991) Intermittent vs. maintenance medication in schizophrenia. Arch Gen Psychiatry 48: 333–339
Huber G (1983) Das Konzept substratnaher Basissymptome und seine Bedeutung für Theorie und Therapie schizophrener Erkrankungen. Nervenarzt 54: 23–32
Huber G (1986) Psychiatrische Aspekte des Basisstörungskonzepts. In: Süllwold L, Huber G: Schizophrene Basisstörungen. Springer, Berlin Heidelberg New York Tokyo, S 39–143
Huber G, Gross G, Schüttler R (1979) Schizophrenie. Verlaufs- und sozialpsychiatrische Langzeituntersuchungen an den 1945–1959 in Bonn hospitalisierten schizophrenen Kranken. Springer, Berlin Heidelberg New York
Jackson HJ, McGorry PD, Dudgeon P (1995) Prodromal symptoms of schizophrenia in first-episode psychosis. Prevalence and specificity. Compr Psychiatry 36: 241–250
Johnstone EC, Crow TJ, Johnson AL, Mac Millan JF (1986)The Northwick Park study of first episodes of schizophrenia: I. Presentation of the illness and problems relating to admission. Br J Psychiatry 148: 115–120
Jones P, Rantakallio P, Hartikainen A-L, Isohanni M, Sipilä P (1996) Does schizophrenia result from pregnancy, delivery and perinatal complications? A 28 year study in the 1966 North Finland birth cohort. Eur Psychiatry 11 (Suppl. 4): 242
Jöreskog KG, Sörbom D (1985) Simultaneous analysis of longitudinal data from several cohorts. In: Mason WM, Fienberg SB (eds) Cohort analysis in social research: beyond the identification problem. Springer, Berlin Heidelberg New York, pp 323–341
Kissling W (1994) Kosten, Nutzen und Qualität der Schizophreniebehandlung. In: Katschnig H, König P (Hrsg) Schizophrenie und Lebensqualität. Springer, Wien New York
Klosterkötter J (1998) Zur definitorischen Neufassung der schizophrenen Störungen in ICD-10 und DSM-IV. Fortschr Neurol Psychiatr 66: 133–143

Klosterkötter J, Gross G, Huber G, Gnad M (1990) Basissymptomorientierte Diagnostik schizophrener Vulnerabilität. In: Huber G (Hrsg) Idiopathische Psychosen. Psychopathologie – Neurobiologie – Therapie. Schattauer, Stuttgart, S 137–148
Klosterkötter J, Albers M, Steinmeyer EM, Hensen A, Saß H (1994) Positive oder negative Symptome. Was ist brauchbarer für die Diagnose Schizophrenie? Nervenarzt 65: 444–453
Klosterkötter J, Ebel H, Schultze-Lutter F, Steinmeyer EM (1996) Diagnostic validity of basic symptoms. Eur Arch Psychiatry Clin Neurosci 246: 147–154
Klosterkötter J, Gross G, Huber G, Steinmeyer EM (1997a) Sind selbst wahrnehmbare neuropsychologische Defizite bei Patienten mit Neurose- oder Persönlichkeitsstörungsdiagnosen für spätere schizophrene Erkrankungen prädiktiv? Nervenarzt 68: 196–204
Klosterkötter J, Schultze-Lutter F, Gross G, Huber G, Steinmeyer EM (1997b) Early self-experienced neuropsychological deficits and subsequent schizophrenic diseases: an 8-year average follow-up prospective study. Acta Psychiatr Scand 95: 396–404
Larsen TK, McGlashan TH, Moe LC (1996) First-episode schizophrenia: I. Early course parameters. Schizophr Bull 22: 241–256
Lenzenweger MF (1994) Psychometric high-risk paradigm, perceptual aberration, and schizotypy: an update. Schizophr Bull 20: 121–135
Loebel AD, Liebermann JA, Alvir JM, Mayerhoff DJ, Geisler SH, Szymanski SR (1996) Duration of psychosis and outcome in first-episode schizophrenia. Am J Psychiatry 149: 1183–1188
McGlashan (1996) Early detection and intervention in schizophrenia: Editor´s introduction. Schizophr Bull 22: 197–199
McGlashan TH, Johannessen JO (1996) Early detection and intervention in schizophrenia. Schizophr Bull 22: 201–222
McGorry P, Edwards J (1997) Early psychosis training pack. Gardiner-Caldwell, Victoria Mill, Australia
McGorry P, Edwards J, Mihalopoulos SM (1996) EPPIC: An evolving system of early detection and optimal management. Schizophr Bull 22: 305–326
Mednick SA, Schulsinger F (1965) A longitudinal study of children with a high risk for schizophrenia: A preliminary report. In: Vandenberg S (ed) Methods and goals in human behaviour genetics. Academic Press, New York, pp 255–269
Meehl PE (1990) Toward an integrated theory of schizotaxia, schizotypy, and schizophrenia. J Pers Disord 4: 1–99
Nuechterlein KH (1987) Vulnerability models for schizophrenia: state of the art. In: Häfner H, Gattaz WF, Janzarik W (eds) Search for the causes of schizophrenia. Springer, Berlin Heidelberg New York, pp 297–316
Nuechterlein KH, Zaucha KM (1990) Similarities between information-processing abnormalities of actively symptomatic schizophrenic patients and high-risk children. In: Straube ER, Hahlweg K (eds) Schizophrenia. Concepts, vulnerability, and intervention. Springer, Berlin Heidelberg New York Tokyo, pp 77–96
Olin SS, Mednick SA (1996) Risk factors of psychosis: Identifying vulnerable populations premorbidly. Schizophr Bull 22: 223–240
Parnas J, Mednick SA (1990) Early predictors of onset and course of schizophrenia and schizophrenia spectrum. In: Häfner H, Gattaz WF (eds) Search for the causes of schizophrenia, vol 2. Springer, Berlin Heidelberg New York, pp 34–47
Parnas J, Schulsinger H (1986) Continuity of formal thought disorder from childhood to adulthood in a high risk sample. Acta Psychiatr Scand 74: 246–251
Raine A (1991) The SPQ: A scale for the assessment of schizotypal personality based on DSM-III-R criteria. Schizophr Bull 17: 555–564
Schneider F, Heimann H, Himer W, Huss D, Mattes R, Adam B (1990) Computer-based analysis in schizophrenic and depressed patients. Eur Arch Psychiatry Clin Neurosci 240: 67–76
Smith GN, Flynn SW, Kopala LC, Bassett AS, Lapointe JS, Falkai P, Honer WG (1997) A comprehensive method of assessing routine CT scans in schizophrenia. Acta Psychiatr Scand 96: 395–401
Squires-Wheeler E, Friedman D, Erlenmeyer-Kimling L (1993) A longitudinal study relating P3 amplitude to schizophrenia spectrum disorders and to global personality functioning. Biol Psychiatry 33: 774–785

Stirling J, Tondam D, Thomas P, Newby D, Montague L, Ring N, Rowe S (1991) Expressed emotion and early onset schizophrenia: a one-year follow-up. Psychol Med 21: 675–685

Vollema MG, van den Bosch RJ (1995) The multidimensionality of schizotypy. Schizophr Bull 21: 19–31

Wieneke A, Schultze-Lutter F, Steinmeyer EM, Klosterkötter J (1997) Abnormal subjective experiences and neuropsychological deficits in first-degree relatives of schizophrenics. Schizophr Res 24: 49

World Health Organization (1991) International classification of diseases. 10th revision. WHO, Genf

Wyatt RJ (1991) Neuroleptics and the natural course of schizophrenia. Schizophr Bull 17: 325–351

Diskussion zu Vortrag 2

Von Prof. Dr. J. Klosterkötter

Sinz
Ab welchem Alter würden Sie – bei entsprechender Symptomatik – mit einer neuroleptischen Behandlung beginnen? Schon im ersten Schuljahr oder vielleicht sogar schon im Kindergarten? Man muß berücksichtigen, daß vor allem in der frühen Kindheit die gesamte Palette der Symptome noch nicht genügend ausdifferenziert ist. Wir sollten daher für solche Dinge offen sein.

Klosterkötter
Solange noch keine entsprechenden Studien vorliegen, läßt sich zum Einsatz von Neuroleptika bei Jugendlichen und Kindern keine generelle Therapieempfehlung aussprechen. Das gilt für primär dopaminerge ebenso wie für neue atypische Präparate. Es ist aber hohe Zeit, an streng ausgewählten, hoch psychosegefährdeten Patienten zu überprüfen, welche medikamentösen Behandlungsstrategien – natürlich immer in Kombination mit psychologischen Maßnahmen – sinnvoll sind bzw. zum Erfolg führen. Diesem Ziel dient unter anderem der Aufbau des geschilderten Zentrums.

Schmauß
Welche Diagnosen wurden anfangs bei dem später psychotisch erkrankten Drittel der Patienten gestellt?

Klosterkötter
Es handelte sich um ein breites Spektrum unterschiedlicher Persönlichkeitsstörungen und Neurosen, z. B. auch Angststörungen. Dabei ragt eine Diagnose deutlich hervor: die schizotypische Persönlichkeitsstörung.

N. N.
Sie nannten am Beispiel von Köln eine Zahl von ca. 600 Menschen, die zu einem beliebigen gegebenen Zeitpunkt an solchen „Basisstörungen“ leiden. Worauf basiert diese Zahl?

Klosterkötter
Auf der Annahme, daß jährlich 16 von 100.000 Einwohnern schizophren erkranken, wovon 75% Prodromalsymptome bieten; weiterhin auf der Annahme einer Latenzzeit von fünf Jahren bis zum Auftreten der ersten schizophrenen Symptomatik.

Häfner

In der Untersuchung von Parnas war die Sensitivität niedrig und die Spezifität hoch, also genau umgekehrt wie bei den von Ihnen vorgestellten Ergebnissen. Der wesentliche Grund für diese Diskrepanz ist wohl, daß die Prädiktion offenbar zwei verschiedene Stadien betrifft: Parnas hat die Psychose bereits in einem relativ frühen Entwicklungsstadium vorausgesagt. Bei Ihren Patienten handelte es sich dagegen um Borderline-Fälle, also um psychisch bereits schwer gestörte Patienten. Die korrekte Prädiktion einer Schizophrenie ist zu diesem späten Zeitpunkt aber schon recht sicher, denn es gibt kaum Schizophrene, die nicht bereits im Frühstadium erhebliche Störungen aufweisen. Andererseits haben Sie möglicherweise einige Patienten mit davon abweichender Pathologie nicht erfaßt.

Dieser Unterschied ist aber durchaus relevant, denn die Entwicklung der Symptomatik bis zum Vollbild der Psychose zeigt ja unterschiedliche Symptommuster. Um die Diagnose früher zu stellen, brauchen wir sozusagen gleitende Querschnitte, in denen andere Indikatoren eine Rolle spielen. Die Definition spezifischer Merkmale für die Prädiktion einer späteren Schizophrenie ist daher im Frühstadium der Erkrankung sehr schwierig.

Bereits zum Zeitpunkt der frühesten präpsychotischen Symptome ist eine Diagnosestellung wahrscheinlich sehr viel verläßlicher als heute allgemein angenommen. Diese Phase ist für eine Frühintervention immer noch hochbedeutsam, das zeigen auch Ihre hohen Spezifitäts- und Sensitivitätswerte.

Klosterkötter

Dem stimme ich völlig zu. Gerade die relativ späten Phasen und deutlichen psychometrischen Auffälligkeiten sind es, auf die man sich mit derartigen Ansätzen heute schon beziehen kann. Natürlich würden wir damit auch gerne eine längerfristige, kontinuierliche Nachuntersuchung von klinisch gesunden Angehörigen verknüpfen, um festzustellen, ob sie auf neuropsychologischen oder neurophysiologischen Untersuchungsebenen möglicherweise Vulnerabilitätsindikatoren aufweisen.

3 Familienangehörige Schizophrener als Risikopersonen: Familiengenetik und neuere molekulargenetische Ansätze

W. Maier, M. Rietschel, D. Lichtermann, M. Linz

Als Risikofaktoren für eine schizophrene Erkrankung gelten seit langem die familiäre Häufung und die teilweise genetische Determination, der jedoch kein bekannter monogener Erbgang zugrunde liegt. Statt dessen wird die Beteiligung mehrerer Gene und deren Interaktion mit nichtgenetischen Umweltfaktoren angenommen. Familiengenetisch handelt es sich bei der Schizophrenie um einen unscharf begrenzten, inhaltlich heterogenen Phänotyp, der aus der Kombination verschiedener, genetisch unterschiedlich determinierter neurokognitiver Dysfunktionen resultiert. Die variable Expression erschwert die Identifikation der relevanten Genmutationen erheblich. Trotz dieser und anderer Schwierigkeiten ist es durch die seit ca. zehn Jahren verfügbaren molekulargenetischen Methoden möglich geworden, auf Genomebene nach Suszeptibilitätsgenen für komplexe Erkrankungen zu suchen und die einzelnen Genmutanten auf ihre ursächliche Rolle bei der Entstehung genetisch determinierter Störungen hin zu analysieren. Dabei wird ausführlich auf die Strategien der Kopplungsanalyse und der Assoziationsuntersuchung, ihre jeweiligen Vor- und Nachteile sowie die bisher mit ihrer Hilfe gewonnenen Erkenntnisse eingegangen.

3.1 Einleitung

Über die Ursachen schizophrener Störungen liegen sehr viele Spekulationen, aber wenig gesichertes Wissen vor. Die am besten replizierbaren Aussagen über deren Usachen sind:

- Schizophrene Erkrankungen treten familiär gehäuft auf, weshalb familiäre Ursachenfaktoren relevant sind.
- Höhere Konkordanzraten bei monozygoten Zwillingen als bei dizygoten belegen, daß ein Teil der familiären Ursachenfaktoren genetischer Natur ist.

Seit ca. 10 Jahren sind molekulargenetische Methoden verfügbar, die es erlauben, die einzelnen Genmutanten auf ihren ursächlichen Beitrag bei der Entstehung genetisch determinierter Störungen zu untersuchen. Mittlerweile ist es auch möglich geworden, auf dem Genom Regionen zu identifizieren, in denen Gene liegen, die das Auftreten einer Erkrankung beeinflussen. Die stürmische

Bayer-ZNS-Symposium, Bd. XIII
Frühdiagnostik und Frühbehandlung psychischer Störungen
Hrsg. J. Klosterkötter

Entwicklung molekulargenetischer Methoden hat der genetischen Ursachenforschung bei psychischen Störungen entscheidenden Auftrieb gegeben.

Im folgenden werden zunächst die klassischen familiengenetischen Methoden, die keine genetischen Marker verwenden, wie Familien-, Zwillings- und Adoptionsuntersuchungen, diskutiert. Sie dienen zur Feststellung der familiären Häufung, der Identifikation familiär determinierter Subtypen und der Prüfung der Relevanz genetischer Einflußfaktoren. Anschließend werden Grundzüge molekulargenetischer Methoden und der gegenwärtige Stand molekulargenetischer Forschung für die Schizophrenie dargestellt.

3.2 Familiengenetische Untersuchungen ohne genetische Marker

3.2.1 *Familiär-genetische Determination*

In der überwiegenden Mehrheit der Familienstudien wurde bei Angehörigen Schizophrener eine signifikante Erhöhung von Sekundärfällen im Vergleich zu Angehörigen Gesunder (1–16% im Vergleich zu 0–2%) gefunden (Tabelle 1). Höhere Konkordanzraten für eine Diagnose bei eineiigen im Vergleich zu zweieiigen Zwillingspaaren belegen übereinstimmend die Relevanz genetischer Faktoren für das Auftreten der Schizophrenie (Tabelle 2). Die unvollständige Konkordanz monozygoter Zwillinge bezüglich der Schizophrenie (inkl. assoziierter Störungen) weist zudem auf die Relevanz nicht-genetischer Ursachenfaktoren hin. Adoptionsstudien beweisen ebenso eine genetische Teildetermination (Kendler u. Diehl 1993). Die aus dem Verhältnis der Konkor-

Tabelle 1. Altersadjustierte Wiederholungsrisiken für Schizophrenie bei Angehörigen 1. Grades im Vergleich zu Kontrollen aus der Allgemeinbevölkerung

Autoren	Wiederholungsrisiko (Lebenszeitprävalenz) für Erkrankung des Indexfalles bei Angehörigen 1. Grades	Lebenszeitprävalenz in der Allgemeinbevölkerung
Coryell u. Zimmerman (1988) RDC/DSM-III	1,4%	0,0%
Gershon et al. (1988) RDC/DSM-III	3,1%	0,6%
Kendler et al. (1993a) DSM-III-R	8,0%	1,1%
Maier et al. (1993) RDC/DSM-III-R	5,2%	0,5%
Parnas et al. (1993) * DSM-III-R	16,2%	1,9%

* Prospektive Untersuchung bei Kindern schizophrener Mütter und Kontrollen (Kopenhagen-High-risk-Studie)

Tabelle 2. Ergebnisse neuerer Zwillingsstudien

Autoren	Anzahl untersuchter Paare (Indexfall mit Schizophrenie)		Probandenweise Konkordanzraten	
	MZ	DZ	MZ	DZ
Kringlen (1976) (ICD-7)	55	90	45%	15%
Farmer et al. (1987) (DSM-III-R)	21	21	48%	10%
Onstad et al. (1991) (DSM-III-R)	31	28	48%	4%
Franzek u. Beckmann (1996) (DSM-III-R)	21	18	75%	11%
Cannon et al. (1998) * (DSM-III-R/ICD-8)	134	374	46%	9%

* Einzige epidemiologische Stichprobe aller in einer Region geborenen Zwillinge

danzraten ermittelte Schätzung für den Anteil der durch genetische Faktoren erklärbaren ätiologischen Varianz (Heritabilität) beträgt etwa 50% (Metaanalyse über alle publizierten Studien nach McGue und Gottesman 1991); die Heritabilität betrug in dieser Metaanalyse 60%. Bei Anwendung des DSM-III-R als Diagnosemanual wurde die maximale Heritabilität von Franzek und Beckmann (1996) mit 87% beobachtet. Unter den verschiedenen Optionen zur Definition der Schizophrenie variiert das Ausmaß an Heritabilität. Insgesamt ist dabei die DSM-III-/DSM-III-R-Definition im Mittel mit einem besonders hohem bzw. maximalem Ausmaß genetischer Determination assoziiert (s. z. B. McGuffin et al. 1984).

Familiäre Umgebungsfaktoren scheinen insgesamt kaum eine entscheidende Rolle zu spielen (McGue u. Gottesman 1991). Zwillingsstudien belegen, daß die genetische Übertragung der Schizophrenie auch durch phänotypisch Gesunde erfolgen kann (Gottesman u. Bertelsen 1989). Bei der Untersuchung von Nachkommen von Zwillingspaaren, die diskordant für Schizophrenie sind, fanden sich erhöhte und vergleichbare Erkrankungsrisiken sowohl bei Nachkommen des schizophrenen wie auch des nicht-schizophrenen Zwillings.

Die Suche nach klinisch definierten Subtypen, die ein spezifisches familiäres Häufungsmuster zeigen oder genetisch in andere Subtypen differenzierbar sind, verlief bislang meist erfolglos. Als besonders geeigneter Kandidat für eine Subtypisierung schizophrener Störungen wird vor allem das Ersterkrankungsalter diskutiert, das in der Mehrzahl der Familienstudien eine schwach positive Korrelation mit dem Ausmaß familiärer Belastung zeigte; die kategorial definierten Subtypen früh beginnender Schizophrenien stellten aber keine differenzierbare Gruppe dar (Kendler et al. 1996a). Die klinischen Subtypen (paranoid, hebephren, kataton) zeigen keine sicher reproduzierbare familiäre und genetische Homogenität (McGuffin et al. 1987; Kendler u. Diehl

1993). Die beobachtete genetische Homogenität und starke genetische Determination von unsystematischen Schizophrenien und periodischen Katatonien im Sinne Leonhards (Beckmann et al. 1996; Franzek u. Beckmann 1996) bedürfen weiterer Abklärung in Replikationsstudien.

Familienstudien belegen, daß vor allem Probanden mit ausgeprägter, sog. Negativsymptomatik (sozialer Rückzug, bizarres Verhalten, formale Denkstörungen) familiär mit psychischen Störungen belastet sind (Kendler et al. 1995; Van Os et al. 1997). Probanden, die ausschließlich unter Halluzinationen und Wahnsyndromen leiden, zeigen eine niedrigere familiäre Belastung mit psychotischen Störungen.

Bei der Fallidentifikation nach DSM-III, in der bevorzugt Probanden mit einer neben der Positivsymptomatik bestehenden Negativsymptomatik eingeschlossen werden, ließ sich in Zwillingsstudien ein genetischer Einfluß nachweisen, nicht jedoch für die bei ausschließlich auf das Vorhandensein von Positivsymptomatik erfolgender Fallidentifikation (definiert nach den Symptomen 1. Ranges nach K. Schneider) (McGuffin et al. 1984; Franzek u. Beckmann 1996). Dementsprechend wurden besonders hohe Konkordanzraten bei jenen eineiigen Zwillingen beobachtet, bei denen der Indexpatient eine ausgeprägte schizophrene Negativsymptomatik mit einer langen Episodendauer aufwies (Kendler u. Diehl 1993).

3.2.2 *„Schizophrenes Spektrum"*

In Familien Schizophrener kommen auch schizoaffektive Störungen vor und umgekehrt (Maier et al. 1993); dieser familiäre Zusammenhang beruht jedenfalls teilweise auf gemeinsamen genetischen Ursachenfaktoren (Farmer et al. 1987). In einer in Dänemark durchgeführten Adoptionsstudie wurden bei biologischen Angehörigen schizophrener Probanden aber auch psychopathologische Auffälligkeiten gehäuft beobachtet, die zwar der Symptomatik einer Schizophrenie verwandt sind, jedoch zur Diagnose einer Schizophrenie nicht ausreichen (Kety 1983). Statt dessen ließen sich viele dieser Auffälligkeiten als Persönlichkeitsstörungen charakterisieren, die in den Klassifikationssystemen DSM-IV/ICD-10 als „schizotypisch" bezeichnet werden. Diese Befunde begründeten das Konzept des sog. „schizophrenen Spektrums", das neben der Schizophrenie alle jene psychopathologisch definierten Bedingungen umfaßt, die sich in Familien schizophrener Patienten gehäuft finden. Aus dieser Adoptionsstudie kann auf einen ursächlichen, genetischen Zusammenhang zwischen Schizophrenie und anderen Störungen des Spektrums geschlossen werden. Auch bei Kindern schizophrener Mütter sind ähnliche psychologische Normabweichungen beobachtet worden (Parnas et al. 1993). Unter den Symptomen des schizophrenen Spektrums sind insbesondere folgende Symptome besonders spezifisch für Angehörige Schizophrener: subklinische Denkstörungen, sozialer Rückzug und Negativsymptome, bizarres Verhalten und Alogie (s. z. B. Maier et al. 1994a; Hain et al. 1995; Kendler et al. 1995; Kinney et al. 1997).

3.2.3 *Formalgenetischer Übertragungsmechanismus*

Biometrische Methoden erlauben, die Angemessenheit („fitting") von spezifischen, komplexen Übertragungsmodellen zu prüfen (Segregationsanalysen); zugrunde liegen dabei die familiären Häufungsmuster, ohne daß genetische Marker angewandt werden. Ergebnisse solcher Studien können ohne Verwendung genetischer Marker niemals beweisend für einen Übertragungsmodus sein; sie können bestenfalls vorläufige Hinweise geben. Segregationsanalysen konnten die Hypothese nicht bestätigen, daß das familiäre Häufungsmuster schizophrener Störungen durch eine monogene Übertragung, die den Mendelschen Regeln folgt, erklärt werden kann; vielmehr ist es wahrscheinlich, daß mehrere untereinander interagierende Gene die familiäre Häufung der Schizophrenie erklären (Risch 1990).

3.2.4 *Diagnostisch identifizierbare kosegregierende Merkmale*

In Familien Schizophrener werden aber nicht nur psychische Störungen, die der Diagnose Schizophrenie oder der Diagnose schizotype Persönlichkeitsstörung genügen, übertragen. In diesen Familien kommen im Vergleich zu Kontrollfamilien gehäuft auch verschiedene Varianten psychotischer Störungen vor (jedenfalls schizoaffektive Störungen). Umgekehrt kommen Schizophrenien auch in Familien mit anderen psychotischen Störungen (z. B. schizoaffektiven Psychosen) vor. Strittig ist aber, ob ein genetischer Zusammenhang mit allen psychotischen Störungen (z. B. auch Wahnsyndromen) besteht (Kendler et al. 1993a, 1994). Strittig ist auch, ob sich auch Störungen anderer diagnostischer Zuordnung häufen (z. B. unipolare Depressionen ohne psychotische Syndrome) (Kendler et al. 1993b; Maier et al. 1993; Parnas et al. 1993). Familienstudien belegen aber eindeutig, daß nicht alle psychischen Störungen in Familien Schizophrener gehäuft vorkommen (z. B. bipolar-affektive Störungen ohne psychotische Züge).

3.2.5 *Neuropsychologische kosegregierende Merkmale*

Bei biologischen Angehörigen Schizophrener, die selbst nie in ihrem Leben an einer psychischen Erkrankung litten, treten überzufällig häufig Normabweichungen in neuropsychologischen und -physiologischen Parametern auf, die sich auch bei Schizophrenen finden. Allerdings gilt diese Aussage nicht für alle Dysfunktionen (Cannon et al. 1994; Faraone et al. 1995). Als gesichert kommen dabei gehäuft vor allem Störungen der langsamen Augenfolgebewegungen, der Daueraufmerksamkeit, der visuellen Informationsverarbeitung („backward masking"), spezifischer Gedächtnisfunktionen (u. a. räumliches Arbeitsgedächtnis und verbales Langzeitgedächtnis) und Abweichungen der funktionellen zerebralen Asymmetrie vor (Franke et al. 1994; Park et al. 1995; Green et al. 1997; Keefe et al. 1997). Insgesamt sind diese Normabweichungen vor allem bei weiblichen, gesunden Angehörigen Schizophrener festzustellen (Kremen et al. 1997). Diese Beobachtung ist insbesondere wegen des bekannten späteren Ersterkrankungsalters der Schizophrenie bei Frauen bemerkenswert; diese Konstellation könnte darauf hinweisen, daß Frauen ausgeprägtere protektive Mechanismen gegen Schizophrenie aufweisen, so daß neuropsychologisch definierte Vorstadien der Schizophrenie länger in Latenz gehalten werden können.

Die einzelnen neurokognitiven Funktionen zeigen ein uneinheitliches Korrelationsmuster, was auf unterschiedliche, genetisch determinierte Komponenten von Dysfunktionen bei Schizophrenen und in Familien Schizophrener hinweist. Diese verschiedenen Komponenten werden offenbar auf unterschiedlichen Wegen intrafamiliär übertragen (Keefe et al. 1997). In familiengenetischer Hinsicht stellt Schizophrenie also einen unscharf begrenzten, inhaltlich heterogenen Phänotyp dar, der aus der Kombination verschiedener, genetisch unterschiedlich determinierter neurokognitiver Dysfunktionen resultiert.

Besonders gründlich wurden langsame Augenfolgebewegungsstörungen als Risikoindikatoren für eine genetisch vermittelte Vulnerabilität für Schizophrenie untersucht. Während globale Defizite auch in Familien affektiv Kranker beobachtet wurden, zeigten vor allem die erhöhte Frequenz von antizipatorischen Sakkaden einen diagnostisch spezifischen Zusammenhang mit dem Status, ein gesunder biologischer Angehöriger eines Schizophrenen zu sein (Rosenberg et al. 1997); der familiäre Zusammenhang der langsamen Augenfolgebewegungsstörungen mit der Schizophrenie beruht offenbar vor allem auf gemeinsamen genetischen Ursachenfaktoren; eine Konsequenz davon kann sein, daß die genetisch übermittelte Anlage zur Schizophrenie als langsame Augenfolgebewegungsstörung exprimiert wird (Holzman et al. 1988). Experimentell induzierte Steigerung der visuellen Aufmerksamkeit kann allerdings den Leistungsunterschied zwischen gesunden Risikopersonen und Kontrollen deutlich reduzieren, was auf eine genetisch vermittelte Leistungsreduktion visueller Aufmerksamkeit hinweist (Rosenberg et al. 1997); diese visuelle Aufmerksamkeitsstörung, die sich als langsame Augenfolgebewegungsstörung darstellt, kosegregiert aber offenbar nicht mit anderen, genetisch vermittelten visuellen Aufmerksamkeitsstörungen, die sich z. B. im Continuous-Performance-Test ausdrücken (Keefe et al. 1997).

Aufmerksamkeitsstörungen und eine unzureichende kognitive Verarbeitungskapazität stellen also basale Störungen der Schizophrenie dar, die unterschiedlich bewältigt werden können und damit zu unterschiedlichen Konsequenzen führen können. Entsprechend resultieren bei Vermeidung von Belastungen weniger schwere Störungen wie schizotype Persönlichkeitsstörungen. Streßexposition und Belastungen, die nicht bewältigt werden können, resultieren in der Erkrankung Schizophrenie (Cornblatt u. Keilp 1994). Dabei wird davon ausgegangen, daß die neuropsychologischen Dysfunktionen genetisch übertragen werden; die Differenzierung zwischen Schizophrenie und anderen leichteren Störungen bei vulnerablen Personen erfolgt vorwiegend aufgrund zusätzlicher, vorwiegend nicht-genetischer Einflüsse (z. B. Geburtskomplikationen).

3.3 Strategien zur Identifizierung von genetischen Varianten bei Schizophrenie

Zwei Wege sind möglich, um auf Genomebene nach krankheitsverursachenden Veränderungen zu suchen: Assoziationsuntersuchungen und Kopplungsuntersuchungen. Beide Ansätze werden bei der Suche nach Suszeptibilitätsgenen für komplexe Erkrankungen angewendet. Beide Ansätze gehen von einer kategorialen Kennzeichnung als „erkrankt" aus. Eine Zusammenstellung der wesentlichen Eigenschaften beider Ansätze ist in Tabelle 3 zu finden.

Tabelle 3. Kopplungs- und Assoziationsanalyse im Vergleich

	Kopplungsanalyse	Assoziationsanalyse
Ziel	Kosegregation, d. h. gemeinsame Übertragung von „Gen" und Störung in mehrfach belasteten Familien	Häufigeres Vorkommen eines Allels bei Störung
Stichproben	Mehrfach belastete Mehrgenerationenfamilien	Unabhängige Fälle vs. unabhängige Kontrollen
Strategie	Genomscan; Kandidatengene	Kandidatengene
Genetische Marker	Hochpolymorph; in möglichst engem Abstand über das Genom verteilt	Möglichst nur biallelische Marker in oder in nächster Nähe zu Kandidatengenen; Polymorphismus soll, wenn möglich, exprimiert werden (veränderte Funktion)
Aussage	Kandidatengenregion	Kandidatengen bzw. Kopplungsungleichgewicht
Abhängigkeit von Stichprobe („ascertainment bias")	Kaum	Stark
Sensitiv für: a) Gene mit starkem Varianzanteil	Stark	Weniger stark
b) Gene mit niedrigem Varianzanteil	Sehr gering	Gering

3.3.1 Kopplungsuntersuchungen

Ziel der Kopplungsanalyse ist es, innerhalb von Familien die Kosegregation eines polymorphen Markers, von dem die Lokalisation bekannt ist, mit der Erkrankung nachzuweisen. Das Prinzip der Kopplungsanalyse beruht auf einem Vorgang, der in der Reifeteilung (Meiose) auftritt. In der Meiose kommt es nicht nur zum Austausch väterlicher und mütterlicher Chromosomen, sondern auch zum Austausch von Genabschnitten mit Hilfe des sog. „crossing over". Je näher zwei Genorte, z. B. ein bekannter Marker und der unbekannte

Krankheitsgenort, zusammenliegen, desto höher ist die Wahrscheinlichkeit, daß sie zusammen vererbt werden.

Voraussetzungen für die Kopplungsanalyse sind hochinformative, polymorphe Marker sowie Multiplexfamilien (mehr als ein Betroffener; mehr als eine Generation verfügbar). Prinzipiell stehen alle genetischen Polymorphismen als Marker für Kopplungs- und Assoziationsuntersuchungen zur Verfügung. Bei der Auswahl der genetischen Marker, die auf Kopplung untersucht werden, sind zwei Strategien möglich:

Kandidatengenansatz: Polymorphismen von Genen, deren Genprodukte wahrscheinlich für die Pathophysiologie der Störung relevant sind; die Auswahl der Marker erfolgt also analog den Assoziationsstudien (s. unten). So stellen die Gene von Neurotransmitterrezeptoren Kandidatengene für Schizophrenie dar. Inzwischen ist eine Vielzahl von Varianten in kodierenden und nicht-kodierenden Bereichen von Kandidatengenen durch direkte Mutationsanalyse identifiziert worden, die damit als genetische Marker in Kopplungs- und Assoziationsstudien fungieren können.

Systematischer Genomscan: Eng plazierte, möglichst polymorphe Marker, die das gesamte Genom abdecken. Dabei sollte der Abstand zwischen zwei benachbarten Markern nicht mehr als 5–20 cM betragen. In Simulationsanalysen konnte nachgewiesen werden, daß dieser Abstand für den Nachweis einer Kopplung zwischen Markergenort und Krankheitsgenort genügt (Holmans u. Craddock 1997). Da das menschliche Genom ca. 3300 cM umfaßt, würden also unter günstigen Bedingungen ca. 350 Marker genügen, um das Genom so abzudecken, daß stabile Kosegregationen zwischen einer Störung und einem Gen entdeckt werden können.

Mit der Kopplungsanalyse ist es möglich, das Genom in größeren Bereichen auf Genorte abzusuchen. Im Gegensatz zur Assoziationsanalyse wird hier zunächst nach dem chromosomalen Bereich gesucht, welcher einen Genort enthält, und dieser anschließend auf das Vorhandensein von Kandidatengenen untersucht.

Die Auswertung der Analyse erfolgt mit Hilfe der Lodscore-Methode, wobei der Lodscore, der Logarithmus der Wahrscheinlichkeit von Kopplung gegenüber Nicht-Kopplung, ein Maß für die Kopplung ist; ein Wert von ≥ 3 bedeutet, daß die Wahrscheinlichkeit für eine Kopplung 1000:1 beträgt, was ein starker Hinweis auf einen Genort für die Erkrankung ist. Da diese Methode parameterabhängig ist, sind Angaben zum Erbgang (z. B. dominant oder rezessiv), zu den Krankheitsallelfrequenzen in der Bevölkerung, zur Penetranz und zu den Markerallelfrequenzen erforderlich. Da diese Parameter (mit Ausnahme der Markerallelfrequenzen) bei komplexen Erkrankungen häufig nicht exakt zu bestimmen sind, ist die klassische, parametrische Kopplungsanalyse für komplexe Erkrankungen nur bedingt geeignet. Besser geeignet sind hier Kopplungsmethoden, die keine Spezifikation des Übertragungsmodus erfordern (parameterfrei), wie die Affected-Pedigree-Member-Methode oder die Affected-Sib-Pair-Methode.

Bei der Affected-Pedigree-Member-Methode wird untersucht, ob bei erkrankten Verwandten innerhalb einer Familie häufiger, als durch Zufall zu erwarten wäre, die gleichen Markerallele vorkommen. Die Methode verlangt zwar keine Spezifizierung des Erbgangs, ist aber abhängig von den Markerallelfrequenzen, die wiederum von der ethnischen Zusammensetzung der Stichprobe abhängen. Eine ungenaue Bestimmung dieser Frequenzen kann zu falsch-positiven, aber auch zu falsch-negativen Ergebnissen führen.

Die Affected-Sib-Pair-Methode beruht auf der Markeranalyse in erkrankten Geschwisterpaaren. Geschwister haben normalerweise zu 25% gleiche Allele eines polymorphen Markers, zu 50% ein gleiches und ein verschiedenes Markerallel und zu 25% zwei unterschiedliche Markerallele. Weisen nun an einem bestimmtem chromosomalem Abschnitt die erkrankten Geschwister signifikant häufiger die gleichen Markerallele auf, als dies auf Grund dieses Schemas zu erwarten wäre, so bedeutet das ebenfalls eine herabgesetzte Rekombinationshäufigkeit und damit Kopplung des Markerorts mit einem möglichen Genort für die Erkrankung. Um feststellen zu können, ob gemeinsame Allele von einem Elternteil vererbt werden, müssen die Eltern der Erkrankten in die Auswertung mit eingeschlossen werden. Der Vorteil bei dieser Methode ist, daß Parameter für die Auswertung nicht nötig sind. Allerdings sind bei den komplexen Erkrankungen in der Regel sehr viele solcher Geschwisterschaften nötig, da der Anteil eines einzelnen Genorts an der Ausprägung der Erkrankung meist nur gering ist.

3.3.2 Assoziationsuntersuchungen

Ziel der Assoziationsanalyse ist es, durch Vergleich einer Patienten- mit einer Kontrollstichprobe ein mit der Erkrankung assoziiertes genetisches Merkmal (eine Veränderung in der DNA-Sequenz) zu finden. Dazu werden Unterschiede in den Allelfrequenzen von bekannten Varianten in der DNA-Sequenz statistisch ausgewertet. Voraussetzung für diesen Ansatz sind jeweils Stichproben von nicht verwandten Probanden und Patienten. Beide Gruppen müssen der gleichen ethnischen Gruppe angehören.

An eine systematische Untersuchung aller Gene – sie werden auf etwa 100.000 geschätzt – mittels Assoziationsstudien ist mit den derzeitigen elektrophoretischen Techniken nicht zu denken. Daher werden vor allem Varianten von sog. Kandidatengenen auf Assoziation mit der Erkrankung untersucht. Kandidatengene exprimieren Proteine, die aufgrund gegenwärtigen Wissens für Ätiologie und Pathophysiologie der Störung relevant sind. Bis vor kurzem standen für molekulargenetische Assoziationsuntersuchungen fast ausschließlich Varianten aus nicht-kodierenden DNA-Bereichen von Kandidatengenen zur Verfügung. Zunehmend werden jetzt aber auch Varianten berichtet, welche direkte funktionelle Auswirkungen haben. Derartige Varianten können entweder über eine veränderte Aminosäurensequenz für ein modifiziertes Protein verantwortlich sein oder über Variation in den regulatorischen DNA-Sequenzen den Grad der Expression des entsprechenden Proteins beeinflussen. Daher werden Kandidatengene auf DNA-Sequenzvarianten hin untersucht, die als VAPSE („variation affecting protein structure or expression") bezeichnet

Tabelle 4. Kandidatengene, die auf Assoziation mit schizophrenen Erkrankungen untersucht wurden *

	Untersuchter Polymorphismus	Physiologische Bedeutung des Polymorphismus	Befund
Dopamin-D2-Rezeptor (DRD2)	Serin-Cystein-Variante in Position 311	Unbekannt	Überschuß der Cystein-Variante in der Erkranktengruppe
Dopamin-D3-Rezeptor (DRD3)	Serin-Glycin-Polymorphismus in Codon 9 der N-terminalen extrazellulären Domäne	Unbekannt	Überschuß an Homozygoten in der Erkranktengruppe
Dopamin-D4-Rezeptor (DRD4)	48-Basenpaarwiederholung in Exon 3	Verändertes Bindungsverhalten gegenüber Clozapin	Keine Assoziation mit schizophrenen Erkrankungen
5-Hydroxytryptamin-Rezeptor 2 A (5-HT-2 A)	C- nach G-Polymorphismus in Exon 1	Unbekannt; der Basenpaaraustausch führt zu keinem Aminosäurenaustausch, so daß eine mögliche Erklärung nur eine sich mit diesem Polymorphismus im Kopplungsungleichgewicht befindliche Veränderung wäre	C-Variante häufiger in der Erkranktengruppe

* Zur Zeit kann keine der beschriebenen Varianten als ein gesicherter Risikofaktor für schizophrene Störungen angenommen werden

werden (Sobell et al. 1992). Im Bereich zentral exprimierter Gene sind die Dopamin- und Serotoninrezeptorgene am intensivsten untersucht (s. Propping u. Nöthen 1995; Tabelle 4).

Eine der Hauptschwierigkeiten dieser Methode liegt im Finden einer geeigneten Patienten- und Kontrollstichprobe. Die Häufigkeiten von Sequenzvarianten variieren oft stark in unterschiedlichen Bevölkerungsgruppen. Sind die verwendeten Stichproben von unterschiedlicher ethnischer Abstammung, kann es zum Nachweis eines Unterschieds kommen, der durch diese bedingt ist, aber mit der Erkrankung nicht in Verbindung steht.

Ein möglicher Ausweg ist die Verwendung von Assoziationsstichproben mit interner Kontrolle (ASIK). Hierfür werden die Eltern der Erkrankten mit untersucht. Die auf das erkrankte Kind übertragenen Allele werden als Patientenstichprobe bewertet, die nicht übertragenen Allele der Eltern als Kontrollstichprobe. Mit einer derartigen Stichprobe lassen sich auch Suszeptibilitätsgene nachweisen, die einen relativ geringen Einfluß auf die Erkrankung haben. Dies ist über die Kopplungsanalyse oft nicht mehr möglich, da die dafür erforderliche Anzahl an Familien in der Regel nicht zur Verfügung steht.

3.3.3 *Kopplungs- und Assoziationsstudien im Vergleich*

Kopplungs- und Assoziationsstudien sind prinzipiell komplementäre Methoden. Dabei sind Kopplungsanalysen im Vergleich zu Assoziationsanalysen um so effizienter, je größer der zu entdeckende Anteil eines Suszeptibilitätsgens ist. Insbesondere ist für die Sicherung der Aussagekraft von Kopplungsanalysen eine hinreichend ausgeprägte Familialität (gemessen als Quotient zwischen Erkrankungsrisiko bei Erstgradverwandten von Betroffenen und Risiko in der Allgemeinbevölkerung) Voraussetzung (Risch 1990). So bieten sich für Kopplungsanalysen vor allem die psychischen Störungen Schizophrenie und bipolar-affektive Störungen an, weniger aber unipolare Depressionen (Risikoquotienten 5–10 bei der Schizophrenie und 1,5–2,5 bei den affektiven Störungen). Assoziationsstudien (insbesondere familienbasierte) können mit relativ geringem Stichprobenumfang Allele entdecken, die nur ein mäßiges relatives Erkrankungsrisiko (< 4) tragen (Nöthen et al. 1993; Risch u. Merikangas 1996). Dagegen sind Kopplungsanalysen, vor allem die Affected-Sib-Pair-Methode, zur Entdeckung von Genen, die ein höheres Erkrankungsrisiko (sog. Hauptgene mit relativem Risiko > 4,0) transportieren, effizienter. Assoziationsuntersuchungen können auch bei Störungen mit geringgradiger familiärer Häufung in replizierbarer Form den relativ geringen Einfluß einzelner Kandidatengene feststellen, z. B. die replizierbare schwache Assoziation zwischen Morbus Parkinson und dem Debrisoquinhydroxylasegenpolymorphismus (Armstrong et al. 1992; Smith et al. 1992).

3.3.4 *Nachweis von Kopplungsungleichgewicht*

Neben dem Nachweis einer krankheitsassoziierten, genetisch fixierten Veränderung läßt sich in einer Stichprobe von Kernfamilien (erkrankter Indexfall und dessen Eltern) aber auch ein mit dem untersuchten Polymorphismus in Kopplungsungleichgewicht befindliches Gen nachweisen. Kopplungsungleichgewicht bedeutet die gemeinsame Vererbung eines Polymorphismus mit einem Krankheitsgenort in einer relativ jungen, begrenzten Bevölkerungsgruppe. Ein Kopplungsungleichgewicht kann damit erklärt werden, daß im Gründer einer Bevölkerungsgruppe Markergenort und Krankheitsgenort gleichzeitig entstanden sind und über mehrere Generationen hinweg durch Rekombinationsereignisse nicht getrennt wurden. Der Markergenort muß – im Gegensatz zur Assoziation – nicht unbedingt mit der Erkrankung in Verbindung stehen, der genetische Abstand zum Krankheitsgenort darf jedoch nicht zu groß sein (ca. 0,5 cM, d. h., daß in ca. 5 von 1000 Meiosen eine Rekombination und somit eine Trennung der Marker erfolgt). Das Vorhandensein eines Kopplungsungleichgewichts ist ein wichtiger Schritt bei der Identifizierung und Isolierung von Genen in einer Region, die nicht durch Kopplungsanalysen eingeengt werden kann.

3.3.5 *Phänotypcharakterisierung*

Kopplungs- und Assoziationsstudien erfordern es, den Phänotyp als „erkrankt“ oder „nicht erkrankt“ auszuzeichnen. Eine der wichtigsten Voraussetzungen für die Suche nach den Ursachen der psychiatrischen Erkrankungen ist daher eine gesicherte Diagnose. Für die Vergleichbarkeit von Ergebnissen ist entscheidend, daß die Diagnose ein und derselben Person unabhängig vom Arzt immer die gleiche ist. Zum Beispiel sind in Familien, in denen gehäuft Schizophrenien auftreten, meist auch andere psychiatrische Erkrankungen, wie z. B. andere Psychosen oder affektive Störungen, vorhanden. Die Konsequenzen falsch-positiver oder falsch-negativer Phänotypzuschreibungen sind für Kopplungs- und Assoziationsuntersuchungen unterschiedlich.

Die Phänotypcharakterisierung bei Kopplungsanalysen ist insofern besonders kritisch, als neben dem erkrankten Indexfall auch die anderen Familienmitglieder als „erkrankt“ oder „nicht erkrankt“ gewertet werden müssen. Die Entscheidung bei Angehörigen ist wegen des unscharf begrenzten, familiär übertragenen Phänotyps häufig nur willkürlich zu treffen.

Die Ausgrenzung von Fällen, die auf dieselben genetischen Ursachen wie die untersuchte Störung zurückzuführen sind, kann bei Kopplungsanalysen zu einem Informationsverlust führen. Werden hingegen Phänotypen der Erkrankung zugerechnet, die auf der genetischen Ebene in keinem Zusammenhang mit der Erkrankung stehen (Phänokopien), so kann in der Kopplungsanalyse die statistische Power erheblich reduziert werden. Der zuletzt genannte Nachteil wiegt meist schwerer als der zuerst genannte. Diesem Problem kann Rechnung getragen werden:

- durch Vergabe verschiedener Definitionen (Krankheitsmodelle) von „erkrankt“ und getrennte statistische Analyse für jedes Krankheitsmodell; dabei nimmt durch die mehrfache Durchführung statistischer Tests die Power ab;
- durch ausschließliche Anwendung eines vorher spezifizierten Krankheitsmodells; bei Anwendung einer engen Phänotypdefinition kann dabei vermutlich die Rate falsch-positiver Phänotypzuordnungen minimal gehalten werden.

Bei Assoziationsuntersuchungen ist nur über die Phänotypcharakterisierung der Probanden zu entscheiden. Wird der Phänotyp „erkrankt“ zu weit gefaßt, so kann die genetische Heterogenität der Stichprobe zunehmen. Dieser Nachteil muß durch einen erhöhten Stichprobenumfang ausgeglichen werden. Alternativ empfiehlt sich die Anwendung eng definierter Diagnosen für die Fallidentifikation.

Die qualitative und quantitative Variation des familiär übertragenen Phänotyps und die nur begrenzte Reliabilität der klinischen psychiatrischen Diagnosen erfordern eine extensive und standardisierte Erfassung der psychiatrisch relevanten Anamnese und eine standardisierte und operationalisierte

Diagnosezuordnung. Hierfür sind umfangreiche Erhebungsinstrumente zur klinischen Symptomatik entwickelt worden (Nurnberger et al. 1994).

3.4 Befunde zur Lokalisation von Schizophreniegenen

Für alle bislang identifizierten Kandidatenregionen liegen neben den replizierten Kopplungsbefunden auch mehrere Befunde vor, die keine Kopplung fanden. So verwirrend diese Befundlage ist, so ist sie doch für Kandidatenregionen bei polygenen Erkrankungen, wobei jedes Gen nur einen kleinen Beitrag liefert, zu erwarten. Denn die sichere Abbildung kleinerer Geneffekte erfordert sehr große Stichprobenumfänge, die nicht verfügbar sind. Die Unkenntnis des familiären Übertragungsmechanismus und die mögliche genetische Heterogenität führen ebenso zu einer Reduktion der statistischen Power. Daher sind positive Replikationen das entscheidende Kriterium für die Validität des Kopplungsbefundes.

Im folgenden soll ein kurzer Überblick über die wichtigsten Befunde zur Lokalisation von Schizophreniegenen gegeben werden. Die rapide Entwicklung der genetischen Forschung wird zur Folge haben, daß die hier vorgestellten Befunde auf den Wissensstand im Herbst 1997 zu relativieren sind.

3.4.1 Befunde zu Kandidatengenen (Kopplungs-/Assoziationsstudien)

3.4.1.1 Dopaminrezeptoren

Bei anderen komplexen genetischen Störungen (Diabetes, Hypertonie) wurden Kopplungen mit pathophysiologisch relevanten Genen beobachtet. Die meisten pathophysiologischen Modelle der Schizophrenie zielen auf den Dopaminmetabolismus. Da sämtliche Neuroleptika an diesen Rezeptoren angreifen, stellen die 5 bekannten Dopaminrezeptoren Kandidatengene für Schizophrenie dar. Kopplungen zu Dopaminrezeptoren konnten aber nicht beobachtet werden (Grassi et al. 1996; Maier et al. 1994b u. 1996; Kalsi et al. 1995 u. 1996).

Replizierte positive Assoziationsbefunde zu den Dopaminrezeptoren liegen lediglich für den Dopaminrezeptor D3 vor. Bei gleichen Allelfrequenzen fand sich bei Schizophrenen ein höherer Anteil von Homozygoten. Die schwach positiven Befunde zu dieser Hypothese wurden in mehreren unabhängigen Stichproben (Crocq et al. 1992; Nimgaonkar et al. 1993; Mant et al. 1994; Griffon et al. 1996) erhoben, eine Vielzahl anderer unabhängiger Studien schloß eine Assoziation aus. Positive Befunde liegen dabei nur für die mit einer hohen Fehlerrate verbundenen Fall-Kontrollstudien ohne interne Kontrollen vor, so daß nicht auf einen Einfluß der DRD3-Genpolymorphismen geschlossen werden kann. Eine umfassende Metaanalyse erbrachte das nur gering erhöhte relative Risiko von 1,2 (Shaikh et al. 1996).

Daneben wurde für einen funktionell relevanten Polymorphismus im DRD2-Promotorbereich neuerdings ein positiver Assoziationsbefund berichtet, der noch nicht auf Replizierbarkeit geprüft wurde (Arinami et al. 1997).

3.4.1.2 Serotoninrezeptoren

Serotoninrezeptorantagonisten beeinflussen die schizophrene Symptomatik günstig, so daß Serotoninrezeptorgene Kandidatengene darstellen. Besonders gut ist eine stumme Mutation im 5-HT-2a-Rezeptorgen untersucht, die keine veränderte Aminosäurensequenz zur Folge hat. Während Kopplungsanalysen erfolglos blieben (Hallmayer et al. 1992), berichteten zwei Fall-Kontrollstudien eine gleichgerichtete schwache Assoziation (Erdmann et al. 1996; Inayama et al. 1996), die in einer europäischen Multicenterstudie repliziert werden konnte (Williams et al. 1996), die auch einen Teil der von Erdmann et al. (1996) untersuchten Stichprobe mitumfaßte. Mindestes 7 andere Replikationsversuche (darunter 3 Studien mit internen Kontrollen) waren aber erfolglos, so daß eine abschließende Beurteilung derzeit noch nicht möglich ist (Spurlock et al. 1998).

3.4.1.3 Pseudoautosomale Region auf Chromosom X/Y

Ein weiteres Argument für einen geschlechtsgebundenen Erbgang geht auf die Beobachtung zurück, daß innerhalb von Familien häufiger geschlechtsgleiche Geschwister erkrankt sind. Eine Hypothese von Crow (1988), die auf diesen Beobachtungen basiert, postuliert die Beteiligung der pseudoautosomalen Region. Neben 2 Berichten, die über eine schwache Kopplung dieser Region mit schizophrenen Störungen berichten, sind in der Literatur 7 negative Berichte hierzu publiziert (Dann et al. 1997). Eine Beteiligung dieser Region an der Krankheitsentstehung der Schizophrenie kann aufgrund der Kopplungsuntersuchungen nicht ausgeschlossen werden; der Beitrag eines prädisponierenden Gens in dieser Region scheint jedoch eher gering zu sein (Maier et al. 1995).

3.4.1.4 Neuroentwicklungsgene als Kandidatengene

Neuerdings werden genetische Modellvorstellungen zur gestörten Hirnentwicklung bei Schizophrenie diskutiert (z. B. Woolf 1997). Post-mortem-Studien und Untersuchungen mit struktureller Bildgebung bei schizophrenen Patienten weisen replikable Befunde mit Schwerpunkt in temporo-limbischen Regionen nach. Diese sind subtil und in der Regel nicht progredient, was durch eine fehlende Gliose und Konstanz der Befunde in CT- bzw. MR-Follow-up-Studien unterstützt wird. Es ist davon auszugehen, daß diese Veränderungen schon sehr früh in der Hirnentwicklung angelegt sind und eine Art Vulnerabilitätsmarker darstellen (Übersicht s. Falkai u. Bogerts 1995). Da zumindest ein Teil dieser Veränderungen auch bei Angehörigen 1. Grades schizophrener Patienten in gleicher Form zu finden sind (Keshavan et al. 1997; Seidman et al. 1997), ist davon auszugehen, daß additive pathologische oder protektive Faktoren zusätzlich eine Rolle spielen. Deswegen erscheint es sinnvoll, Neuroentwicklungsgene, wie z. B. die Neurotrophine, zu untersuchen, die bei mehreren Prozessen, wie der neuronalen Proliferation, Migration und Differenzierung, sowie Synapsenbildung und Eliminierung von entscheidender Bedeutung sind. Die wenigen bisher durchgeführten Assoziationsstudien mit Neuroentwicklungsgenen blieben bislang jedoch ohne replizierbaren positiven Befund.

3.4.2 Kopplungsuntersuchungen: Befunde aus dem Absuchen des Genoms

Mehrere Untersuchungen berichten Kopplungsuntersuchungen, die das ganze Genom abdecken (Barr et al. 1994; Coon et al. 1994a; Hovatta et al. 1994; Karayiorgou et al. 1994; Moises et al. 1995), mehrere andere berichten nur über spezifische Chromosomen. Die wichtigsten Ergebnisse sind in Tabelle 5 dargestellt.

Tabelle 5. Zusammenfassung der zur Zeit bedeutendsten Kopplungsbefunde bei schizophrenen Erkrankungen

Chromosom	Studien	Familien-stichprobe	Kopplungsmethode		
			Parametrisch	Nicht-parametrisch	
		(n)	Lodscore	p-Wert	Lodscore
5q	Wildenauer et al. (1995)	14	1,90	–	–
	Schwab et al. (1997)	44	–	0,005	1,8
	Straub et al. (1997)	265	3,22	–	2,8
6p24-p22	Antonarakis et al. (1995)	57	1,17	0,004	–
	Moises et al. (1995)	5/65	–	0,05/0,005	–
	Straub et al. (1995)	265	3,51	0,005	–
	Wang S et al. (1995)	186	3,9	0,009	–
	Schizophr. Linkage Collab. Group (1996)	713	2,35	–	2,68
	Wildenauer et al. (1996)	54	2,0	0,0012	2,2
8p22-p12	Pulver et al. (1995)	57	2,35	–	3,0
	Kendler et al. (1996b)	265	2,4	–	–
	Schizophr. Linkage Collab. Group (1996)	713	3,06	–	2,73
13q14-q32	Lin et al. (1995)	13	2,0	–	–
	Pulver et al. (1996)	57	3,24	0,0002	–
18p	DeLisi et al. (1995)	32	–	0,02	–
	Wildenauer et al. (1996)	59	2,7	0,002	3,0
22q12-q13.1	Coon et al. (1994b)	9	2,09	0,016	–
	Polymeropoulos et al. (1994)	–	–	0,017	–
	Pulver et al. (1994a)	39	2,82	–	–
	Schwab et al. (1995a)	30	0,61	0,58	–
	Gill et al. (1996)	296	–	0,001	–
	Wildenauer et al. (1996)	54	1,07	0,002	1,9

3.4.2.1 Chromosom 22

Erste positive Hinweise wurden 1994 von der Arbeitsgruppe von A. Pulver im Rahmen einer genomweiten Suche nach Genorten für Schizophrenie in 39 Familien auf Chromosom 22q erhalten (Pulver et al. 1994a). Eine sich anschließende Studie von vier Gruppen mit insgesamt 256 Familien konnte diese Hinweise allerdings nicht bestätigen (Pulver et al. 1994b). Unabhängig davon fanden weitere Arbeitsgruppen in derselben Region Hinweise auf einen möglichen Genort für schizophrene Erkrankungen. Insgesamt sind in der Zwischenzeit 6, jeweils schwach positive Hinweise für ein prädisponierendes Gen in der 22q-Region veröffentlicht und nur 2 negative (Wildenauer et al. 1996). Ebenfalls befindet sich flankierend in diesem Bereich eine Mikrodeletionsregion, die für das Auftreten des velokardiofazialen Syndroms verantwortlich gemacht wird. Das velokardiofaziale Syndrom weist eine relativ hohe Koinzidenz mit schizophrenen Erkrankungen auf (Lindsay et al. 1995).

3.4.2.2 Chromosom 6

Auch hier wurden die ersten Hinweise auf einen prädisponierenden Genort bei einer genomweiten Suche erhalten. Straub et al. (1995) erhielten bei der Kopplungsanalyse von 265 irischen Familien einen Lodscore von 3,51 auf Chromosom 6p. Positive Hinweise wurden seitdem von insgesamt 5 Arbeitsgruppen erhalten. Vier Arbeitsgruppen berichteten über Kopplungsanalysen mit negativen Ergebnissen. Die von den einzelnen Gruppen als positiv identifizierten Regionen auf dem kurzen Arm von Chromosom 6 unterscheiden sich allerdings in ihrer Lokalisation. Es ist daher nicht klar, ob es sich bei den publizierten Befunden um ein und denselben oder um mehrere Genorte handelt. Vier der 5 Befunde sind distal der HLA-Region positiv, 1 Befund zeigt den höchsten Wert proximal der HLA-Region. Die HLA-Region kann demnach als Kandidatenregion nicht ausgeschlossen werden. Eine weitere Arbeitsgruppe berichtete einen positiven Befund mit Markern proximal der HLA-Region in 8 schizophrenen Familien, die Kopplung mit einem phänotypischen Marker (ETD = „eye tracking dysfunction") aufweisen (Arolt et al. 1996).

In einigen Analysen überlappen die Kandidatenregionen die HLA-Region (Moises et al. 1995; Schwab et al. 1995b). Daher erhielten Assoziationsstudien mit HLA-Markern, die eine lange Tradition haben, erneutes Interesse. Die insgesamt inkonsistente bisherige Befundlage wurde dabei durch einige neuere Fall-Kontrollstudien ergänzt, die Assoziationen zu Markern der Klasse II/III fanden (Wang C et al. 1992; Zamani et al. 1994). Möglicherweise können diese Befunde helfen, die in Kopplungsanalysen identifizierten Kandidatenregionen einzugrenzen. Die in diesem Zusammenhang wiederholt geäußerten Spekulationen über immungenetische Risikofaktoren und über daraus resultierende immunologische Veränderungen bei Schizophrenie können derzeit nicht abschließend gewertet werden.

3.4.2.3 Chromosom 8

Eine weitere Kandidatenregion von Interesse ist auf Chromosom 8p lokalisiert. Hier wurde zuerst von Pulver et al. (1995) mit Marker D8S136 eine Kopplung mit einem maximalen Lodscore von 2,35 beschrieben. Eine unabhängige Replikation des Befundes in einer überlappenden Kandidatenregion erfolgte von Kendler et al. (1996b). Nicht alle Untersuchungen konnten eine Kopplung auf Chromosom 8p replizieren. Jedoch unterstützt die Untersuchung der „Schizophrenia Linkage Collaborative Group" (1996), bei der 14 unabhängige Familienstichproben zusammengefaßt und alle Marker in dieser Kandidatenregion analysiert wurden, die Annahme einer Kopplung auf 8p.

3.4.2.4 Chromosom 13

Zwei Studien berichten über positive Kopplungsbefunde auf Chromosom 13q. Den gewichtigsten Befund mit einem Lodscore von 3,24 mit Marker D13S128 bei 57 untersuchten Familien beschrieben Pulver et al. (1996). Weitere Unterstützung für die Annahme eines Suszeptibilitätsgens in dieser Region erfolgte durch Lin et al. (1995), die 13 schizophrene Familien untersuchten und dabei einem maximalen Lodscore von 2,0 für den gleichen Marker fanden.

3.4.2.5 Chromosom 5

Ein erster Bericht zu einer positiven Kopplung auf Chromosom 5q11-q13 wurde 1988 von Sherrington et al. veröffentlicht. Mehrere Arbeitsgruppen veröffentlichten in den folgenden Jahren bei Verwendung der gleichen Marker negative Kopplungsergebnisse. Die kürzlich von einer deutschen und einer amerikanischen Arbeitsgruppe veröffentlichten Befunde betreffen eine benachbarte Region auf dem langen Arm von Chromosom 5 (5q31). Bereits 1995 wurde von der deutschen Arbeitsgruppe erstmals über positive Kopplungsergebnisse in 14 Familien in dieser Region berichtet (Lodscore 1,9; Wildenauer et al. 1995), die in einer weiteren unabhängigen Stichprobe durch dieselbe Arbeitsgruppe bestätigt werden konnten (Schwab et al. 1997). In einer großen irischen Stichprobe wurde in derselben Region ein Lodscore von 3,22 erhalten (Straub et al. 1997). Für eine Abschätzung der Bedeutung dieses Genorts müssen allerdings noch weitere Befunde abgewartet werden.

3.4.2.6 Chromosom 18

Für den auf Chromosom 18p von Wildenauer et al. (1996) mitgeteilten Kopplungsbefund mit einem Lodscore von 2,7 gibt es bisher nur eine relativ schwache Replikation.

Derzeit wird auf Chromosom 10 eine weitere replizierbare Kopplungsregion diskutiert. Darüber hinaus ist es wahrscheinlich, daß weitere replizierbare Kandidatenregionen gefunden werden.

3.5 Zusammenfassung

Seit langem sind die familiäre Häufung und die teilweise genetische Determination der Schizophrenie bekannt. Der Mechanismus der familiär-genetischen Determination der Schizophrenie ist aber auch weiterhin unklar. Sicher ist lediglich, daß die Schizophrenie keinem bekanntem monogenem Erbgang folgt; vielmehr ist die Beteiligung mehrerer Gene und deren Interaktion mit nicht-genetischen Umweltfaktoren wahrscheinlich. Molekulargenetische Methoden können zwar prinzipiell auch bei solchen komplexen genetischen Störungen die beitragenden Suszeptibilitätsgene identifizieren. Die Identifikation der relevanten Genmutationen ist aber erheblich durch den unscharfen, intrafamiliär übertragenen Phänotyp erschwert: So kann das Vollbild des diagnostisch identifizierbaren Psychodsyndroms bei ähnlicher genetischer Ausstattung offenbar auch in den subklinischen Varianten exprimiert werden. Diese Befundkonstellation teilen die psychischen Störungen und hier die Schizophrenien mit vielen häufigen Erkrankungen wie z. B. Diabetes mellitus Typ I und Typ II, koronare Herzerkrankungen und Hypertonie. Der variablen Expression des Phänotyps liegen dabei jeweils unterschiedliche Kombinationen von prädisponierenden Genmutationen und Interaktionen mit Umweltfaktoren zugrunde.

Trotz dieser Schwierigkeiten konnten in Kopplungsanalysen jeweils mehrere Kandidatenregionen gefunden und in Replikationstests bestätigt werden. Die Mehrzahl dieser Kopplungsbefunde belegt die aus Segregationsanalysen ohne genetische Marker resultierende Kompatibilität mit einer polygenen Transmission. Die Identifikation der mikromodulierenden Gene in diesen Kandidatenregionen steht aus: Die aus den Kopplungsuntersuchungen bei komplexen Störungen resultierenden replizierbaren Kandidatenregionen sind jeweils sehr breit (ca. 20 cM), so daß die weitere Eingrenzung dieser Regionen und die Identifikation von Suszeptibilitätsgenen entweder Glück oder voraussichtlich langfristige systematische Suche erfordert. In den Kandidatenregionen finden sich möglicherweise Kandidatengene, deren Genprodukte für die Störung pathophysiologisch relevant sind. Sollten in der Kandidatenregion gelegene Kandidatengene Suszeptibilitätsgene darstellen, so würden Mutationsanalysen der Kandidatengene, geeignete weitere Kopplungs- und Assoziationsstudien und Untersuchungen der funktionellen Korrelate der Mutationen die entscheidenden Hinweise liefern. Diese glückliche Situation ist bei Schizophrenien (wie auch bei affektiven Störungen) bislang nicht eingetreten. Durch die wachsenden Kenntnisse der Pathophysiologie der Störungen und der diese tragenden Genprodukte werden aber kontinuierlich neue Kandidatengene nahegelegt.

Literatur

Antonarakis SE, Blouin JL, Pulver AE, Wolyniec P, Lasseter VK, Nestadt G, Kasch L, Babb R, Kazazian HH, Dombroski B et al. (1995) Schizophrenia susceptibility and chromosome 6p24-22. Nat Genet 11: 235–236

Arinami T, Gao M, Hamaguchi H, Toru M (1997) A functional polymorphism in the promoter region of the dopamine D2 receptor gene is associated with schizophrenia. Hum Mol Genet 6: 577–582

Armstrong M, Daly AK, Cholerton S, Bateman DN, Idle JP (1992) Mutant debrisoquine hydroxylation genes in Parkinson's disease. Lancet 339: 1017–1018

Arolt V, Lencer R, Nolte A, Müller-Myhsok B, Purmann S, Schürmann M, Leutelt J, Pinnow M, Schwinger E (1996) Eye tracking dysfunction is a putative phenotypic susceptibility marker of schizophrenia and maps to a locus on chromosome 6p in families with multiple occurrence of the disease. Am J Med Genet 67: 564–579

Barr CL, Kennedy JL, Pakstis AJ, Wetterberg L, Sjogren B, Bierut L, Wadelius C, Wahlstrom J, Martinsson T, Giuffra L et al. (1994) Progress in a genome scan for linkage in schizophrenia in a large Swedish kindred. Am J Med Genet 54: 51–58

Beckmann H, Franzek, E, Stöber G (1996) Genetic heterogeneity in catatonic schizophrenia: a family genetic study. Am J Med Genet 67: 289–300

Cannon TD, Zorrilla LE, Shtasel D, Gur RE, Gur RC, Marco EJ, Moberg P, Price RA (1994) Neuropsychological functioning in siblings discordant for schizophrenia and healthy volunteers. Arch Gen Psychiatry 51: 651–661

Cannon TD, Kaprio J, Lönnqvist J, Huttunen M, Koskenvuo M (1998) The genetic epidemiology of schizophrenia in a Finnish twin cohort. Arch Gen Psychiatry 55: 67–74

Coon H, Jensen S, Holik J, Hoff M, Myles-Worsley M, Reimherr F, Wender P, Waldo M, Freedman R, Leppert M et al. (1994a) Genomic scan for genes predisposing to schizophrenia. Am J Med Genet 54: 59–71

Coon H, Holik J, Hoff M, Reimherr F, Wender P, Myles-Worsley M, Waldo M, Freedman R, Byerley W (1994b) Analysis of chromosome 22 markers in nine schizophrenia pedigrees. Am J Med Genet 54: 72–79

Cornblatt BA, Keilp JG (1994) Impaired attention, genetics, and the pathophysiology of schizophrenia. Schizophr Bull 20: 31–46

Coryell W, Zimmerman M (1988) The heritability of schizophrenia and schizoaffective disorder. Arch Gen Psychiatry 45: 323–327

Crocq MA, Mant R, Asherson P, Williams J, Hode Y, Mayerova A, Collier D, Lannfelt L, Sokoloff P, Schwartz JC et al. (1992) Association between schizophrenia and homozygosity at the dopamine D3 receptor gene. J Med Genet 29: 858–860

Crow TJ (1988) Sex chromosome and psychosis. The case for a pseudoautosomal locus. Br J Psychiatry 153: 675–683

Dann J, DeLisi LE, Devoto M, Laval S, Nancarrow DJ, Shields G, Smith A, Loftus J, Peterson P, Vita A et al. (1997) A linkage study of schizophrenia to markers within Xp11 near the MAOB gene. Psychiatry Res 70: 131–143

DeLisi LE, Lofthouse R, Lehner T et al. (1995) Failure to find a chromosome 18 pericentric linkage in families with schizophrenia. Am J Med Genet 60: 532–534

Erdmann J, Shimron-Abarbanell D, Rietschel M, Albus M, Maier W, Körner J, Bondy B, Chen K, Shih JC, Knapp M, Propping P, Nöthen MM (1996) Systematic screening for mutations in the human serotonin-2 A (5-HT2 A) receptor gene: identification of two naturally occurring receptor variants and association analysis in schizophrenia. Hum Genet 97: 614–619

Falkai P, Bogerts B (1995) The neuropathology of schizophrenia. in: Weinberger DR, Hirsch S (eds) Schizophrenia. Blackwell Science, Oxford, pp 275–292

Faraone SV, Seidman LJ, Kremen WS, Pepple JR, Lyons MJ, Tsuang MT (1995) Neuropsychological functioning among the nonpsychotic relatives of schizophrenic patients: a diagnostic efficiency analysis. J Abnorm Psychol 104: 286–304

Farmer AE, McGuffin P, Gottesman II (1987) Twin concordance for DSM-III schizophrenia: scrutinising the validity of the definition. Arch Gen Psychiatry 44: 634–641

Franke P, Maier W, Hardt J, Hain C, Cornblatt BA (1994) Attentional abilities and measures of schizotypy: their variation and covariation in schizophrenic patients, their siblings, and normal control subjects. Psychiatry Res 54: 259–272

Franzek E, Beckmann H (1996) Die genetische Heterogenität der Schizophrenie. Ergebnisse einer systematischen Zwillingsstudie. Nervenarzt 67: 583–594

Gershon ES, DeLisi LE, Hamovit J, Nurnberger JI, Maxwell ME, Schreiber J, Dauphinais D, Dingman CW, Guroff JJ (1988) A controlled family study of chronic psychoses. Schizophrenia and schizoaffective psychoses. Arch Gen Psychiatry 45: 328–336

Gill M, Vallada H, Collier D, Sham P, Holmans P, Murray R, McGuffin P et al. (1996) A combined analysis of D22S278 marker alleles in affected sib-pairs: support for a susceptibility locus for schizophrenia at chromosome 22q12. Schizophrenia Collaborative Linkage Group (Chromosome 22). Am J Med Genet 67: 40–45

Gottesman II, Bertelsen A (1989) Confirming unexpressed genotypes for schizophrenia. Arch Gen Psychiatry 46: 867–872

Grassi E, Mortilla M, Amaducci L, Pallanti S, Pazzagli A, Galassi F, Guarnieri BM, Petruzzi C, Bolino F, Ortenzi L, Nistico R, De Cataldo S, Rossi A, Sorbi S (1996) No evidence of linkage between schizophrenia and D2 dopamine receptor gene locus in Italian pedigrees. Neurosci Lett 206: 196–198

Green MF, Nuechterlein KH, Breitmeier B (1997) Backward masking performance in unaffected siblings of schizophrenic patients. Arch Gen Psychiatry 54: 465–472

Griffon N, Crocq MA, Pilon C, Martres MP, Mayerova A, Uyanik G, Burgert E, Duval F, Macher JP, Javoy-Agid F, Tamminga CA, Schwartz JC, Sokoloff P (1996) Dopamine D3 receptor gene: organization, transcript variants, and polymorphism associated with schizophrenia. Am J Med Genet 67: 63–70

Hain C, Maier W, Hoechst-Janneck S, Franke P (1995) Subclinical thought disorder in first-degree relatives of schizophrenic patients. Results from a matched-pairs study with the Thought Disorder Index. Acta Psychiatr Scand 92: 305–309

Hallmayer J, Kennedy JL, Wetterberg L, Sjogren B, Kidd KK, Cavalli-Sforza LL (1992) Exclusion of linkage between the serotonin-2 receptor and schizophrenia in a large Swedish kindred. Arch Gen Psychiatry 49: 216–219

Holmans P, Craddock N (1997) Efficient strategies for genome scanning using maximum-likelihood affected-sib-pair analysis. Am J Hum Genet 60: 657–666

Holzman PS, Kringlen E, Matthysse S, Flanagan S, Lipton RB, Cramer G, Levon S, Lange K, Levy DL (1988) A single dominant gene can account for eye tracking dysfunctions and schizophrenia in offspring of discordant twins. Arch Gen Psychiatry 45: 641–647

Hovatta I, Seppala J, Pekkarinen P, Tanskanen A, Lonnqvist J, Peltonen L (1994) Linkage analysis in two schizophrenic families originating from a restricted subpopulation of Finland. Psychiatr Genet 4: 143–152

Inayama Y, Yoneda H, Sakai T, Ishida T, Nonomura Y, Kono Y, Takahata R, Koh J, Sakai J, Takai A, Inada Y, Asaba H (1996) Positive association between a DNA sequence variant in the serotonin 2 A receptor gene and schizophrenia. Am J Med Genet 67: 103–105

Kalsi G, Mankoo BS, Curtis D, Brynjolfsson J, Read T, Sharma T, Murphy P, Petursson H, Gurling HM (1995) Exclusion of linkage of schizophrenia to the gene for the dopamine D2 receptor (DRD2) and chromosome 11q translocation sites. Psychol Med 25: 531–537

Kalsi G, Sherrington R, Mankoo BS, Brynjolfsson J, Sigmundsson T, Curtis D, Read T, Murphy P, Butler R, Petursson H, Gurling HM (1996) Linkage study of the D5 dopamine receptor gene (DRD5) in multiplex Icelandic and English schizophrenia pedigrees. Am J Psychiatry 153: 107–109

Karayiorgou M, Kasch L, Lasseter VK, Hwang J, Elango R, Bernardini DJ, Kimberland M, Babb R, Francomano CA, Wolyniec PS et al. (1994) Report from the Maryland Epidemiology Schizophrenia Linkage Study: no evidence for linkage between schizophrenia and a number of candidate and other genomic regions using a complex dominant model. Am J Med Genet 54: 345–353

Keefe RSE, Silverman JM, Mohs RC, Siever LJ, Harvey PD, Friedman L, Lees Roitman SE, Dupre RL, Smith CJ, Schmeidler J, Davis KL (1997) Eye tracking, attention, and schizotypal symptoms in nonpsychotic relatives of patients with schizophrenia. Arch Gen Psychiatry 54: 169–176

Kendler KS, Diehl SR (1993): The genetics of schizophrenia: a current, genetic-epidemiologic perspective. Schizophr Bull 19: 261–285

Kendler KS, McGuire M, Gruenberg AM, O'Hare A, Spellman M, Walsh D (1993a) The Roscommon Family Study. I. Methods, diagnosis of probands, and risk of schizophrenia in relatives. Arch Gen Psychiatry 50: 527–540

Kendler KS, McGuire M, Gruenberg AM, O'Hare A, Spellman M, Walsh D (1993b) The Roscommon Family Study. IV. Affective illness, anxiety disorders, and alcoholism in relatives. Arch Gen Psychiatry 50: 952–960

Kendler KS, Gruenberg AM, Kinney DK (1994) Independent diagnoses of adoptees and relatives as defined by DSM-III in the provincial and national samples of the Danish adoption study of schizophrenia. Arch Gen Psychiatry 51: 456–468

Kendler KS, McGuire M, Gruenberg AM, Walsh D (1995) Schizotypal symptoms and signs in the Roscommon Family Study. Their factor structure and familial relationship with psychotic and affective disorders. Arch Gen Psychiatry 52: 296–303

Kendler KS, Karkowski-Shuman L, Walsh D (1996a) Age at onset in schizophrenia and risk of illness in relatives. Br J Psychiatry 169: 213–218

Kendler KS, Mac Lean CJ, O'Neill FA, Burke J, Murphy B, Duke F, Shinkwin R, Easter SM, Webb BT, Zhang J, Walsh D, Straub RE (1996b) Evidence for a schizophrenia vulnerability locus on chromosome 8p in the Irish study of high-density schizophrenia families. Am J Psychiatry 153: 1534–1540

Keshavan MS, Montrose DM, Pierri JN, Dick EL, Rosenberg D, Talagala L, Sweeney JA (1997) Magnetic resonance imaging and spectroscopy in offspring at risk for schizophrenia: preliminary studies. Prog Neuropsychopharmacol Biol Psychiatry 21: 1285–1295

Kety SS (1983) Mental illness in the biological and adoptive relatives of schizophrenic adoptees, findings relevant to genetic and environmental factors in etiology. Am J Psychiatry 140: 720–727

Kinney DK, Holzman PS, Jacobsen B, Jansson L, Faber B, Hildebrand W, Kasell E, Zimbalist ME (1997) Thought disorder in schizophrenic and control adoptees and their relatives. Arch Gen Psychiatry 54: 475–479

Kremen WS, Goldstein JM, Seidman LJ, Toomey R, Lyons MJ, Tsuang MT, Faraone SV (1997) Sex differences in neuropsychological function in non-psychotic relatives of schizophrenic probands. Psychiatry Res 66: 131–144

Kringlen E (1976) Twins – still our best method. Schizophr Bull 2: 429–433

Lin MW, Curtis D, Williams N, Arranz M, Nanko S, Collier D, McGuffin P, Murray R, Owen M, Gill M et al. (1995) Suggestive evidence for linkage of schizophrenia to markers on chromosome 13q14.1-q32. Psychiatr Genet 5: 117–126

Lindsay EA, Morris MA, Gos A, Nestadt G, Wolyniec PS, Lasseter VK, Shprintzen R, Antonarakis SE, Baldini A, Pulver AE (1995) Schizophrenia and chromosomal deletions within 22q11.2. Am J Hum Genet 56: 1502–1503

Maier W, Lichtermann D, Minges J, Hallmayer J, Heun R, Benkert O, Levinson DF (1993) Continuity and discontinuity of affective disorders and schizophrenia. Arch Gen Psychiatry 50: 871–883

Maier W, Lichtermann D, Minges J, Heun R (1994a) Personality disorders among the relatives of schizophrenia patients. Schizophr Bull 20: 481–493

Maier W, Schwab S, Hallmayer J, Ertl MA, Minges J, Ackenheil M, Lichtermann D, Wildenauer D (1994b) Absence of linkage between schizophrenia and the dopamine D4 receptor gene. Psychiatry Res 53: 77–86

Maier W, Schmidt F, Schwab SG, Hallmayer J, Minges J, Ackenheil M, Lichtermann D, Wildenauer DB (1995) Lack of linkage between schizophrenia and markers at the telomeric end of the pseudoautosomal region of the sex chromosomes. Biol Psychiatry 37: 344–347

Maier W, Minges J, Eckstein N, Brodski C, Albus M, Lerer B, Hallmayer J, Fimmers R, Ackenheil M, Ebstein RE, Borrmann M, Lichtermann D, Wildenauer DB (1996) Genetic relationship between dopamine transporter gene and schizophrenia: linkage and association. Schizophr Res 20: 175–180

Mant R, Williams J, Asherson P, Parfitt E, McGuffin P, Owen MJ (1994) Relationship between homozygosity at the dopamine D3 receptor gene and schizophrenia. Am J Med Genet 54: 21–26

McGue M, Gottesman II (1991) The genetic epidemiology of schizophrenia and the design of linkage studies. Eur Arch Psychiatry Clin Neurosci 240: 174–181

McGuffin P, Farmer AE, Gottesman II, Murray RM, Reveley AM (1984) Twin concordance for operationally defined schizophrenia. Arch Gen Psychiatry 41: 541–545

McGuffin P, Farmer AE, Gottesman II (1987) Is there really a split in schizophrenia? The genetic evidence. Br J Psychiatry 150: 581–592

Moises HW, Yang L, Kristbjarnarson H, Wiese C, Byerley W, Macciardi F, Arolt V, Blackwood D, Liu X, Sjogren B et al. (1995) An international two-stage genome-wide search for schizophrenia susceptibility genes. Nat Genet 11: 321–324

Nimgaonkar VL, Zhang XR, Caldwell JG, Ganguli R, Chakravarti A (1993) Association study of schizophrenia with dopamine D3 receptor gene polymorphisms: probable effects of family history of schizophrenia? Am J Med Genet 48: 214–217

Nöthen MM, Propping P, Fimmers R (1993) Association versus linkage studies in psychosis genetics. J Med Genet 30: 634–637

Nurnberger JI, Blehar MC, Kaufmann CA, York-Cooler C, Simpson SG, Harkavy-Friedman J, Severe JB, Malaspina D, Reich T (1994) Diagnostic interview for genetic studies. Arch Gen Psychiatry 51: 849–859

Onstad S, Skre I, Torgersen S, Kringlen E (1991) Twin concordance for DSM-III-R schizophrenia. Acta Psychiatr Scand 83: 395–402

Park S, Holzman PS, Goldman-Rakic PS (1995) Spatial working memory deficits in the relatives of schizophrenic patients. Arch Gen Psychiatry 52: 821–828

Parnas J, Cannon TD, Jacobsen B, Schulsinger H, Schulsinger F, Mednick SA (1993) Lifetime DSM-III-R diagnostic outcomes in the offspring of schizophrenic mothers. Arch Gen Psychiatry 50: 707–714

Polymeropoulos MH, Coon H, Byerley W, Gershon ES, Goldin L, Crow TJ, Rubenstein J, Hoff M, Holik J, Smith AM et al. (1994) Search for a schizophrenia susceptibility locus on human chromosome 22. Am J Med Genet 54: 93–99

Propping P, Nöthen MM (1995) Genetic variation of CNS receptors – a new perspective for pharmacogenetics. Pharmacogenetics 5: 318–325

Pulver AE, Karayiorgou M, Wolyniec PS, Lasseter VK, Kasch L, Antonarakis S, Housman D, Kazazian HH, Meyers D et al. (1994a) Sequential strategy to identify a susceptibility gene for schizophrenia: a report of potential linkage on chromosome 22q12-q13: Part 1. Am J Med Genet 54: 36–43

Pulver AE, Karayiorgou M, Lasseter VK, Wolyniec P, Kasch L, Antonarakis S, Housman D, Kazazian HH, Meyers D, Nestadt G et al. (1994b) Follow-up of a report of a potential linkage for schizophrenia on chromosome 22q12-q13.1: Part 2. Am J Med Genet 54: 44–50

Pulver AE, Lasseter VK, Kasch L, Wolyniec P, Nestadt G, Blouin JL, Kimberland M, Babb R, Vourlis S, Chen H et al. (1995) Schizophrenia: a genome scan targets chromosomes 3p and 8p as potential sites of susceptibility genes. Am J Med Genet 60: 252–260

Pulver AE, Wolyniec PS, Housman D et al. (1996) The Johns Hopkins University collaborative schizophrenia study: an epidemiologic-genetic approach to test the heterogeneity hypothesis and identify schizophrenia susceptibility genes. Cold Spring Harbor Symposia on Quantitative Biology, vol LXI. Cold Spring Harbor Laboratory Press, Cold Spring Harbor, pp 797–814

Risch N (1990) Linkage strategies for genetically complex traits. I. Multilocus models. Am J Hum Genet 46: 222–228

Risch N, Merikangas K (1996) The future of genetic studies of complex human diseases. Science 273: 1516–1517

Rosenberg DR, Sweeney, JA, Squires-Wheeler E, Keshavan MS, Cornblatt BA, Erlenmeyer-Kimling L (1997) Eye-tracking dysfunction in offspring from the New York high-risk project: diagnostic specificity and the role of attention. Psychiatry Res 66: 121–130

Schizophrenia Linkage Collaborative Group for Chromosomes 3, 6 and 8 (1996) Additional support for schizophrenia linkage on chromosomes 6 and 8: a multicenter study. Am J Med Genet 67: 580–594

Schwab SG, Lerer B, Albus M, Maier W, Hallmayer J, Fimmers R, Lichtermann D, Minges J, Bondy B, Ackenheil M et al. (1995a) Potential linkage for schizophrenia on chromosome 22q12-q13: a replication study. Am J Med Genet 60: 436–443

Schwab SG, Albus M, Hallmayer J, Honig S, Borrmann M, Lichtermann D, Ebstein RP, Ackenheil M, Lerer B, Risch N et al. (1995b) Evaluation of a susceptibility gene for schizophrenia on chromosome 6p by multipoint affected sib-pair linkage analysis. Nat Genet 11: 325–327

Schwab SG, Eckstein GN, Hallmayer J, Lerer B, Albus M, Borrmann M, Lichtermann D, Ertl MA, Maier W, Wildenauer DB (1997) Evidence suggestive of a locus on chromosome 5q31 contributing to susceptibility for schizophrenia in German and Israeli families by multipoint affected sib-pair linkage analysis. Mol Psychiatry 2: 156–160

Seidman LJ, Faraone SV, Goldstein JM, Goodman JM, Kremen WS, Matsuda G, Hoge EA, Kennedy D, Makris N, Caviness VS, Tsuang MT (1997) Reduced subcortical brain volumes in nonpsychotic siblings of schizophrenic patients: a pilot magnetic resonance imaging study. Am J Med Genet 74: 507–514

Shaikh S, Collier DA, Sham PC, Ball D, Aitchison K, Vallada H, Smith I, Gill M, Kerwin RW (1996) Allelic association between a Ser-9-Gly polymorphism in the dopamine D3 receptor gene and schizophrenia. Hum Genet 97: 714–719

Sherrington R, Brynjolfsson J, Petursson H, Potter M, Dudleston K, Barraclough B, Wasmuth J, Dobbs M, Gurling H (1988) Localization of a susceptibility locus for schizophrenia on chromosome 5. Nature 336: 164–167

Smith CAD, Gough AC, Leigh PN, Summers BA, Harding AE, Maranganore DM, Sturman SG, Schapira AHV, Williams AC, Spurr NK, Wolf CR (1992) Debrisoquine hydroxylase polymorphism and susceptibility to Parkinson's disease. Lancet 339: 1375–1377

Sobell JL, Heston LL, Sommer SS (1992) Delineation of genetic predisposition to multifactorial disease: a general approach on the threshold of feasibility. Genomics 12: 1–6

Spurlock G, Heils A, Holmans P, Williams J, D'Souza UM, Cardno A, Murphy KC, Jones L, Buckland PR, McGuffin P, Lesch KP, Owen MJ (1998) A family based association study of T102 C polymorphism in 5HT2 A and schizophrenia plus identification of new polymorphisms in the promoter. Mol Psychiatry 3: 42–49

Straub RE, MacLean CJ, O'Neill FO, Burke J, Murphy B, Duke F, Shinkwin R, Webb BT, Zhang J, Walsh D et al. (1995) A potential vulnerability locus for schizophrenia on chromosome 6p24–22: evidence for genetic heterogeneity. Nat Genet 11: 287–293

Straub RE, MacLean CJ, O'Neill FO, Walsh D, Kendler KS (1997) Support for a schizophrenia vulnerability locus in region 5q21-q31 in Irish pedigrees. Mol Psychiatry 2: 148–155

Van Os J, Marcelis M, Sham P, Jones P, Gilvarry K, Murray R (1997) Psychopathological syndromes and familial morbid risk of psychosis. Br J Psychiatry 170: 241–246

Wang C, Jian XD, Zhao XZ (1992) Investigation of allotypes of HLA class III (CZ, BF and C4) in patients with schizophrenia. Chin Med J Engl 105: 316–318

Wang S, Sun CE, Walczak CA, Ziegle JS, Kipps BR, Goldin LR, Diehl SR (1995) Evidence for a susceptibility locus for schizophrenia on chromosome 6pter-p22. Nat Genet 10: 41–46

Wildenauer DB, Schwab SG, Eckstein G, Zill P, Hoenig S, Hallmayer J, Albus M, Borrmann M, Ebstein RP, Lichtermann D, Lerer B, Risch N, Maier W (1995) Searching for susceptibility genes in schizophrenia by affected sib pair analysis: evidence for loci in 22q, 5q, 6p. Am J Hum Genet 57 (Suppl):176

Wildenauer DB, Hallmayer J, Schwab SG, Albus M, Eckstein GN, Zill P, Hönig S, Strauss M, Borrmann M, Lichtermann D, Ebstein RP, Lerer B, Risch N, Maier W (1996) Searching for susceptibility genes in schizophrenia by genetic linkage analysis. Cold Spring Harbor Symposia on Quantitative Biology, vol LXI. Cold Spring Harbor Laboratory Press, Cold Spring Harbor, pp 845–850

Williams J, Spurlock G, McGuffin P, Mallet J, Nöthen MM, Gill M, Aschauer H, Nylander PO, Macciardi F, Owen MJ (1996) Association between schizophrenia and T102 C polymorphism of the 5-hydroxytryptamine type 2a-receptor gene. European Multicentre Association Study of Schizophrenia (EMASS) Group. Lancet 347: 1294–1296

Woolf CM (1997) Does the genotype for schizophrenia often remain unexpressed because of canalization and stochastic events during development? Psychol Med 27: 659–668

Zamani MG, De Hert M, Spaepen M, Hermans M, Marynen P, Cassiman JJ, Peuskens J (1994) Study of the possible association of HLA class II, CD4, and CD3 polymorphisms with schizophrenia. Am J Med Genet 54: 372–377

Diskussion zu Vortrag 3

Von Prof. Dr. W. Maier

Sinz
Ist die Schwangerschafts- und Geburtskomplikation Ursache oder Folge der Schizophrenie?

Maier
Es handelt sich um die Schwangerschafts- und Geburtskomplikation der Person, die später schizophren wird. Schwangerschafts- und Geburtskomplikationen führen wahrscheinlich – ganz genau ist es noch nicht untersucht – in einer Vielzahl der Fälle zu identifizierbaren neuromorphologischen Strukturveränderungen des Gehirns, die möglicherweise die Grundlage der Entwicklung einer Schizophrenie sind. Insofern handelt es sich sicher um einen Ursachenfaktor.

Sinz
Könnte es auch die Folge einer Prädisposition sein?

Maier
Durchaus, sowohl bei der Mutter als auch bei dem Kind. Beide Hypothesen werden auf der DNA-Ebene geprüft. Auf der klinischen Ebene kann man lediglich feststellen, daß Geburtskomplikationen und Schwangerschaftskomplikationen Faktoren sind, die das Auftreten einer Schizophrenie prospektiv wahrscheinlicher machen.

4 Früherkennung und Frühintervention bei schizophrenen Rezidiven

M. Hambrecht

Aufgrund des hohen Rezidivrisikos schizophrener Psychosen ist eine effektive Prophylaxe erforderlich, die am sichersten durch eine neuroleptische Dauermedikation gewährleistet und durch psychosoziale Interventionen noch gesteigert werden kann. Nebenwirkungen und mangelnde Compliance veranlassen jedoch zur Suche nach alternativen Konzepten der Rezidivprophylaxe. Viel wurde von einer frühen Identifikation drohender Rezidive und nachfolgender rechtzeitiger Intervention erwartet. Obwohl sich relativ konsistent nichtpsychotische Prodromi vor Rezidiven zeigen, fand sich in der Regel eine geringe Sensitivität und mäßige Spezifität dieser Prodromi. Hier sind allerdings methodische Probleme zu berücksichtigen, z. B. die Standardisierbarkeit und reliable Erfassung prodromaler Symptome, die Berücksichtigung idiosynkratischer Symptome, die Länge der Untersuchungsintervalle, die Ausschöpfung aller Informationsquellen sowie die Operationalisierung von Prodrom und Rezidiv. Studien zur Optimierung von Rückfallprädiktoren bleiben sinnvoll. Im klinischen Alltag sollte ein Hauptaugenmerk weiter Hinweisen auf ein Rezidiv gelten. Ausgehend vom Vulnerabilitäts-Streß-Konzept der Schizophrenie sind langfristige, auf die Reduktion der bio-psychosozialen Vulnerabilität zielende Maßnahmen von rasch wirksamen Interventionen zur Streßreduktion zu unterscheiden, die bis auf weiteres im wesentlichen medikamentöser Art sein werden.

4.1 Einleitung

Aufgrund des hohen Rezidivrisikos schizophrener Psychosen ist eine effektive Prophylaxe erforderlich, die am sichersten durch eine neuroleptische Dauermedikation gewährleistet und durch psychosoziale Interventionen noch gesteigert werden kann. Intolerable oder irreversible Nebenwirkungen und mangelnde Compliance mit der Langzeitmedikation veranlassen jedoch zur Suche nach alternativen Konzepten der Rezidivprophylaxe. Hier wurden große Erwartungen in die frühe Identifikation eines drohenden Rezidivs und eine dann folgende rechtzeitige Intervention gesetzt. Der Übersichtsbeitrag referiert und reflektiert kritisch die relevanten Studien zu diesem Thema, um daraus Schlußfolgerungen für die weitere Forschungsplanung ziehen zu können.

Bayer-ZNS-Symposium, Bd. XIII
Frühdiagnostik und Frühbehandlung psychischer Störungen
Hrsg. J. Klosterkötter

Obwohl verschiedene Arbeitsgruppen relativ konsistent das Vorhandensein nichtpsychotischer Prodromi vor Rezidiven zeigen konnten, ergab sich in der Regel eine geringe Sensitivität der Prodromi für die Prognose eines psychotischen Rezidivs. Dieses enttäuschende und für den erfahrenen Kliniker überraschende Resultat ist vor dem Hintergrund methodischer und definitorischer Fragen neu zu diskutieren. Diese betreffen zum Beispiel die Standardisierbarkeit und reliable Erfassung subtiler prodromaler Symptome, die vielfältige nosologische Bedeutung unspezifischer Symptome, die Berücksichtigung idiosynkratischer Symptome, die Dauer der Untersuchungsintervalle, die Ausschöpfung aller Informationsquellen (z. B. Angehörige) sowie die Operationalisierungen von Prodromalstadium und Rezidiv. Demnach sind weitere Studien zur Optimierung der Rückfallprädiktoren sinnvoll und wünschenswert, während im klinischen Alltag selbstverständlich weiter ein Hauptaugenmerk möglichen Hinweisen auf ein Rezidiv gelten muß.

Alle auf den Verdacht eines drohenden Rezidivs hin folgenden Frühinterventionen lassen sich im Rahmen des Vulnerabilitäts-Streß-Paradigmas erklären: Medikamentöse (Dosisanpassung, Begleitmedikation, Medikamentenumstellung) sowie psychosoziale Maßnahmen (Belastungsabschirmung, Training von Bewältigungsfertigkeiten, stützende Gespräche, Familieninterventionen etc.) zielen auf die Erhöhung der Vulnerabilitätsschwelle bzw. auf die Reduktion von Streß.

4.2 Notwendigkeit der Früherkennung und Frühintervention bei Rezidiven

Schizophrene Psychosen sind in ihrer Mehrzahl chronisch rezidivierende Erkrankungen. Unbehandelt kommt es bei ca. zwei Drittel der ersterkrankten Patienten innerhalb des ersten Jahres nach Remission bzw. Entlassung aus dem Krankenhaus zu einer erneuten Psychose (Kane et al. 1982; Crow et al. 1986; Viguera et al. 1997). Jedes psychotische Rezidiv führt aber zu einer weiteren Verschlechterung im Hinblick auf Verlauf und Ausgang der Erkrankung, auf die psychosoziale und berufliche Entwicklung, auf Belastungen für die Familien und auf die Krankheitskosten.

Durch konsequente antipsychotische Medikation kann diese Rückfallrate jedoch von ca. 65% auf 40% gesenkt werden, durch zusätzliche psychoedukative und ähnliche Interventionen wohl auf etwa 20% (Hogarty 1993). Die Effektivität einer medikamentösen Dauerprophylaxe ist inzwischen eindeutig nachgewiesen. Als Standard gilt eine Rezidivprophylaxe, die nach einer einmaligen psychotischen Episode einer Schizophrenie über mindestens 1 symptomfreies Jahr, nach 2 oder mehreren schizophrenen Episoden über mindestens 5 symptomfreie Jahre durchgeführt werden soll, bis ein Absetzversuch erwogen werden kann (APA 1997).

Diesen relativ guten Möglichkeiten einer konsequenten „best case"-Behandlung laufen in der gegenwärtigen Behandlungsrealität allerdings zwei gravierende Probleme zuwider: Nebenwirkungen und mangelnde Compliance. Mit Nebenwirkungen ist bei allen antipsychotisch wirksamen Substanzen zu rechnen, wenngleich sich das Nebenwirkungsprofil mit Einführung der atypischen Neuroleptika von den extrapyramidalmotorischen zu anderen Nebenwirkungen, beispielsweise einer Gewichtszunahme, verschoben hat. Compliance-Probleme beruhen teilweise, aber nicht in allen Fällen, auf solchen störenden und die Lebensqualität mitunter stark einschränkenden Nebenwirkungen. Auch mangelnde Krankheitseinsicht, Ablehnung des schulmedizinischen Krankheitsmodells und Behandlungskonzepts, persistierende Positiv- und Negativsymptomatik oder Persönlichkeitsmerkmale erschweren die Arzt-Patient-Kooperation gerade in Fragen der medikamentösen Therapie.

Diese Probleme sind seit langem bekannt, und so werden – neben der Suche nach nebenwirkungsärmeren Medikamenten und dem Einsatz compliancestärkender edukativer Methoden – seit den 70er Jahren Alternativen zur medikamentösen Rezidivprophylaxe entwickelt, diskutiert und getestet (vgl. Herz u. Lamberti 1995; Norman u. Malla 1995). Im wesentlichen beruhen diese Strategien auf dem Absetzen oder einer deutlichen Dosisreduktion der Neuroleptika im symptomfreien Intervall und auf einer raschen Wiederverordnung bzw. Dosiserhöhung, sobald Anzeichen eines Rezidivs deutlich werden. Voraussetzung für beide Regimes ist jedoch, eine drohende psychotische Exazerbation rechtzeitig zu erkennen.

4.3 Entwicklung der Früherkennungsforschung

Die im April 1997 publizierten „Practice Guidelines" der APA zur Behandlung der Schizophrenie heben die Bedeutung von Früherkennung und Frühintervention besonders hervor. Den Betroffenen könne das positive Gefühl eigener Bewältigungsmöglichkeiten gegeben und das Rezidivrisiko gesenkt werden. Laut den Guidelines hätten vier kontrollierte Studien (Herz et al. 1991; Marder et al. 1994; Pietzcker et al. 1986, 1993) nachgewiesen, daß durch eine spezielle Unterrichtung von Patienten und Angehörigen über Prodromi und Frühinterventionen Rückfallraten gesenkt werden könnten.

Nun beruhen die „Practice Guidelines" zwar auf einem intensiven Prozeß der Konsensfindung. Dennoch sind gerade in diesem Punkt die Schlußfolgerungen nicht unumstritten, zumal einer der Pioniere der Prodromalforschung, Marvin Herz, auch Vorsitzender der Arbeitsgruppe für die Guidelines war. Die zitierte Passage aus den Guidelines macht außerdem die große Verantwortung im Umgang mit diesen Forschungsergebnissen deutlich, wenn von den eigenen Steuerungsmöglichkeiten der Betroffenen die Rede ist. Sollten sich die hochgespannten Erwartungen an Früherkennung und Frühintervention nämlich nicht realisieren lassen, wären im Scheitern immer auch die Patienten und ihre Familien von Enttäuschung, Versagens- und Schuldgefühlen betroffen. Im folgenden soll deshalb die Datenlage kritisch beleuchtet werden.

Ausgangspunkt einer systematischen Prodromalforschung bei schizophrenen Rezidiven waren die Studien der Arbeitsgruppe Herz (Herz u. Melville

1980). Als Warnzeichen einer psychotischen Exazerbation nannten Patienten und Angehörige am häufigsten Nervosität, Unruhe, Verstimmung, Anhedonie, Konzentrations-, Schlaf- und Appetitstörungen – alles unspezifische Symptome, wie man sie etwa auch bei einer agitierten Depression findet. Überwiegend seien diese Warnsymptome erstmals mehr als 2 Wochen vor der Hospitalisierung beobachtet worden. Diese erste Studie gab Anlaß zu großen sekundärpräventiven Hoffnungen und konnte auch im wesentlichen repliziert werden (Wiedemann et al. 1994). Sie war jedoch retrospektiv, unkontrolliert und bezog nur tatsächlich psychotisch exazerbierte Fälle ein. Eine Aussage über die prognostische Validität der erfaßten Frühsymptome war damit nicht möglich.

Die zentrale Frage der Früherkennungsforschung betrifft die prognostische Validität von Prodromi. Methodisch solide läßt sich die Vorhersagekraft allerdings nur prospektiv erfassen, wobei Sensitivität und Spezifität zu differenzieren sind. Sensitivität bedeutet dabei die korrekte Ankündigung eines psychotischen Rezidivs durch ein Prodromalsymptom. Sensitivität ist als Anteil psychotisch gewordener Patienten meßbar, bei denen das Prodrom vorgelegen hatte. Spezifität bedeutet, daß das Fehlen des Prodroms ein nachfolgendes psychotisches Rezidiv ausschließt. Es ist der Anteil nicht psychotisch gewordener Patienten, bei denen das Prodrom nicht vorgelegen hatte.

Erfaßt wurde die Prodromalsymptomatik anfangs noch mit gröberen Instrumenten wie der „Brief Psychiatric Rating Scale" (z. B. Subotnik u. Nuechterlein 1988). Auf dieser Datenbasis publizierten Subotnik u. Nuechterlein (1988) vielversprechende diskriminanzanalytische Ergebnisse: Anhand der BPRS-Faktoren „Denkstörungen" und „Feindseligkeit" als Prädiktoren konnten sie mit 73,5%iger Treffsicherheit eine Zuordnung zu psychotisch exazerbierten versus nichtpsychotischen Intervallen vornehmen. Zunehmend gewannen jedoch spezielle Fragebögen oder strukturierte Interviews an Bedeutung, etwa das „Early Signs Questionnaire" (Herz et al. 1982), die „Early Signs Scale" (Birchwood et al. 1989) und die „Idiosyncratic Prodromal Scale" (Marder et al. 1991). Mit diesen Instrumenten oder Modifikationen hiervon werden zu definierten Zeitpunkten anhand von einem halben bis zu drei Dutzend Items Angaben von Patienten oder Angehörigen zu aktuellen Prodromalsymptomen erfragt.

4.4 Prospektive Studien zur Früherkennung

Zwischen 1989 und 1994 wurden insgesamt 7 prospektive Studien zur prognostischen Validität von Prodromalsymptomen für schizophrene Rezidive publiziert. Eine Übersicht gibt Tabelle 1. Die Anzahl der eingeschlossenen Patienten variierte zwischen 19 und 364. Als Prodromi wurden überwiegend mit den genannten Instrumenten erfaßte unspezifische, zum Teil aber auch produktive Symptome (wie Beziehungsideen oder Halluzinationen) berücksichtigt. Rezidive wurden zum Beispiel als Wiederauftreten psychotischer Symptome, für eine Woche erhöhtes Niveau psychotischer Symptome, Verschlechterung auf mehreren Symptomscores, Rehospitalisierung oder durch

Tabelle 1. Prospektive Studien zur Sensitivität und Spezifität von Prodromalsymptomen

Autoren	n	„Prodromi"	„Rezidiv"	Sensitivität	Spezifität
Hirsch u. Jolley 1989	54	Dysphorische/ neurotische Symptome (SCL-90, ESQ)	Eindeutig psychotische Symptome	73%	18%
Birchwood et al. 1989	19	Angst, Depression, Rückzug, Enthemmung etc. (ESS)	Hospitalisierung oder klinisches Urteil	50%	100%
Tarrier et al. 1991	56	Halluzinationen, Depression (Psychiatric Assessment Scale PAS)	Mindestens 1 Woche vermehrt psychotische Symptome	62,5% (nur Depression: 50%)	87,5% (nur Depression: 81%)
Marder et al. 1991	50	BPRS-Depression, ESQ, Ideosynkratische Symptome IPS (Cutoff-Methode)	Verschlechterung in BPRS-Paranoia oder -Thought disorder	ca. 60% (BPRS-D oder IPS)	ca. 60% (BPRS-D oder IPS)
Gaebel et al. 1993	364	6 nichtpsychotische ESQ-Symptome	Verschlechterung in BPRS, GAS, CGI	8–14%	70–93%
Marder et al. 1994	53	Ideosynkratische Symptome (IPS)	Verschlechterung in BPRS-Paranoia oder -Thought disorder	37%	?
Malla u. Norman 1994	55	Nichtpsychotische Prodromi	Zunahme psychotischer Symptome	50%	83%

klinisches Urteil operationalisiert. Die ermittelte Sensitivität der Prodromi streute zwischen unter 10% und 73%, die ermittelte Spezifität zwischen 18% und 100%.

Im Widerspruch zum Resümee der APA-Guidelines ergaben die vorliegenden Studien demnach nur eine allenfalls mäßige prognostische Validität von Prodromalsymptomen – jedenfalls mit den gewählten Operationalisierungen von Prädiktoren und Outcome. Demnach gehen insbesondere Depressivität, Ängste, Anspannung, sozialer Rückzug und körperliche Symptome zwar häufig einer Wiederkehr oder der Verstärkung psychotischer Symptome voraus, diesen Symptomen folgen Exazerbationen aber nicht zwingend (das bedeutet mäßige Spezifität), und viele Exazerbationen ereignen sich ohne erkennbare Ankündigung (mäßige Sensitivität). Die Studien ergaben für beide Parameter breit variierende, insgesamt aber relativ bescheidene Kennwerte für Prodromalsymptome als Rückfallprädiktoren. Die Art der Ausgangsbehandlungen beeinflußt die Sensitivität der Prodromi nicht (Jolley et al. 1990; Gaebel et al. 1993). Die mäßige Spezifität impliziert, daß Prodromalsymptome vieldeutige, verbreitete Befindlichkeitsstörungen sind, die mit verschiedensten psychopathologischen Zuständen zusammenhängen können. Würden alle potentiellen Prodromi schematisch z. B. mit einer Dosiserhöhung von Neuroleptika beantwortet, würde häufig auch überreagiert.

4.5 Diskussion der Resultate zur Früherkennung

Die dargestellten Ergebnisse scheinen der klinischen Erfahrung in der Langzeitbetreuung schizophrener Patienten zu widersprechen. Entlarven die Resultate die psychiatrische Intuition, die aus diskreten Anzeichen, z. B. der Mimik, Gestik oder Sprechmodulation, auf das drohende Rezidiv zu schließen meint, als Selbstüberschätzung? Ist es überflüssig, remittierte Patienten und ihre Familien weiter in der Beachtung von Prodromalsymptomen zu schulen und sie bei jedem Kontakt wieder dazu zu befragen?

Um solchen (vielleicht voreiligen) Schlußfolgerungen vorzubeugen, sind zunächst methodische Fragen anzusprechen:

1. Definitionsprobleme: Eine Früherkennung, die das Präfix „früh" wirklich verdient, sollte tatsächlich vor den psychotischen Symptomen einsetzen, also bei den Prodromi des Rezidivs. Als Prodromi können nur Krankheitsanzeichen gelten, die sich von den definitiv psychotischen Symptomen unterscheiden. Diese konzeptionelle Klarheit wurde z. B. in der Studie von Tarrier et al. (1991) und bereits im häufig verwendeten Early Signs Questionnaire von Herz et al. (1982) nicht eingehalten. Als Frühwarnzeichen galten hier auch Halluzinationen, Beziehungsideen und Ich-Störungen. Definitorische Unklarheit besteht in Forschung und Praxis aber auch hinsichtlich des Rezidivbegriffs. Einzelne Studien faßten hierunter Behandlungsparameter wie die stationäre Wiederaufnahme (Birchwood et al. 1989). Andere Studien orientierten sich am Wiederauftreten psychotischer Symptome oder nur an der Zunahme vorhandener psychotischer Symptome, die teilweise in Symptomscores (Marder et al. 1991, 1994; Gaebel et al. 1993), teilweise im klinischen Urteil (Hirsch u. Jolley 1989; Tarrier et al. 1991) erfaßt wurden oder gaben hierfür eine Mindestdauer an (Tarrier et al. 1991).
2. Wahl adäquater Meßzeitpunkte: Widersprüchliche Ergebnisse liegen zu der Frage vor, wie rasch sich psychotische Rezidive üblicherweise entwickeln. Herz u. Melville (1980) fanden in ihrer retrospektiven Studie, daß Prodromi typischerweise 2 bis 4 Wochen vor dem Rückfall bemerkt werden. Prospektive Studien (z. B. Birchwood et al. 1989; Marder et al. 1994) dokumentierten prodromale Veränderungen innerhalb einer Woche.
3. Schwierigkeit der Erfassung diskreter und idiosynkratischer Prodromi: Subtile psychopathologische Phänomene lassen sich nur mit großem Aufwand valide erheben. Demgegenüber scheinen die Kategorien der verwendeten Erhebungsinstrumente vergleichsweise grob. Idiosynkratische Symptome wurden nur von der Gruppe Marder (Marder et al. 1991, 1994) einbezogen. Gerade hier besteht noch großer Forschungsbedarf (Norman u. Malla 1995). Im klinischen Alltag begegnet man immer wieder Patienten, bei denen sehr individuell bestimmte wiederkehrende Allerweltsgedanken oder -handlungen den Rückfall ankündigen.
4. Standardisierte Erfassung heterogener Verläufe: Angesichts der nachgewiesenen Vielfalt der Verläufe schizophrener Erkrankungen (Huber et al. 1979), unter denen echte Vollremissionen nur einen gewissen Anteil ausmachen,

entgeht jeder einheitlich standardisierten Erfassung immer ein erheblicher Anteil individueller Varianz.

5. Andere starke Rückfalldeterminanten: Mangelnde prognostische Validität könnte auf einen Decken- oder „Ceiling"-Effekt zurückgehen, wenn sich die klinischen Zeichen nicht gegen die Varianzstärke anderer Rückfalldeterminanten durchsetzen können. Als starke Rückfallprädiktoren wurden das Absetzen von Neuroleptika (Viguera et al. 1997) sowie der Konsum von Cannabis (Gupta et al. 1996) identifiziert.
6. Reliabilitäts- und Validitätsfragen: Viele der erfaßten Prodromalsymptome (z. B. Konzentrationsstörungen) entziehen sich einer präzisen Operationalisierung für das familiäre Umfeld. Dies schmälert die erreichbare Reliabilität und als Konsequenz auch Validität, insbesondere bei unspezifischen Symptomen. Die Datenbasis für die Erfassung von Prodromi bilden überwiegend Patienten-Selbstbeobachtungen bzw. Fremdbeobachtungen durch Angehörige. Patienten und Angehörige sind jedoch keine geschulten, neutralen Rater, sondern selbst unmittelbar beteiligt und betroffen (vgl. Hambrecht u. Häfner 1997). Ungenügend gelöst - möglicherweise prinzipiell auch nicht lösbar - erscheint die Problematik psychischer Abwehrmechanismen angesichts von Ängsten bei Patienten und Familien vor einem drohenden Rezidiv. Gerade bei der Beurteilung nichtpsychotischer Symptome bleibt großer Spielraum für Verdrängen, Verleugnen, Rationalisieren etc. Im Hinblick auf unspezifische, affektive und Negativsymptome läßt sich bei Familienangehörigen ein Bias nachweisen. So nehmen Familien, bei denen bereits der zweite Fall einer Schizophrenie auftritt, derartige Symptome sowie Verhaltensauffälligkeiten und soziale Defizite weniger korrekt wahr als Familien mit der ersten schizophrenen Erkrankung eines ihrer Mitglieder (Hambrecht 1995). Psychotische Symptome werden dann allerdings von den zum 2. Mal betroffenen Familien signifikant sensitiver wahrgenommen.

Als Fazit läßt sich zum einen folgern, daß definitorische und methodische Unterschiede die Streuung der Untersuchungsergebnisse erklären. Grundsätzliche Probleme bei der Erfassung senken aber auch das erreichbare Niveau der Vorhersagegüte, so daß Abschließendes zur Bedeutung von Prodromi für die Früherkennung von Rezidiven noch nicht gesagt werden kann.

Neben diesen methodischen sind Überlegungen zu den konzeptionellen Voraussetzungen anzustellen.

Dem Prodromalkonzept liegt ein hierarchisches oder Stadienmodell der Psychoseentwicklung zugrunde, wie es von zahlreichen Autoren (Übersicht bei Docherty et al. 1978), etwa von Conrad (1958), dargestellt und in einer eigenen empirischen Untersuchung nachvollzogen wurde (Hambrecht u. Häfner 1993). Demnach entwickelt sich die Psychose aus der Akkumulation von zunächst nichtpsychotischen Symptomen - ggf. unter Rückwirkung reaktiv zunehmenden Stresses - bis zum Überschreiten einer kritischen Schwelle und zum Auftreten psychotischer Symptome. Bei einigen Patienten und Konstellationen scheinen sich nichtpsychotische und psychotische Symptome allerdings nicht nacheinander, sondern parallel oder in zirkulärer Beziehung zueinander zu entwickeln (Norman u. Malla 1995). Sozialer Rückzug und paranoide Symptome können sich beispielsweise wechselseitig verstärken. Derartige komplexe Zusammenhänge lassen sich in – allerdings wenig verallgemeinerungsfähigen – Einzelfallstudien nachvollziehen. Stadienmodelle vereinfachen möglicherweise, sind aber gerade dadurch einer empirischen Überprüfung zugänglich.

Der Rezidivforschung liegt als zweite Annahme zu Grunde, daß es sich beim Auftreten eines Rezidivs um ein diskretes Ereignis handelt. Diese Annahme wird durch die binäre Klassifikation der Kriteriumsvariablen „Psychose vorhanden / nicht vorhanden" oder hilfsweise durch die Definition eines Schwellenwertes abgebildet. Die Problematik dezisionistischer Schwellenwerte zur Kategorisierung kontinuierlicher Variablen ist hinlänglich bekannt, und gerade die keineswegs seltenen Krankheitsfälle mit persistierender psychotischer Symptomatik legen nahe, einen „level of psychosis" als kontinuierliche Variable zu konzipieren. In einer ersten Studie hierzu konnten Norman u. Malla (1995) dadurch allerdings die Vorhersagekraft von Prodromalsymptomen nicht entscheidend verbessern: Nur 20% der Patienten wiesen signifikante Korrelationen zwischen Stärke des Prodromal- und des psychotischen Syndroms auf. Hierzu sind weitere Untersuchungen erforderlich.

Ein dritter grundsätzlicher Einwand wurde z. B. von Herz u. Lamberti (1995) angeführt. Sie argumentierten, daß das Auftreten von Prodromi deshalb oft keinen Rückfall voraussage, weil die Progression zu einem Rezidiv von einer komplexen Interaktion vieler individueller und Umweltfaktoren, einschließlich der Verfügbarkeit rascher psychiatrischer Intervention abhänge. In der Tat ist es beim gegenwärtigen Versorgungs- und Forschungsstand praktisch unmöglich und auch ethisch bedenklich, den „wahren" bzw. „natürlichen" Verlauf eines schizophrenen Rezidivs zu studieren, insbesondere wenn man von einem kontinuierlichen Übergang in die Psychose ausgeht.

Trotz dieser methodischen Probleme und offenen konzeptionellen Fragen bleibt die Früherkennung schizophrener Rezidive eine wichtige klinische und wissenschaftliche Herausforderung. Zu ihrer Verbesserung ergeben sich nach 20 Jahren Früherkennungsforschung einige Ansätze:

Die Sensitivität läßt sich möglicherweise durch die Verwendung breiter definierter aggregierter Syndrome steigern (vgl. Subotnik u. Nuechterlein 1988). Klinisches Handeln in der Sekundärprävention stützt sich auch eher auf den Gesamteindruck als auf Einzelsymptome. Dennoch sollte gleichzeitig Wert auf eine subtile Erfassung diskretester Krankheitsanzeichen gelegt werden. Die Grenzen strukturierter Erhebungsinstrumente mit vergleichsweise groben Symptomkategorien sind deutlich geworden. Durch Einbezug aller verfügbarer Informationsquellen (z. B. Angehörige) und durch eine dem klinischen Alltag eher entsprechende, stark individualisierte Strategie könnte die prognostische Validität ebenfalls erhöht werden. Die genannten Studien ergaben einige typische, aber keine obligaten Prodromalsymptome sowie idiosynkratische Prodromi (Marder et al. 1991), allerdings auch mit nur bescheidener prognostischer Validität (Marder et al. 1994). Eine differentielle Betrachtungsweise ist aber sinnvoll, da sich Patienten nicht nur hinsichtlich der Art, sondern auch hinsichtlich der Reliabilität ihrer Prodromalsymptome unterscheiden. So ergibt sich als eine Fragestellung zukünftiger Forschung, welche Faktoren die prognostische Validität prodromaler Symptome moderieren.

Festzuhalten bleibt, daß Anstrengungen zur Früherkennung psychotischer Rezidive die Pathologie fokussieren und nicht die Ressourcen eines Patienten und seines sozialen Systems. Ressourcen spielen jedoch im Gesamtbehandlungsplan, zum Beispiel hinsichtlich der Lebensqualität eines Patienten und seiner Familie, eine wichtige Rolle – eben auch bei der Verhinderung von Rezidiven.

4.6 Strategien der Frühintervention

Ausgehend von der Früherkennung wird eine optimale Frühintervention auf einer angemessenen Basistherapie während des psychosefreien Intervalls aufbauen, da sich als effektivste Rückfallprophylaxe nachweislich die neuroleptische Dauermedikation erwiesen hat (Davis et al. 1980). Die damit allerdings verbundenen Probleme wie oft therapieresistente Nebenwirkungen und mangelnde Compliance wurden bereits genannt. Sie führten zu den Ansätzen der Früherkennungsforschung und – nach deren derzeit noch begrenztem Erfolg – zu Strategien der Niedrigdosierung (Schooler 1991). Demnach kann bei einzelnen vollremittierten Patienten auf bis zu 20% der üblichen Erhaltungsdosis reduziert werden, andere benötigen hingegen eine fortgesetzte Dosierung in Höhe der Akutbehandlung, während eine dritte Gruppe sehr kooperativer, lange Zeit symptomfreier und wenig belasteter Patienten keiner medikamentösen Rezidivprophylaxe bedarf (APA 1997).

Somit ergibt sich die Frage nach der differentiellen Indikation präventiver Maßnahmen: Welche Patienten benötigen eine Normaldosis-Rezidivprophylaxe, welche profitieren von einer Niedrigdosis-Rezidivprophylaxe, welche von einer Intervalltherapie? Obwohl viel klinische Erfahrung zu den Prädiktoren effektiver individueller Rezidivprävention vorliegt, fehlen hierzu noch systematische Studien, so daß bislang nur allgemeine Empfehlungen möglich sind, wie sie etwa die APA-Guidelines (1997) geben. Für jeden einzelnen Patienten sind individuell die Folgen eines möglichen Rezidivs gegenüber den Nachteilen der antipsychotischen Behandlung abzuwägen. Allerdings sprechen die Ergebnisse zu den Begleiteffekten dieser prophylaktischen Strategien, etwa im Hinblick auf die Erfüllung sozialer Rollen und auf extrapyramidal-motorische oder subjektiv empfundene Nebenwirkungen, nicht eindeutig für geringere Beschwerden und bessere Funktionen unter geringeren Dosen (Hirsch 1995; Pietzcker et al. 1993; Schooler 1991).

Übersichtsartig lassen sich – ausgehend vom Vulnerabilitäts-Streß-Konzept der Schizophrenie (Zubin u. Spring 1977) – zwei Gruppen therapeutischer Interventionen unterscheiden: einerseits langfristig auf die Reduktion der bio-psychosozialen Vulnerabilität ausgerichtete Maßnahmen, andererseits auf rasche Reduktion von aktuellem Streß zielende Interventionen (Tabelle 2).

Tabelle 2. Mehr-Ebenen-Ansatz zur Reduktion von Vulnerabilität und Streß

Interventionen	Vulnerabilitätsreduktion und Protektionsförderung	Streßreduktion
Biologisch	Neuroleptika	Benzodiazepine, Neuroleptika
Psychologisch	Training kognitiver, mnestischer und Entscheidungsfunktionen	Entlastendes Gespräch, supportive Führung
Sozial	Training sozialer Wahrnehmung und sozialer Kompetenzen	Abwenden von Überforderung durch Familie, Arbeit, Lebensereignisse etc.

An erster Stelle stehen jeweils medikamentöse Strategien: Neuroleptika regulieren die dopaminerge Neurotransmission und erhöhen so die Vulnerabilitätsschwelle für Schizophrenie. Zusätzlich fördern in der beginnenden Exazerbation Anxiolytika sehr rasch die willkommene GABAerge Hemmung. Ziel psychosozialer, z. B. verhaltenstherapeutischer Maßnahmen ist langfristig eine Verbesserung der kognitiven, emotionalen und sozialen Kompetenzen des Patienten, etwa seiner soziale Wahrnehmungsfähigkeiten und kognitiven Flexibilität, seiner Bewältigungsstrategien, Entscheidungs- und Problemlösefähigkeiten. Diese Förderung protektiver Faktoren kann als Reduktion zur Schizophrenie disponierender Defizite verstanden werden. Bei einem drohenden Rezidiv ist neben einer tragfähigen, stützenden Arzt-Patient-Beziehung die Entlastung von jeglicher psychosozialer Überforderung vordringlich.

Zentrales Anliegen der Frühinterventionsforschung bleibt die Identifikation weiterer minimal belastender, risikoarmer, aber effektiver Behandlungsstrategien, sei es in Form nebenwirkungsarmer Medikamente, sei es in Form effizienter und für die Patienten gut akzeptierbarer psychologischer Maßnahmen.

Literatur

American Psychiatric Association (APA) (1997) Practice guidelines for the treatment of patients with schizophrenia. Am J Psychiatry, Suppl 154: 1–63

Birchwood M, Smith J, MacMillan F, Hogg B, Prasad R, Harvey C, Bering S (1989) Predicting relapse in schizophrenia: the development and implementation of an early signs monitoring system using patients and families as observers, a preliminary investigation. Psychol Med 19: 649–656

Conrad K (1958) Die beginnende Schizophrenie. Versuch einer Gestaltanalyse des Wahns. Thieme, Stuttgart

Crow TJ, MacMillan JF, Johnson AL, Johnstone EC (1986) The Northwick Park study of first episodes of schizophrenia, II: A randomised controlled trial of prophylactic neuroleptic treatment. Br J Psychiatry 148: 120–127

Davis JM, Schaffer CB, Killian GA, Kinnard C, Chan C (1980) Important issues in the drug treatment of schizophrenia. Schizophr Bull 6: 70–87

Docherty JP, Van Kammen DP, Siris SG, Marder SR (1978) Stages of onset of schizophrenic psychosis. Am J Psychiatry 135: 420–426

Gaebel W, Frick U, Köpcke W, Linden M, Müller P, Müller-Spahn F, Pietzcker A, Tegeler J (1993) Early neuroleptic intervention in schizophrenia: Are prodromal symptoms valid predictors of relapse? Br J Psychiatry, Suppl 163: 8–12
Gupta S, Hendricks S, Kenkel AM, Bhatia SC, Haffke EA (1996) Relapse in schizophrenia: is there a relationship to substance abuse. Schizophr Res 20: 153–156
Hambrecht M (1995) A second case of schizophrenia in the family: Is it observed differently? Eur Arch Psychiatry Clin Neurosci 245: 267–269
Hambrecht M, Häfner H (1993) "Trema, Apophänie, Apokalypse" – Ist Conrads Phasenmodell empirisch begründbar? Fortschr Neurol Psychiatr 61: 418–423
Hambrecht M, Häfner H (1997) Die Verläßlichkeit von Angehörigenangaben zur Krankheitsanamnese Schizophrener. Fortschr Neurol Psychiatr 65: 145–153
Herz MI, Lamberti JS (1995) Prodromal symptoms and relapse prevention in schizophrenia. Schizophr Bull 21: 541–551
Herz MI, Melville C (1980) Relapse in schizophrenia. Am J Psychiatry 137: 801–805
Herz MI, Szymanski MV, Simon JC (1982) Intermittent medication of stable schizophrenic outpatients: an alternative to maintenance medication. Am J Psychiatry 139: 918–922
Herz MI, Glazer WM, Mostert MA, Sheard MA, Szymanski HV, Hafez H, Mirza M, Vana J (1991) Intermittent vs. maintenance medication in schizophrenia: two-year results. Arch Gen Psychiatry 48: 333–339
Hirsch SR (1995) Erhaltungstherapie bei Schizophrenie: Eine Übersicht über Niedrigdosierungs- und Kurzintervall-Behandlung in der Gemeinde. In: Häfner H (Hrsg) Was ist Schizophrenie? G. Fischer, Stuttgart, S 202–211
Hirsch SR, Jolley AG (1989) The dysphoric syndrome in schizophrenia and its implications for relapse. Br J Psychiatry 155 (Suppl 5): 46–50
Hogarty GE (1993) Prevention of relapse in chronic schizophrenic patients. J Clin Psychiatry, Suppl 54:18–23
Huber G, Gross G, Schüttler R (1979) Schizophrenie. Verlaufs- und sozialpsychiatrische Langzeituntersuchungen an den 1945–1959 in Bonn hospitalisierten schizophrenen Kranken. Springer, Berlin Heidelberg New York
Jolley AG, Hirsch SR, Morrison E, McRink A, Wilson L (1990) Trial of brief intermittent neuroleptic prophylaxis for selected schizophrenic outpatients: Clinical and social outcome at two years. Br Med J 301: 837–842
Kane JM (1990) Treatment programme and long-term outcome in chronic schizophrenia. Acta Psychiatr Scand (Suppl) 358:151–157
Kane JM, Rifkin A, Quitkin F, Nayak D, Ramos-Lorenzi J (1982) Fluphenazine vs placebo in patients with remitted, acute first-episode schizophrenia. Arch Gen Psychiatry 39: 70–73
Malla AK, Norman RMG (1994) Prodromal symptoms in schizophrenia: A prospective investigation. Br. J Psychiatry 164:487–493
Marder SR, Mintz J, Van Putten T, Lebell M, Wirshing WC, Johnston-Cronk K (1991) Early prediction of relapse in schizophrenia: An application of receiver operating characteristics (ROC) methods. Psychopharmacol Bull 27: 79–92
Marder SR, Wirshing WC, Van Putten T, Mintz J, McKenzie J, Johnston-Cronk K, Lebell M, Liberman RP (1994) Fluphenazine vs placebo supplementation for prodromal signs of relapse in schizophrenia. Arch Gen Psychiatry 51:280–287
Norman RMG, Malla AK (1995) Prodromal symptoms of relapse in schizophrenia: a review. Schizophr Bull 21: 527–539
Pietzcker A, Gaebel W, Kopcke M, Linden M, Müller P, Müller-Spahn F, Schüssler G, Tegeler J (1986) A German multicentre study of the neuroleptic long-term therapy of schizophrenic patients: preliminary report. Pharmacopsychiatry 19: 161–166
Pietzcker A, Gaebel W, Kopcke M, Linden M, Müller P, Müller-Spahn F, Tegeler J (1993) Intermittent versus maintenance neuroleptic long-term treatment in schizophrenia – 2-year results of a German multicenter study. J Psychiatr Res 27: 321–339
Schooler NR (1991) Maintenance medication for schizophrenia: strategies for dose reduction. Schizophr Bull 17: 311–324

Subotnik KL, Nuechterlein KH (1988) Prodromal signs and symptoms of schizophrenic relapse. J Abnorm Psychol 97: 405–412
Tarrier N, Barrowclough C, Bamrah JS (1991) Prodromal signs of relapse in schizophrenia. Soc Psychiatry Psychiatr Epidemiol 26: 157–161
Viguera AC, Baldessarini RJ, Hegarty JD, van Kammen DP, Tohen M (1997) Clinical risk following abrupt and gradual withdrawal of maintenance neuroleptic treatment. Arch Gen Psychiatry 54: 49–55
Wiedemann G, Hahlweg K, Hank G, Feinstein E, Müller U, Dose M (1994) Zur Erfassung von Frühwarnzeichen bei schizophrenen Patienten. Nervenarzt 65: 438–443
Zubin J, Spring B (1977) Vulnerability – a new view of schizophrenia. J Abnorm Psychol 86: 103–126

Diskussion zu Vortrag 4

Von Priv.-Doz. Dr. Dr. M. Hambrecht

Huber
Sie haben mit Recht versucht, Prodrome zu differenzieren. Was beispielsweise im DSM-III-R als Prodrom und Residualsymptomatik angegeben ist, hat nichts zu tun mit den Prodromi der traditionellen Psychiatrie, wie sie von Mayer-Gross beschrieben sind.

Häfner
Die wichtigste Botschaft ist, daß die bisherigen Studien zu den Rückfallprodromi methodisch unzureichend sind. Es stellt sich daher ernsthaft die Frage, ob die Ergebnisse der vorliegenden Studien zur Effektivität von Therapiemaßnahmen auf der Basis von Prodromi wirklich optimal sind.

Hambrecht
Dem stimme ich zu.

Huber
Auch wir halten die von Ihnen angeführten Studien für wenig aussagefähig, weil die Prodrome sehr unterschiedlich definiert sind. Eine einheitliche Definition ist aber eine unerläßliche Voraussetzung, um zu einem verwertbaren Ergebnis zu kommen.

5 Impulskontrollgestörte Kinder und ihre weitere Entwicklung

G. Lehmkuhl, C. Adam, M. Döpfner

Unkontrollierbare Impulse unbekannter Ursache sowie wiederholte Handlungen ohne vernünftige Motivation zum Schaden der eigenen oder einer anderen Person sind charakteristische Merkmale einer Impulskontrollstörung. Impulsivität, Aufmerksamkeitsstörungen und Hyperaktivität stellen drei Kardinalsymptome der hyperkinetischen Störung dar, die im Ansatz bereits im Kleinkindalter zu beobachten ist, im Kindergartenalter dann durch erhöhte Aktivität und motorische Unruhe deutlich wird und mit hoher Stabilität der Symptomatik vom Vorschul- ins Grundschulalter hinein bestehen bleibt. Im Jugendalter vermindert sich die motorische Unruhe, während Aufmerksamkeitsstörungen und aggressives Verhalten persistieren. Klinische Studien belegen eine erhöhte Rate hyperkinetischer Störungen bei Jungen sowie eine häufige Komorbidität mit oppositionellen Verhaltensstörungen, Störungen des Sozialverhaltens und emotionalen Auffälligkeiten. Trotz intensiver medikamentöser und psychotherapeutischer Behandlungsansätze bestehen die hyperkinetische und impulsive Symptomatik oft bis ins Erwachsenenalter, wo sie mit erhöhter allgemeiner psychopathologischer Symptomatik (insbesondere erhebliche dissoziale Komplikationen), einem deutlich niedrigeren Selbstwertgefühl, geringeren sozialen Fähigkeiten und erhöhtem Drogenmißbrauch einhergeht. Da die Aufmerksamkeitsdefizit-/Hyperaktivitätsstörung bei Erwachsenen häufig unerkannt bleibt, werden verbesserte diagnostische Methoden zur Erkennung der Störung im Erwachsenenalter und effektivere, altersgruppenspezifische Behandlungsstrategien dringend benötigt.

5.1 Impulskontrollstörungen im Kindesalter

In der „Internationalen Klassifikation psychischer Störungen ICD-10" (Dilling et al. 1991) finden sich unter Störungen der Impulskontrolle folgende Diagnosen: pathologisches Spielen, pathologische Brandstiftung, pathologisches Stehlen sowie Trichotillomanie. Das gemeinsame charakteristische Merkmal dieser unterschiedlichen Diagnosen wird in den wiederholten Handlungen ohne vernünftige Motivation gesehen, die im allgemeinen die Interessen der betroffenen Personen oder anderer Menschen schädigen. Bei den Betroffenen

Bayer-ZNS-Symposium, Bd. XIII
Frühdiagnostik und Frühbehandlung psychischer Störungen
Hrsg. J. Klosterkötter

treten unkontrollierbare Impulse mit unbekannter Ursache auf. Das Symptom Impulsivität und mangelnde Selbstkontrolle mit gewalttätigem und explosivem Verhalten findet sich auch in den diagnostischen Kriterien der emotional instabilen Persönlichkeitsstörung sowie der dissozialen Persönlichkeitsstörung mit geringer Frustrationstoleranz und niedriger Schwelle für aggressives und gewalttätiges Verhalten. Diese Krankheitsbilder mit Impulskontrollstörungen sind jedoch im Kindesalter entweder noch nicht zu diagnostizieren wie die Persönlichkeitsstörungen oder sie treten wie Pyromanie und Kleptomanie etc. extrem selten auf.

Impulsivität ist hingegen ein Kernsymptom der hyperkinetischen Störung gemeinsam mit Aufmerksamkeitsstörungen und Hyperaktivität. Unter Impulsivität werden plötzliche Handlungen verstanden, die durchgeführt werden ohne zu überlegen, oder auch die Unfähigkeit, abzuwarten und Bedürfnisse aufzuschieben: „Der Begriff der kognitiven Impulsivität bezeichnet die Tendenz, dem ersten Handlungsimpuls zu folgen und eine Tätigkeit zu beginnen, bevor sie hinreichend durchdacht ist oder bevor sie vollständig erklärt worden ist. Daneben besteht häufig eine motivationale Impulsivität: Die Kinder haben enorme Schwierigkeiten, Bedürfnisse aufzuschieben und abzuwarten, bis sie an der Reihe sind" (Döpfner, 1995). Weiss (1996) beschreibt die spezifischen Veränderungen der Impulskontrolle wie folgt: „Difficulties with inhibitory control, manifested by behavioral and cognitive impulsivity; and inappropriate restlessness. They do not reflect, but jump in where angels fear to tread. They have a hard time regulating their activity, attention and social interactions to conform to be expected norms of the particular situation." Ausgehend von den drei Kardinalsymptomen der hyperkinetischen Störung (ICD-10) bzw. der Aufmerksamkeitsdefizit-/Hyperaktivitätsstörung (DSM-IV; Saß et al., 1996) werden verschiedene Subdiagnosen unterschieden, die in Abbildung 1 zusammengefaßt sind.

Die Kriterien für Impulsivität lauten:

- Platzt häufig mit der Antwort heraus, bevor die Frage zu Ende gestellt ist.
- Kann häufig nur schwer warten, bis er/sie an der Reihe ist.
- Unterbricht oder stört andere häufig.
- Redet häufig übermäßig viel ohne angemessen auf soziale Beschränkungen zu reagieren.

Die Diagnose einer hyperkinetischen Störung bzw. einer Aufmerksamkeitsdefizit-/Hyperaktivitätsstörung verlangt jedoch, daß insgesamt sechs Kriterien der Aufmerksamkeitsstörung oder sechs Kriterien der Hyperaktivität und Impulsivität für mindestens sechs Monate erfüllt sind. Einige Symptome müssen vor dem Alter von 7 Jahren vorhanden sein, wobei die Symptomausprägung in mehr als einer Situation gegeben sein sollte. Die Symptome führen zu einer Beeinträchtigung der sozialen, schulischen oder beruflichen Funktionsfähigkeit, wobei tiefgreifende Entwicklungsstörungen, psychotische Störungen und Angststörungen ausgeschlossen werden müssen.

Neben den genannten Kernsymptomen besteht häufig eine Komorbidität mit oppositionellen Verhaltensstörungen, Störungen des Sozialverhaltens oder emotionalen Auffälligkeiten.

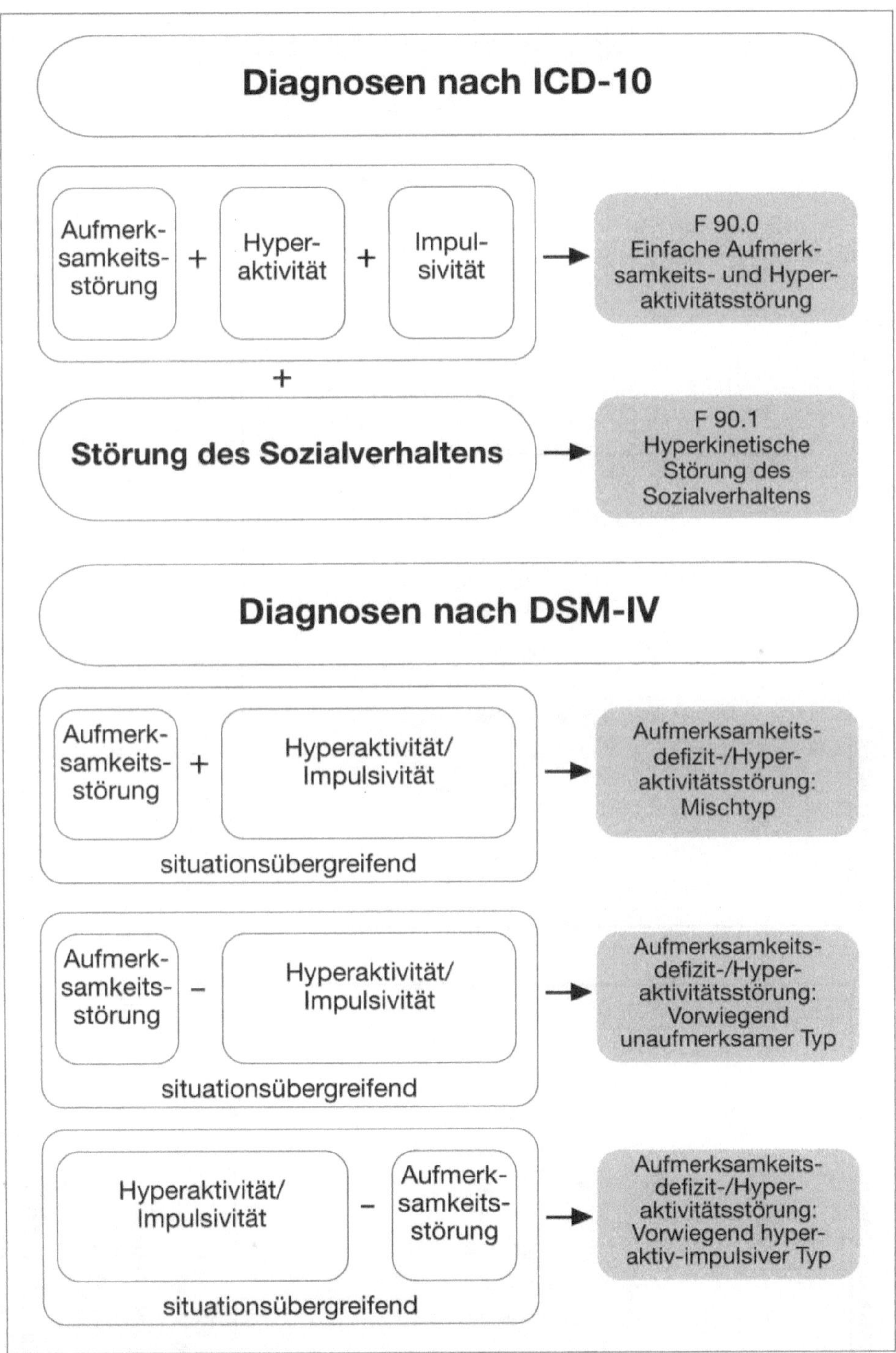

Abb. 1. Diagnostische Einteilung der hyperkinetischen Störung nach ICD-10 sowie der Aufmerksamkeitsdefizit-/Hyperaktivitätsstörung nach DSM-IV (nach Döpfner et al., 1997)

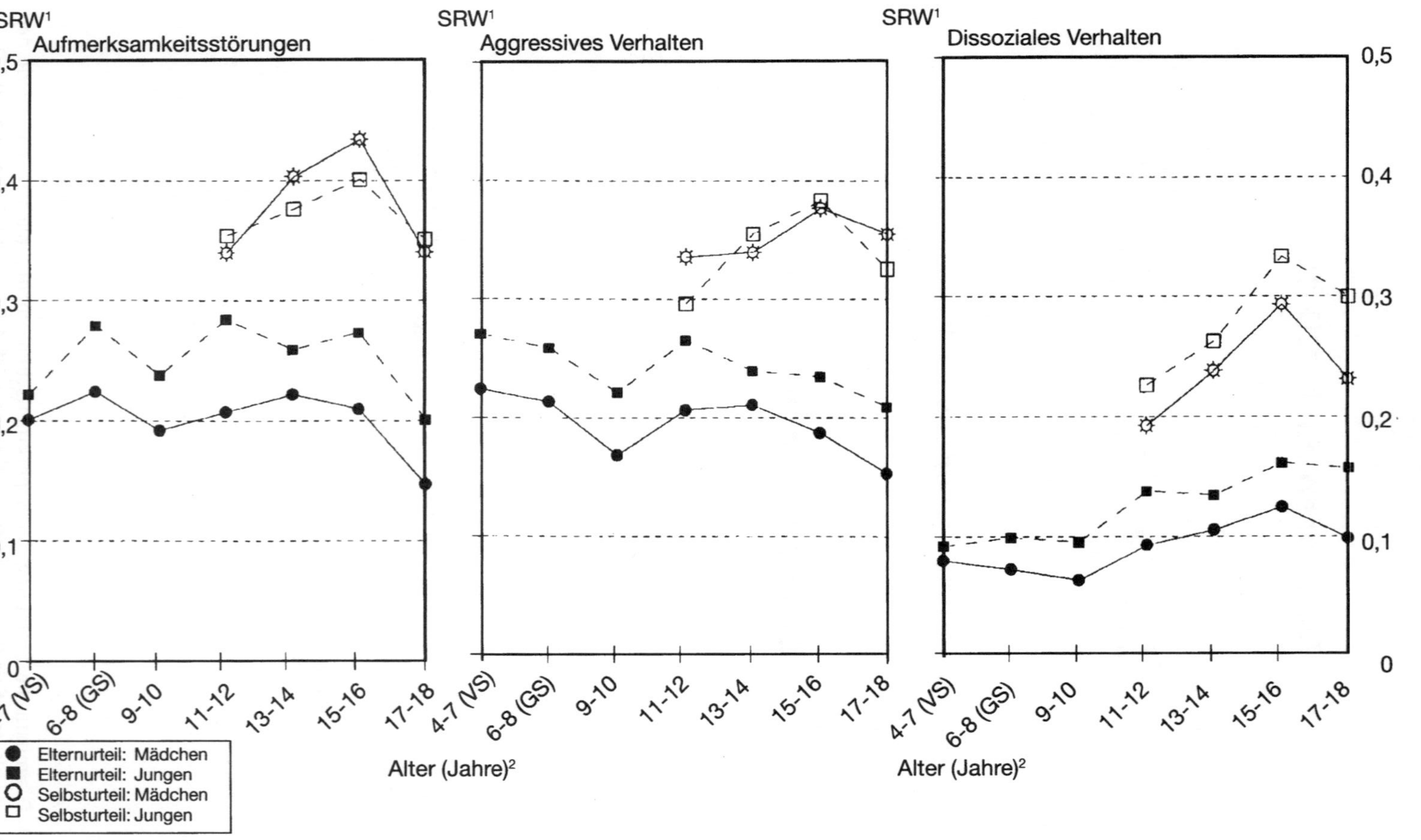

Abb. 2. Einfluß von Alter und Geschlecht auf die Beurteilung von Aufmerksamkeitsstörungen, aggressivem und dissozialem Verhalten bei Kindern und Jugendlichen im Alter von 4 bis 18 Jahren (nach Döpfner et al., 1997)

In einer repräsentativen bundesweiten epidemiologischen Untersuchung mit der „Child-Behavior-Checklist" (Achenbach, 1991) wurden Verhaltensmerkmale von Kindern und Jugendlichen im Alter von 4 bis 18 Jahren erhoben. Informationsquelle war für alle Altersbereiche das Elternurteil, hinzu kam für die 11- bis 18jährigen die Selbsteinschätzung (Döpfner et al., 1997). Abbildung 2 faßt die Ergebnisse zusammen: Bei Aufmerksamkeitsproblemen, bei aggressiven und bei dissozialen Verhaltensweisen werden über die gesamte Altersspanne hinweg Jungen im Vergleich zu Mädchen von den Eltern als signifikant auffälliger eingeschätzt. Im Selbsturteil der Jugendlichen ist der Unterschied zwischen den Geschlechtern für dissoziale Verhaltensweisen zwar signifikant, der Effekt absolut aber eher gering. Die deutlich erhöhte Rate hyperkinetischer Störungen bzw. Störungen der Impulskontrolle bei Jungen konnte auch in vielen klinischen Studien belegt werden, wobei die Jungen-Mädchen-Relation zwischen 3:1 und 9:1 beträgt (Anderson et al., 1987; Holborow u. Berry, 1986). Neben speziellen Fragebogenverfahren und strukturierten Interviews kommt der Verhaltensbeobachtung sowie neuropsychologischen Untersuchungsverfahren eine besondere Bedeutung zu. Auch die Einbeziehung verschiedener Informationsquellen wie Eltern-, Lehrer- und Expertenurteil kann Auskunft über die Situationsabhängigkeit der Symptomatik geben. Andererseits muß jede Festlegung von Grenzwerten, anhand derer Kinder auf einem kontinuierlich verteilten Merkmal in impulsiv auffällig und unauffällig getrennt werden, suspekt bleiben (Döpfner, 1995).

5.2 Prävalenz

Die in den 70er Jahren in England und in Nordamerika durchgeführten Feldstudien zeigten einige Differenzen bei der Schätzung der Prävalenz hyperkinetischer Störungen . In der Isle of Wight-Studie wurden von 2.199 Kindern im Alter von 10 und 11 Jahren nur zwei als hyperkinetisch identifiziert (Rutter et al., 1976). In anderen Studien, die sich hauptsächlich auf das Urteil von Lehrern beriefen, ergaben sich Häufigkeiten zwischen 5 und 10% (Prechtl u. Stemmer, 1962; Stewart et al., 1966; Hussey, 1967; Werner et al., 1968; Hussey u. Gendron, 1970; Miller et al., 1973). Bei der erneuten Analyse der Daten der Isle of Wight-Studie zeigte sich eine Häufigkeit von 8% bezüglich der Lehrerbeurteilung hyperkinetischer Kinder (Schachar et al., 1981). Lambert et al. (1978) untersuchten Kinder unter 11 Jahren unter Einbeziehung der Beurteilung durch Eltern, Lehrer und Ärzte. Dabei ergab sich eine Prävalenz für Hyperaktivität von mehr als 5%, wenn eine der drei Beobachtergruppen das Kriterium für erfüllt ansah. Eine übereinstimmende Beurteilung aller drei Gruppen fand sich jedoch nur bei 1,2% der Kinder. Barkley (1981) faßt die verschiedenen Studien unter Einbeziehung der verschiedenen „Cut off"-Punkte bei den Connors-Skalen zusammen und ermittelt eine Prävalenz von 3 bis 5% für Schulkinder, wobei Jungen zwei- bis dreimal häufiger betroffen sind als Mädchen. In der Mannheimer Feldstudie von Esser et al. (1992) wurde bei 4,2% der 8jährigen Kinder die Diagnose eines hyperkinetischen Syndroms ver-

Tabelle 1. Prävalenz und Verlauf emotionaler, hyperkinetischer und dissozialer Störungen im Kindes- und Jugendalter (Esser et al., 1992)

	Prävalenzraten im Alter von		
Symptomatik	8 Jahren	13 Jahren	18 Jahren
Emotionale Störungen	6,0%	5,8%	7,2%
Hyperkinetisches Syndrom	4,2%	1,6%	1,1%
Dissoziale Störungen	1,8%	8,4%	6,6%

geben. In derselben Kohorte zeigte sich im Alter von 13 Jahren nur noch eine Prävalenz von 1,6%. Im Alter von 18 Jahren litten nur noch 1,1% an einem hyperkinetischen Syndrom. In Tabelle 1 sind diese Angaben den entsprechenden Raten bei emotionalen bzw. dissozialen Störungen gegenübergestellt.

5.3 Altersspezifische Symptomatik und Krankheitsverlauf

Entwickungspsychopathologischen Aspekten kommt bei der Beurteilung von impulsiven Verhaltensmerkmalen eine besondere Bedeutung zu. Der Krankheitsverlauf läßt sich nur dann beurteilen, wenn den altersspezifischen Merkmalen und ihrer Beeinflussung durch therapeutische Interventionen Beachtung geschenkt wird. Viele Eltern berichten, daß bereits im Säuglingsalter ein sehr hohes Aktivitätsniveau ihrer Kinder zu beobachten war. Es kommt zu Gesundheitsproblemen wie Schlafstörungen, Eßschwierigkeiten und gereizten Stimmungswechseln. Die ungünstigen Temperamentsmerkmale bedingen häufig eine negativ kontrollierende Erziehung und belasten bereits sehr früh die Interaktion zwischen Mutter und Kind. Im Kindergartenalter wird die Hyperaktivität durch eine ziellose Aktivität und motorische Unruhe deutlich. Die Kinder verfügen nur über eine geringe Spielintensität und -ausdauer, Freundschaften zu Gleichaltrigen können sie schlecht schließen und ihr oppositionelles Verhalten bringt sie in Gruppen und in der Familie leicht in eine Außenseiterrolle. In mehreren Studien konnte die hohe Stabilität der Symptomatik vom Vorschul- in das Grundschulalter hinein gezeigt werden, d. h. mindestens 50% der Kinder behalten eine erhöhte Ablenkbarkeit, Impulsivität und Unruhe. Es ist diese Chronizität der Symptomatik, die eine frühzeitige Diagnostik und Behandlung dringend erfordert (Cantwell, 1985; Hechtman, 1992). Mit dem Schuleintritt verschärfen sich die Probleme, da die Lehrer bei den betroffenen Schülern über Störungen im Unterricht und eine erhöhte Ablenkbarkeit und Unruhe klagen. Nicht selten kommen Teilleistungsschwächen hinzu, die zusammen mit der mangelnden Aufmerksamkeit zu Lernschwierigkeiten führen und Umschulungen bzw. Klassenwiederholungen notwendig machen. In 30 bis 50% besteht ein aggressives Verhaltensmuster, das eine Ablehnung durch Gleichaltrige bedingt. Leistungsunsicherheit und Selbstwertprobleme erhöhen das Risiko für emotionale Auffälligkeiten. Die Stabilität der Symptomatik wird zwischen dem 6. und 9. Lebensjahr mit 60 bis 70% angegeben.

Im Jugendalter vermindert sich die motorische Unruhe, während Aufmerksamkeitsstörungen und aggressives Verhalten persistieren. Auf die Symptomatik im Erwachsenenalter wird später ausführlich eingegangen werden.

Weiss (1996) erklärt die z. T. nicht ganz übereinstimmenden Angaben in der Literatur mit bestehenden methodischen Schwierigkeiten und einer nicht ausreichenden Vergleichbarkeit der verschiedenen Studien:

- Die diagnostischen Kriterien wurden z. T. unterschiedlich gewählt, Angaben zum Schweregrad finden sich eher selten, vor allem auch nicht für die begleitenden weiteren psychiatrischen Auffälligkeiten. Ausmaß und Vorhandensein von Lernschwierigkeiten werden oft vernachlässigt wie die Beschreibung anderer Entwicklungsstörungen und Ausmaß und Art der Therapie (Thorley, 1984, 1988).
- Einige Studien wurden prospektiv durchgeführt, eine Reihe stellen retrospektive „Catch up"-Untersuchungen dar oder retrospektive „Follow-back"-Studien, in denen Gruppen von devianten Erwachsenen, Alkoholikern usw. hinsichtlich des Vorliegens hyperaktiver Syndrome im Kindesalter untersucht wurden.
- Speziell in langfristigen Follow-up-Studien kommt es zu einer deutlichen Abnahme des ursprünglichen Stichprobenumfangs, wobei insbesondere deviante Subgruppen nicht mehr erreicht werden (Cox et al., 1977).
- Häufig variieren die Dauer des Follow-up-Zeitraums und das Alter der hyperaktiven Probanden zum Katamnesezeitraum.
- Der Umfang der Erhebungsinstrumente variiert beträchtlich, während einige Studien ihr Interesse nur auf wenige Merkmale fokussieren, versuchen andere einen möglichst umfangreichen Merkmalsbereich zu erfassen.

Insbesondere bei der Beurteilung von Untersuchungen über den Verlauf hyperkinetischer Störungen bis hinein ins Erwachsenenalter sind diese methodenkritischen Anmerkungen zu beachten.

Patterson und Mitarbeiter (1989) fassen ihre empirisch gewonnenen Ergebnisse zum Entwicklungsverlauf sowie zur Prognose in einem Verlaufsmodell zusammen, in dem sich die verschiedenen Risikofaktoren gegenseitig verstärken, wobei in jeder Altersstufe ein Ausstieg aus der Symptomatik durch Behandlungseffekte bzw. positive Entwicklungsschritte möglich ist (Abb. 3).

Daß trotz z. T. intensiver Behandlungsmaßnahmen die Verlaufsergebnisse nicht unbedingt ermutigend sind, zeigt eine Follow-up-Studie an hyperkinetischen Kindern über einen Katamnesezeitraum von 8 Jahren. Diese von Barkley et al. (1990) sowie Fischer et al. (1990) publizierten Daten beziehen sich auf eine Gruppe von 123 hyperkinetischen Kindern, die zum Zeitpunkt der Erstuntersuchung zwischen 4 und 12 Jahre alt waren. Als Kontrollgruppe dienten 66 unauffällige Kinder aus dem Bekanntenkreis der Eltern der hyperkinetischen Kinder. Bei über 80% der hyperkinetischen Kinder wurde eine Behandlung mit Methylphenidat durchgeführt, bei 19,5% wurde Pemolin angewandt, über 60% erhielten eine Einzeltherapie mit einer Behandlungsdauer von durchschnittlich 16 Monaten. In knapp 18% wurden gruppentherapeutische Maßnahmen angewandt und in 50% eine Familientherapie. Knapp 10%

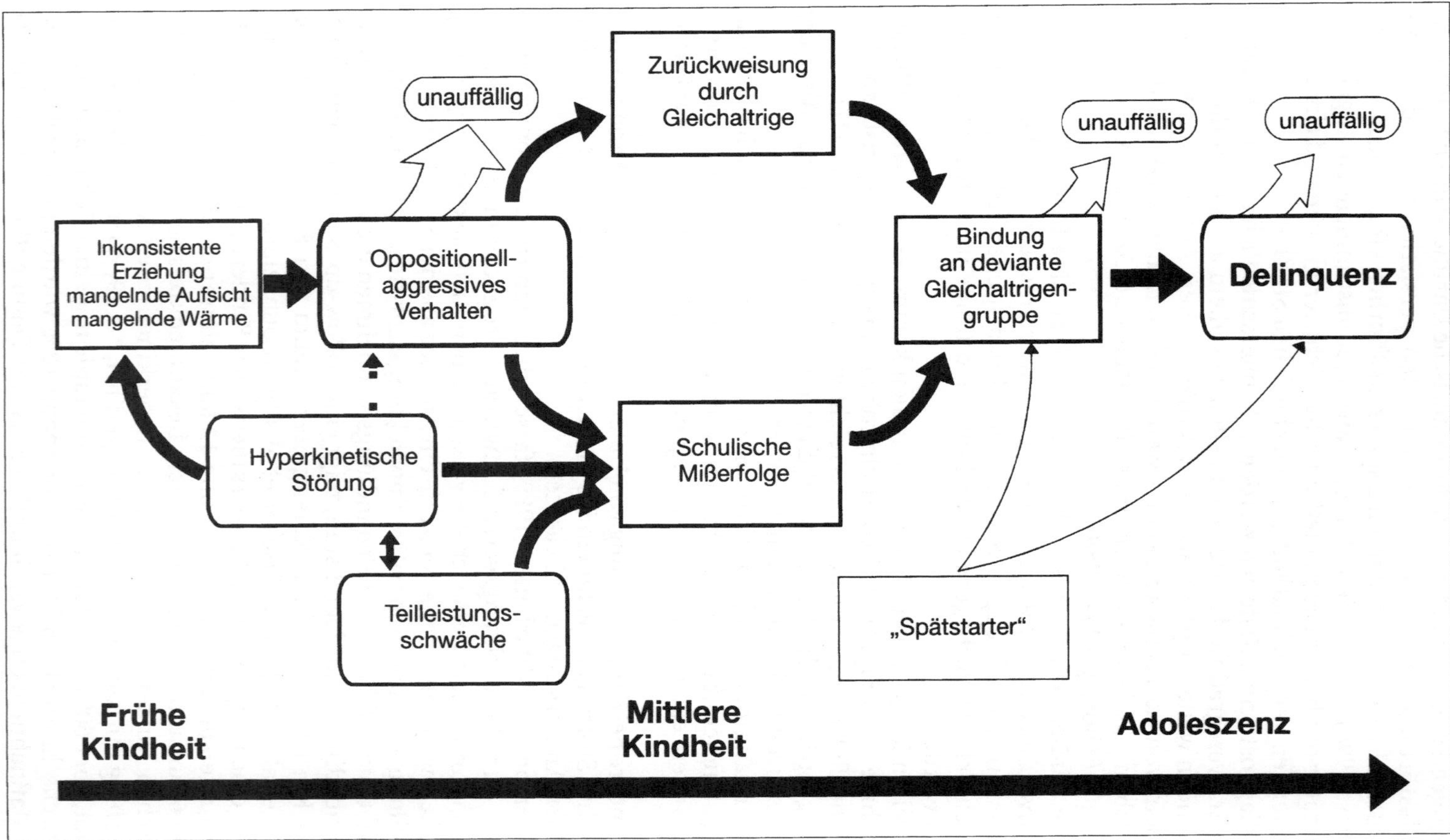

Abb. 3. Einflußfaktoren, die zur Entstehung dissozialen Verhaltens beitragen von der frühen Kindheit bis zur Adoleszenz (nach Döpfner et al., 1997)

dieser Kinder wurden stationär behandelt. Trotz dieser intensiven therapeutischen Maßnahmen bestehen nach einem Katamnesezeitraum von 8 Jahren signifikant häufiger Störungen des Sozialverhaltens und der Aufmerksamkeit (Tabelle 2) sowie ein stärkerer Nikotin-, Alkohol- und Drogenkonsum gegenüber der Kontrollgruppe (Tabelle 3). Die soziale Entwicklung ist darüber hinaus durch eine erhöhte Anzahl von Klassenwiederholungen und Sonderbeschulungen bedroht (Tabelle 4). Diese Daten verdeutlichen, daß eine hohe Persistenz der hyperkinetischen und impulsiven Symptomatik bis ins Erwachsenenalter weiter besteht und dies trotz intensiver medikamentöser und psychotherapeutischer Therapieansätze. Sie belegen auch die Notwendigkeit, zum einen effektivere Behandlungsstrategien für unterschiedliche Altersgruppen von Patienten zu entwickeln und zum anderen Symptomatik und

Tabelle 2. Ergebnisse der Follow-up-Studie an Kindern mit hyperkinetischem Syndrom über einen Katamnesezeitraum von 8 Jahren (Barkley et al. 1990, Fischer et al. 1990). Diagnosen (DSM-III-R) und Symptome zum Nachuntersuchungszeitraum

	Bei Erstuntersuchung	
	Hyperkinetisch (n = 123)	Unauffällig (n = 66)
Aufmerksamkeitsstörung (DSM-III-R)	71,5%	3,0%
Alter bei Beginn der Störung (J, x)	3,7	
Kann nicht sitzen bleiben	60,2%	3,0
Leicht abklenkbar	82,1%	15,2%
Kann nicht abwarten	48,0%	4,5%
Oppositionelle Verhaltensstörung (DSM-III-R)	59,3%	11,5%
Alter bei Beginn der Störung (J, x)	6,7	
Widerspricht ständig Erwachsenen	72,4%	21,1%
Widersetzt sich Aufforderungen Erwachsener	55,3%	9,1%
Beschuldigt andere für eigene Fehler	65,9%	16,7%
Störung des Sozialverhaltens (DSM-III-R)	43,5%	1,6%
Alter bei Beginn der Störung (J, x)	6,0	
Stiehlt	49,6%	7,6%
Lügt	48,8%	4,5%
Legt Feuer	27,6%	0,0%
Schuleschwänzen	21,1%	3,0%
Zerstören fremden Eigentums	21,1%	4,5%
Tierequälen	15,4%	0,0%
Sexuelle Nötigung	5,7%	0,0%
Waffengebrauch bei Auseinandersetzungen	7,3%	0,0%
Körperliche Auseinandersetzungen	13,8%	0,0%
Körperlich grausam gegenüber Menschen	14,6%	0,0%
Dissoziale Störungen (DSM-III-R)	?	?
Drogenbesitz/-mißbrauch/-handel (Selbsturteil)	14,0%	0,0%
Diebstahl (Elternurteil)	38,2%	9,1%
Diebstahl (Selbsturteil)	44,0%	15,0%
Haftstrafen wegen Diebstahls	13,8%	1,5%
Haftstrafen wegen Waffenbesitzes/-gebrauchs	4,9%	0,0%

Tabelle 3. Ergebnisse der Follow-up-Studie an Kindern mit hyperkinetischem Syndrom über einen Katamnesezeitraum von 8 Jahren (Barkley et al. 1990, Fischer et al. 1990). Nikotin-, Alkohol- und Drogenkonsum im Selbsturteil (Altersmittelwert 14,9 Jahre)

	Bei Erstuntersuchung	
	Hyperkinetisch (n = 123)	Unauffällig (n = 66)
Nikotin	48,0%	26,7%
Alkohol	40,0%	21,7%
Marihuana	17,0%	5,0%
Haschisch	7,0%	1,7%
Kokain	4,0%	0,0%
Stimulantien	6,0%	0,0%

Tabelle 4. Ergebnisse der Follow-up-Studie an Kindern mit hyperkinetischem Syndrom über einen Katamnesezeitraum von 8 Jahren (Barkley et al. 1990, Fischer et al. 1990). Schulkarrieren und Sonderbeschulung zum Katamnesezeitpunkt

	Bei Erstuntersuchung	
	Hyperkinetisch (n = 123)	Unauffällig (n = 66)
Schulkarrieren		
Klassenwiederholung	29,3%	10,6%
Suspension vom Unterricht	46,3%	15,2%
Schulverweis	10,6%	1,5%
Schulabbruch	9,8%	0,0%
Sonderbeschulung		
Sonderklassen für Lernstörungen	32,5%	3,0%
Dauer	65,5 Monate	48,0 Monate
Sonderklassen für Verhaltensstörungen	35,8%	6,1%
Dauer	59,1 Monate	37,5 Monate

Ausprägung der Störung im Erwachsenenalter mit geeigneten diagnostischen Methoden zu erkennen.

5.4 Diagnostische Kriterien hyperkinetischer Symptome im Erwachsenenalter

Shaffer (1994) nimmt eine Prävalenz der Aufmerksamkeitsdefizit-/Hyperaktivitätsstörung von 0,3% im Erwachsenenalter an, während Feifel (1996) von 3% ausgeht. Beide Autoren sind davon überzeugt, daß die Diagnose bei Erwachsenen oft unerkannt bleibt, da die Symptomatik nicht mehr so charakteristisch ist wie im Kindesalter. Die Patienten berichten häufig über Beschwerden wie sprunghaftes Denken, Depression und niedriges Selbstwertgefühl, Schwierigkeiten im Beruf zu bestehen, Reizbarkeit, Vergeßlichkeit, Mangel an Organisation, häufige Streitereien und Disziplinprobleme. Feifel hat die im Erwachsenenalter typischerweise auftretenden Symptome für die Aufmerksamkeitsstörung, Hyperaktivität, Impulsivität und Stimmung in ihrer spezifischen Ausprägung zusammengefaßt (Tabelle 5). Für Shaffer (1994) ergeben sich vor allem drei Hauptschwierigkeiten bei der diagnostischen Festlegung: Die Symptomatik muß bis in die Kindheit zurückverfolgt werden können, es liegt häufig eine Komorbidität mit anderen Störungen vor und darüber hinaus kann das klinische Bild anderen Diagnosen ähneln. Wender et al. (1981) empfehlen deshalb ein diagnostisches Vorgehen, das anhand eines retrospektiven Selbstbeurteilungsfragebogens über die Ausprägung früheren impulsiven und aufmerksamkeitsgestörten Verhaltens Auskunft gibt (Wender, 1995; Utah-Rating-Scale). Trotz entsprechender Instrumente ist es jedoch sehr schwierig, genaue Angaben über das frühere Verhalten zu erheben, so daß versucht werden sollte, verschiedene Datenquellen soweit wie möglich einzubeziehen. Informationen der Eltern, Geschwister, naher Verwandter, Lehrer usw. können hilfreich sein, das frühere Verhaltensspektrum zu erfassen (Wender et al., 1981). Neben den Utah-Kriterien kommt dem von Barkley und Mitarbeitern entwickelten „University of Massachusetts Medical Centre (UMMC)"-Protokoll für die Diagnostik von hyperkinetischen Störungen im Erwachsenenalter eine besondere Bedeutung zu. Die Patienten müssen hierbei eine Reihe von Fragebögen ausfüllen, zunächst eine Symptomcheckliste, die revidierte Fassung der SCL 90, dann eine spezielle psychiatrische Symptomskala, eine Checkliste über körperliche Beschwerden sowie einen Fragebogen, der 18 Symptome enthält, die charakteristischerweise bei Erwachsenen mit einer ADHD-Diagnose auftreten können. 14 dieser Merkmale entstammen den DSM-III-

Tabelle 5. Symptomatik des hyperkinetischen Syndroms im Erwachsenenalter nach Feifel (1996)

Aufmerksamkeitsstörungen
- Probleme in Situationen, die passive Aufmerksamkeit erfordern
- Hohe Fehlerrate bei statischen Arbeiten mit wenig Abwechslung
- Ablenkung durch externe Stimuli oder innere Zerstreuung (Tagträume)

Hyperaktivität
- Oft nicht mehr ausgeprägt meßbar
- Vermeiden von Situationen, die Ruhe erfordern (Konzerte, Kirche)
- Angepaßte Bewegungen (Gestikulieren, häufige Positionswechsel)

Impulsivität
- Schwierigkeiten mit Situationen, die passives Warten erfordern (Warteschlange, Restaurant)
- Riskantes Fahrverhalten
- Konversation: Schwierigkeiten, andere ausreden zu lassen

Stimmung
- Starke reaktive Stimmungsschwankungen
- Geringe Frustrationstoleranz
- Geringes Selbstwertgefühl

Item	0	1	2	3	Item	0	1	2	3
1. Körperliche Unruhe					10. Impulsiv				
2. Kognitive Unruhe					11. Redet zu viel				
3. Leicht ablenkbar					12. Schwierigkeiten, Aufgaben alleine zu bewältigen				
4. Ungeduldig					13. Unterbricht andere häufig				
5. Unbeherrscht					14. Scheint anderen nicht zuzuhören				
6. Unberechenbares Verhalten					15. Verliert viele Dinge				
7. Schwierigkeiten, Aufgaben zu Ende zu bringen					16. Vergißt, Dinge zu tun				
8. Wechsel von einer Aufgabe zur nächsten					17. Unternimmt gewagte körperliche Aktivitäten				
9. Schwierigkeiten, Aufmerksamkeit aufrechtzuerhalten					18. Immer auf Achse, wirkt wie getrieben				

Abb. 4. Fragebogen zur retrospektiven Einschätzung hyperkinetischen Verhaltens nach dem Protokoll der University of Massachusetts, Medical Centre (UMMC Barkley, 1990). Auf der 4stufigen Skala werden folgende Ausprägungsgrade eingeteilt: „gar nicht", „etwas", „deutlich", „sehr viel"

Kriterien, vier weitere Items wurden aus einem Fragebogen von Gittelman übernommen. Die Beurteilung erfolgt auf einer 4stufigen Ratingskala (Abb. 4, Barkley, 1990). Neben diesen Interview- und Fragebogenverfahren wird noch eine neuropsychologische Untersuchung durchgeführt, die verschiedene Aspekte der Aufmerksamkeit und Reizverarbeitung überprüft. Weiss und Hechtman (1993) weisen auf die Informationsquelle der Verhaltensbeobachtung hin, während die Patienten die Fragebögen ausfüllen bzw. die testpsychologische Untersuchung durchgeführt wird. In den 1997 publizierten „Practice Parameters for the Assessment and Treatment of Children, Adolescence, and Adults with Attention-Deficit/Hyperactivity-Disorder" der „American Academy of Child and Adolescent Psychiatry" werden das diagnostische und therapeutische Vorgehen bei ADHD im Erwachsenenalter ausführlich dargestellt. Nach Möglichkeit sollten neben der Durchführung von standardisierten Fragebogenverfahren auch frühere Behandlungsunterlagen herangezogen werden. Bei der Erfassung komorbider Störungen sollte besonders auf Persönlichkeitsstörungen, affektive Störungen, Angststörungen, dissoziative Störungen sowie Ticstörungen, Substanzmißbauch und Lernstörungen geachtet werden.

5.5 Symptomatik und Verlauf im Erwachsenenalter

Weiss et al. (1985) konnten zeigen, daß Erwachsene mit hyperaktiven Störungen vermehrt zu Suizidversuchen neigen, über ein geringes Selbstwertgefühl verfügen, niedrigere soziale Fähigkeiten besitzen und sozial isolierter leben. Gittelman et al. (1985) sowie Mannuzza et al. (1988, 1993) berichteten über einen geringeren sozialen Status und eine erhöhtere spätere Kriminalität sowie Drogenmißbrauch bei Erwachsenen mit hyperaktiven Störungen. Auf die erhöhte Komorbidität mit anderen psychiatrischen Erkrankungen wurde bereits hingewiesen (Murphy u. Barkley, 1996; Weiss et al., 1985). Im folgenden sollen die Ergebnisse empirischer Untersuchungen zum psychiatrischen Status, zur Dissozialität, zu Alkohol- und Drogenmißbrauch sowie zur Arbeits- und Berufssituation dargestellt werden.

5.5.1 Psychiatrische Symptomatik

Die Vermutung, daß hyperkinetische Störungen des Kindesalters mit einer verhältnismäßig auffälligen Spätsymptomatik im Erwachsenenalter verbunden sind, führte in den 70er Jahren zu einer Reihe von Untersuchungen an Problemgruppen (Tabelle 6). Shelley und Riester (1972) untersuchten junge Soldaten der US Air Force, die in der Ausbildung bestimmte, insbesondere motorische Auffälligkeiten gezeigt hatten. Neben anderen Schwierigkeiten (neurologische Auffälligkeiten, Intelligenz etc.) berichteten die Eltern der Soldaten bei der Hälfte der Fälle von Hyperaktivität im Kindesalter. Wood et al. (1976) untersuchten Patienten einer psychiatrischen Ambulanz, bei denen Symptome wie geringe Aufmerksamkeit, Impulsivität, Rastlosigkeit und emotionale Labilität vorherrschend waren. Die Eltern der Patienten füllten den „Abbreviated-Conners-Parent-Rating-Scale“-Fragebogen über das Verhalten ihrer Kinder im Alter von 6–10 Jahren aus. Danach waren 66% der Patienten im klinisch auffälligen Bereich (95. Perzentile) für Hyperaktivität im Kindesalter beurteilt worden. Beide Studien deuteten damit trotz methodischer Probleme und dem Fehlen einer Kontrollgruppe auf eine Persistenz des hyperkinetischen Syndroms bis ins Erwachsenenalter hin.

In einer Untersuchung an 133 ehemals adoptierten Kindern explorierten Goodwin et al. (1975) den psychiatrischen Status der Probanden. 14 davon litten an Alkoholismus. Die Gruppe der Alkoholiker wurde den übrigen 119

Tabelle 6. Psychiatrischer Status: Follow-back-Studien

Literatur	n	Gruppe	Ergebnisse
Shelley u. Riester 1972	16	Soldaten mit Ausbildungsproblemen	50% Hyperkinetiker im Kindesalter
Wood et al. 1976	15	Ambulanzpatienten mit HKS-Symptomen	66% Hyperkinetiker im Kindesalter
Goodwin et al. 1975	14	Alkoholiker[1]	50% Hyperaktivität im Kindesalter
Gomez et al. 1981	100	Stationäre psychiatrische Patienten	32% hyperkinetisches Syndrom als Kind 20% hyperkinetisches Syndrom als Kind und Erwachsener

[1] Aus einer Stude mit adoptierten Kindern (n=133)

ehemals Adoptierten gegenübergestellt. Dabei zeigte sich, daß 50% der Alkoholiker als Kind hyperaktiv gewesen waren, während nur 15% der Kontrollgruppe ähnliche Auffälligkeiten gezeigt hatten. Die Studie wies damit auf einen möglichen Zusammenhang zwischen Hyperaktivität im Kindesalter und späterem Alkoholismus hin.

Gomez et al. (1981) untersuchten 100 stationäre Langzeitpatienten einer psychiatrischen Klinik und verglichen sie mit 28 gesunden Kontrollpersonen. Die Patienten wurden nach Diagnosegruppen unterteilt: Psychosen, affektive Störungen, Alkoholismus und Persönlichkeitsstörungen. Die Autoren entwikkelten einen Screening-Fragebogen zur Erfassung von kindlichen Störungen bestehend aus 12 der 61 Fragen aus dem „Wender-Utah-Personality-Inventory" und verwendeten 16 Fragen aus dem „Utah-Personality-Inventory-Current-Behavior-Questionnaire" zur Beurteilung des hyperkinetischen Syndroms im Erwachsenenalter. Insgesamt erfüllten 32% der Patienten das Kriterium der kindlichen hyperkinetischen Störung gegenüber 4% in der Kontrollgruppe. Bei 20% der Patienten war die Symptomatik im Kindes- und im Erwachsenenalter nachweisbar, wobei die Gruppe der Patienten mit Persönlichkeitsstörungen häufiger betroffen war.

Die retrospektiven Studien, bei denen die Diagnose der kindlichen Hyperaktivität anhand klinischer Akten gestellt wurde, bestätigten die Follow-back-Studien zum Teil, fügten aber noch einige wichtige Aspekte hinzu (Tabelle 7). Am häufigsten zitiert wird die Untersuchung von Menkes et al. (1967), die 22 Patienten untersuchten, die 25 Jahre zuvor in der „John Hopkins Child Psychiatry" wegen hyperkinetischer Auffälligkeiten und Lernschwierigkeiten behandelt worden waren. Bei drei der Patienten stellten die Autoren eine persistierende hyperkinetische Störung fest, 4 Patienten litten an Psychosen und bei 2 Patienten wurde eine geistige Behinderung beobachtet. Weitere 4 Patienten litten an keiner aktuellen psychischen Erkrankung, waren jedoch im Laufe der Zeit häufiger in psychiatrischer Behandlung gewesen. Der aus dieser Studie vermutete Zusammenhang zwischen hyperkinetischen Störungen und Psychosen hat sich jedoch in keiner späteren Studie bestätigen lassen. Auffällig ist jedoch die hohe Rate von psychischen Störungen insgesamt.

Borland und Heckman (1976) untersuchten 20 von ursprünglich 37 Männern, die in der Kindheit die diagnostischen Kriterien für eine hyperkinetische Störung erfüllt hatten. Das durchschnittliche Alter zum Zeitpunkt der Nachuntersuchung betrug 30 Jahre. 19 Brüder der Patienten dienten als Kontrollgruppe. Die Hälfte der Patienten litt noch immer unter Aufmerksamkeitsstörungen und Hyperaktivität, 20% zeigten deutliche dissoziale Symptome. Bei Feldman et al. (1979), die 81 Hyperkinetiker im Alter von 21 Jahren nachuntersuchten, bestätigte sich der Befund der zu 50% persistierenden HKS-Symptome, obwohl die Patienten u. a. auch mit Stimulantien behandelt worden waren. 10% litten unter ernsthaften Emotional- oder Verhaltensstörungen. In der Studie von Loney et al. (1983), die primär darauf ausgelegt war, dissoziales Verhalten zu erfassen, wurde bei 45% der Patienten die Diagnose dissoziale Persönlichkeitsstörung nach SADS-L-Kriterien vergeben gegenüber 18% in der Kontrollgruppe.

Tabelle 7. Psychiatrischer Status

Literatur	n	Alter	Ergebnisse
Retrospektive Studien			
Menkes et al. 1967	22	22–40	4 Psychosen, 2 geistige Behinderung, 3 hyperkinetisches Syndrom, 4 keine aktuelle psychische Erkrankung, jedoch vorher in Behandlung
Borland u. Heckman 1976	20	30	50% hyperkinetisches Syndrom 20% Dissozialität
Feldman et al. 1979	81	21	50% Teilsymptome des hyperkinetischen Syndroms 10% Emotional- und Verhaltensstörungen
Loney et al. 1983	22	21	45% dissoziale Persönlichkeitsstörung
Prospektive Studien			
Gittelman et al. 1985	101	16–23	Hyperkinetisches Syndrom (31% zu 3%) Dissoziale Persönlichkeitsstörung (27% zu 8%)
Weiss et al. 1985	63	21–33	Teilsymptome des hyperkinetischen Syndroms (36% zu 7%) Dissoziale Persönlichkeitsstörung (23% zu 2,4%)
Mannuzza et al. 1991	50	18	Hyperkinetisches Syndrom (30% zu 4%) Teilsymptome des hyperkinetischen Syndroms (42% zu 7%) Dissoziale Persönlichkeitsstörung (28% zu 12%) DSM-III-Diagnose (50% zu 24%)
Mannuzza et al. 1993[1]	91	23–30	Hyperkinetisches Syndrom (8% zu 1%, Trend) Dissoziale Persönlichkeitsstörung (18% zu 2%) DSM-III-R-Diagnose (33% zu 16%)

[1] Selbe Kohorte wie bei Gittelman et al. 1985

Bis heute gibt es nur zwei große prospektive Studien, in denen die ehemals hyperkinetischen Kinder bis deutlich ins Erwachsenenalter verfolgt wurden. In Montreal untersuchten Weiss et al. (1985) 63 Patienten mit im Durchschnitt 25 Jahren (21 bis 33) im Vergleich zu einer gesunden Kontrollgruppe. Dissoziale Persönlichkeitsstörung war die einzige Diagnose nach DSM-III, die in der Patientengruppe signifikant häufiger war (23% zu 2%, $p < 0{,}01$). Allerdings berichteten 36% der Patienten von mindestens einem Kernsymptom der hyperkinetischen Störung, in der Kontrollgruppe tat dies nur ein Proband. Leider konnten bei dieser Studie nur 60% der ursprünglichen Patienten nachuntersucht werden.

In der großen New Yorker Kohorte, die zum Zeitpunkt 18 Jahre (Gittelman et al. 1985) und 25 Jahre (Mannuzza et al. 1993) nachuntersucht wurde, zeigte sich das hyperkinetische Syndrom zum ersten Untersuchungszeitpunkt noch bei 31% der Patienten persistierend (gegenüber 3% in der Kontrollgruppe), im Alter von 25 Jahren konnte die Diagnose jedoch nur noch bei 8% der Patienten vergeben werden (Kontrollgruppe 1%, p <0,1 Trend). Stabiler zeigte sich die Diagnose der dissozialen Persönlichkeitsstörung. Im Alter von 18 Jahren waren 27% der Patienten davon betroffen, im Alter von 25 Jahren noch 18%. Beide Werte sind signifikant höher als in der Kontrollgruppe. Insgesamt wurde an 33% der 25jährigen eine DSM-III-R-Diagnose vergeben (Kontrollgruppe 16%, p <0,05).

In einer weiteren Kohorte konnten Mannuzza et al. (1991) bei 50 Patienten im Alter von 18 Jahren zu 30% ein hyperkinetisches Syndrom (DSM-III) nachweisen. 42% litten an mindestens einem Kernsymptom. Die dissoziale Persönlichkeitsstörung fand sich zu 28% gegenüber 12% in der Kontrollgruppe (p <0,05). DSM-III-Diagnosen wurden in dieser Studie an 50% der Patienten vergeben, in der Kontrollgruppe waren es jedoch immerhin auch 24%.

5.5.2 Dissoziales Verhalten

Dissozialität ist zwar für die Diagnose des hyperkinetischen Syndroms im Erwachsenenalter nicht erforderlich, einige Autoren weisen jedoch darauf hin, daß Impulskontrollstörungen und emotionale Labilität im Rahmen des Syndroms häufig vorkommen und zu dissozialem Verhalten führen können (Tabelle 8). Morrison und Minkoff (1975) stellten eine Reihe von Einzelfallberichten zusammen, in denen eruptive Persönlichkeitszüge in Zusammenhang mit hyperkinetischen Störungen im Kindesalter gesehen werden. Dieses Ergebnis konnte jedoch nicht in allen Follow-back-Studien nachvollzogen werden. In der schon zitierten Studie von Wood et al. (1976) hatte nur ein Patient „Ärger mit dem Gesetz". Bei Mattes et al. (1984) wurden 2 von 29 Patienten mit dissozialer Persönlichkeitsstörung diagnostiziert – kein Unterschied zur Vergleichsgruppe. Morrison untersuchte 48 Patienten einer psychiatrischen Ambulanz mit anamnestischen Hinweisen auf ein hyperkinetisches Syndrom in der Kindheit auf dissoziales Verhalten und verglich sie mit anderen Ambulanzpatienten ohne HKS-Anamnese. Bei zwei Drittel der Patienten aus der HKS-Gruppe fanden sich Hinweise auf Gewaltanwendung oder Verbrechen gegenüber einem Drittel in der Vergleichsgruppe. Insbesondere der An-

Tabelle 8. Dissoziales Verhalten: Follow-back-Studien

Literatur	n	Gruppe	Ergebnisse
Morrison u. Minkoff 1975	–	Einzelfallberichte	Großer Anteil der HKS-Symptomatik besteht aus dissozialem Verhalten
Wood et al. 1976	15	Ambulanzpatienten mit HKS-Symptomen	7% dissoziale Persönlichkeitsstörung
Morrison 1979 u. 1980	48	Psychiatrische Patienten mit HKS-Anamnese	Höherer Anteil an Dissozialität, 3fach höherer Anteil „Gewalt gegen Personen", 2/3 mit Gewalt- oder Verbrechensanamnese

Tabelle 9. Dissoziales Verhalten

Literatur	n	Alter	Ergebnisse
Retrospektive Studien			
Laufer 1971	66	15–26	30% Probleme mit der Polizei, keiner im Gefängnis
Borland u. Heckman 1976	20	30	Keine Unterschiede bei schwerer Dissozialität
Feldman et al. 1979	48	21	Dissoziales Verhalten nicht häufiger
Loney et al. 1983	22	21	Dissoziale Persönlichkeitsstörung nach SADS-L-Kriterien (45% zu 18%). Dissoziales Verhalten nach CAPS: - Gewalt gegen Personen - Waffengebrauch - Verurteilungen und Gefängnis (41% zu 5%)
Satterfield et al. 1982	110	14–21	Größerer Anteil und häufiger für schwere Vergehen verurteilt
Prospektive Studien			
Milman 1979	73	15–23	14% dissoziale Persönlichkeitsstörung
Gittelman et al. 1985	101	16–23	Dissoziale Persönlichkeitsstörung (27% zu 8%)
Weiss et al. 1985	63	21–33	Dissoziale Persönlichkeitsstörung (23% zu 2,4%)
Mannuzza et al. 1991	50	18	Dissoziale Persönlichkeitsstörung (28% zu 12%)
Mannuzza et al. 1993[1]	91	23–30	Dissoziale Persönlichkeitsstörung (18% zu 2%)

[1] Selbe Kohorte wie bei Gittelman et al. 1985

teil der Patienten mit Gewaltanwendung gegen Personen war dreimal höher als in der Kontrollgruppe.

Auch in den retrospektiven Studien zeichnete sich kein einheitliches Bild ab (Tabelle 9). Sowohl Borland und Heckman (1976) als auch Feldman et al. (1979) fanden keinen signifikanten Unterschied zur jeweiligen Kontrollgruppe bezüglich schweren dissozialen Verhaltens. Laufer (1971) verschickte einen Fragebogen an die Eltern von 100 ehemaligen HKS-Patienten, 66 konnten ausgewertet werden. Die Eltern berichteten zu 30% von „Problemen mit der Polizei", jedoch war keiner aktuell in Haft. Loney et al. (1983) verwendeten in ihrer Untersuchung an 22 Patienten mit hyperkinetischem Syndrom in der Kindheit und ihren nicht hyperkinetischen Brüdern sehr differenzierte Instrumente zur Erfassung der Dissozialität. Nach den Kriterien des modifizierten SADS-L (Schedule for Affektive Disorders and Schizophrenia, Lifetime Version) erfüllten 45% die Kriterien für eine dissoziale Persönlichkeitsstörung, verglichen mit 4% der Brüder. Im „Iowa Crime and Punishment Survey" (CAPS) fanden sich signifikante Unterschiede bei Waffenbesitz, bewaffnetem Kampf, angedrohten

Verletzungen und Beinaheverletzungen. In der Kategorie „Bewaffnete Auseinandersetzung mit Verletzung, die medizinische Versorgung erfordert" waren ehemalige Hyperkinetiker sehr viel häufiger vertreten als ihre Brüder. Verurteilungen und Haft hatten Hyperkinetiker schon zu 45% erlebt, während nur 5% ihrer Brüder davon betroffen waren. Satterfield et al. (1982) werteten die Polizeiakten von 110 Jugendlichen und jungen Erwachsenen (14–21 Jahre, Durchschnitt 17,3 Jahre) aus, die in ihrer Kindheit als Hyperkinetiker diagnostiziert worden waren und verglichen sie mit 88 nach Alter und sozioökonomischen Status gematchten Kontrollpersonen. Der Anteil mit „schweren Verbrechen" (z. B. Raub, Einbruch, Autodiebstahl und bewaffneter Überfall) war signifikant höher in der Gruppe der ehemaligen Hyperkinetiker. In der Kategorie „einmalige Verurteilung" waren 58% der ehemaligen Hyperkinetiker aus der Unterschicht, 36% aus der Mittelschicht und 52% aus der Oberschicht vertreten. In der Vergleichsgruppe waren es nur 11%, 9% und 2% ($p < 0{,}5$). Bei mehrfachen Verurteilungen war der Unterschied noch deutlicher: 45%, 25% und 28% zu 6%, 0% und 0% nach Unter-, Mittel- und Oberschicht. 25% aus der Gruppe der Hyperkinetiker waren für ihr delinquentes Verhalten zu Haftstrafen verurteilt worden, in der Vergleichsgruppe war dies nur bei 1% der Fall.

In den prospektiven Studien wurde die Dissozialität nach DSM beurteilt und Diagnosen vergeben. Milman (1979) untersuchte 73 Patienten im Alter von 15–23 Jahren, die in der Kindheit mit „Minimal Brain Syndrome" diagnostiziert worden waren. Zum Follow-up-Zeitpunkt wurde 14% dieser Patienten eine dissoziale Persönlichkeitsstörung zugeordnet. In der Montreal-Studie von Weiss et al. (1985) hatten 23% die Diagnose dissoziale Persönlichkeitsstörung nach DSM-III erhalten. In der New Yorker Kohorte lag der Prozentsatz zum ersten Untersuchungszeitpunkt bei 27% (Gittelman et al. 1985), bei der zweiten Untersuchung fünf Jahre später bei 18% (Mannuzza et al. 1993). In der zweiten Kohorte von Mannuzza lag der Anteil bei 28%.

Aus den genannten Studien läßt sich schließen, daß bei etwa einem Viertel der Hyperkinetiker mit zum Teil erheblichen dissozialen Komplikationen gerechnet werden muß.

5.5.3 *Alkohol- und Drogenmißbrauch*

Schon früh wurde die Vermutung geäußert, daß es bei ehemaligen Hyperkinetikern gehäuft zu Alkohol- und Drogenmißbrauch komme. Allerdings sind die Ergebnisse der bisherigen Studien uneinheitlich (Tabelle 10). Goodwin et al. (1975) und Wood et al. (1983) untersuchten jeweils Alkoholiker und fanden bei 50% bzw. 33% hyperkinetische Symptome in der Kindheit. Auch Morrison (1979) berichtete von einem gehäuften Auftreten von Alkoholismus bei seinen hyperkinetischen Ambulanzpatienten. Mattes et al. (1984) fanden keinen signifikanten Unterschied bezüglich des Alkohol- und Drogenmißbrauchs zwischen Patienten einer psychiatrischen Ambulanz mit und ohne Anamnese eines hyperkinetischen Syndroms. Allerdings waren körperlich abhängige Patienten vorher ausgeschlossen worden.

Tabelle 10. Alkohol- und Drogenmißbrauch: Follow-back-Studien

Literatur	n	Gruppe	Ergebnisse
Goodwin et al. 1975	14	Alkoholiker[1]	50% Hyperkinetiker im Kindesalter
Morrison 1979	48	Psychiatrische Patienten mit HKS-Anamnese	Höherer Anteil an Alkoholismus als in Kontrollgruppe
Wood et al. 1983	27	Alkoholiker	33% HKS-Residuum nach DSM-III
Mattes et al. 1984	27	Psychiatrische Patienten mit HKS-Anamnese	Kein Unterschied zur Kontrollgruppe

[1] Aus einer Vergleichsstudie adoptierter Kindern (n = 133)

In Laufers (1971) Fragebogenaktion hatten fünf der 66 ehemaligen Hyperkinetiker Erfahrungen mit Marihuana oder LSD, drei nahmen gelegentlich nicht rezeptierte Stimulantien, jedoch wurde von keinem ein regelmäßiger Drogenkonsum berichtet. Bei vier Patienten fand sich ein exzessiver Alkoholkonsum. Diese Studie ist jedoch mit Vorsicht zu betrachten, da der Rücklauf nur bei 66% lag und von den befragten Eltern sichere Angaben zum Alkohol- und Drogenkonsum ihrer erwachsenen Kinder nicht zu erwarten sind. In den anderen retrospektiven Studien zeigten sich die ehemaligen Hyperkinetiker eher unauffällig, was Alkohol- und Drogenmißbrauch betraf (Tabelle 11). Bei Borland und Heckman (1976) waren weder unter den Patienten noch unter den Kontrollpersonen Alkoholiker, ein Patient war drogenabhängig. Feldman et al. (1979) fanden keinen Unterschied zur Kontrollgruppe für Marihuana und nur einen geringen Gebrauch von nicht rezeptierten Stimulantien. Allerdings waren 16% der Patienten schon morgens betrunken in der Schule oder bei der Arbeit angetroffen worden. Loney et al. (1983) fanden keinen Unterschied zur Kontrollgruppe. Ein Vergleich zum „National Survey", einer groß angelegten Untersuchung in der Bevölkerung der USA, zeigte bei den Hyperkinetikern eine größere Erfahrung im Umgang mit Drogen, ohne daß dies zu einer erhöhten Abhängigkeitsrate geführt hatte.

In Milmans (1979) Kohorte von 73 ehemaligen Hyperkinetikern fand sich nur ein Patient, der einen Marihuana-Gebrauch angab, kein Patient wurde als Alkoholiker eingestuft. Auch Weiss et al. (1985) konnten in der Montrealer Kohorte zum Zeitpunkt der Nachuntersuchung im Alter von durchschnittlich 25 Jahren keinen Unterschied zur Kontrollgruppe feststellen. In der New Yorker Kohorte war Alkoholmißbrauch nicht häufiger als in der Kontrollgruppe, wohl aber Drogenmißbrauch (Gittelman et al. 1985, Mannuzza et al. 1993). Die Autoren wiesen jedoch auf den Zusammenhang zwischen noch bestehender hyperkinetischer Symptomatik und Drogenmißbrauch hin. Es bestand kein Unterschied mehr zu der Kontrollgruppe, als die aktuellen Hyperkinetiker aus der Berechnung ausgeschlossen wurden.

Zusammenfassend läßt sich gegenwärtig sagen, daß keine eindeutigen Hinweise für eine erhöhte Vulnerabilität erwachsener Hyperkinetiker für

Tabelle 11. Alkohol- und Drogenmißbrauch

Literatur	n	Alter	Ergebnisse
Retrospektive Studien			
Laufer 1971	66	15–26	5 Erfahrung mit Marihuana oder LSD 3 Stimulantiengebrauch (nicht rezeptiert) 4 exzessiver Alkoholabusus 0 regelmäßiger Drogengebrauch
Borland u. Heckman 1976	20	30	Weder unter Patienten noch unter Kontrollen waren Alkoholiker; 1 Patient war drogenabhängig
Feldman et al. 1979	48	21	Kein Unterschied für Marihuana Geringer Gebrauch von Stimulantien 16% betrunken in der Schule oder bei der Arbeit
Loney et al. 1983	22	21	Kein Unterschied zu Kontrollgruppe Mehr Erfahrung mit Drogen im Vergleich zum „National Survey"
Prospektive Studien			
Milman 1979	73	15–23	Kein Alkoholiker; 1 Patient mit Marihuana-Gebrauch
Gittelman et al. 1985	101	16–23	Drogenmißbrauch stark erhöht, Alkohol nicht Bei Ausschluß der aktuellen Hyperkinetiker kein Unterschied zur Kontrollgruppe
Weiss et al. 1985	63	21–33	Kein Unterschied zur Kontrollgruppe
Mannuzza et al. 1993[1]	91	23–30	Drogenmißbrauch erhöht (16% zu 4%) Alkoholmißbrauch: kein Unterschied zur Kontrollgruppe

[1] Selbe Kohorte wie bei Gittelman et al. 1985

Alkoholmißbrauch bestehen. Es scheint jedoch gehäuft zu Drogenmißbrauch zu kommen.

5.5.4 *Arbeits- und Berufssituation*

Die von Borland und Heckman (1976) untersuchten ehemaligen Hyperkinetiker hatten zum Zeitpunkt der Befragung alle eine Arbeit oder studierten (Tabelle 12). Allerdings zeichneten sie sich durch eine höhere Anzahl von Nebentätigkeiten und Wechsel der Arbeitsstellen aus. Trotz durchschnittlich niedrigerem Schulabschluß erreichten die Hyperkinetiker fast den selben sozioökonomischen Status wie die Probanden der Kontrollgruppe. Die Autoren vermuteten, daß dies möglicherweise ein Ergebnis der häufigeren Nebentätigkeiten und der insgesamt „härteren" Arbeitsweise der Hyperkinetiker sei. Weiss et al. (1985) befragten bei 18 Patienten ihrer Kohorte die Lehrer und unmittelbaren Vorgesetzten. Im Lehrerurteil schnitten die Hyperkinetiker deutlich schlechter ab als die Kontrollpersonen, Vorgesetzte beurteilten die

Tabelle 12. Arbeit und Beruf

Literatur	n	Alter	Ergebnisse
Borland u. Heckman 1976 (retrospektiv)	20	30	Alle hatten Arbeit oder studierten Mehr Nebenberufe und häufigerer Berufswechsel Sozioökonomischer Status geringfügig niedriger als in Kontrollgruppe
Weiss et al. 1985 (prospektiv)	18	19	Schlechtere Schulleistungen Bei Vorgesetzten der Arbeitsstelle gleich eingestuft
Weiss et al. 1985 (prospektiv)	37	25	Schlechtere Leistungen im "social skill test" In 2 von 3 Tests zum Selbstwertgefühl schlechtere Werte als Kontrollgruppe

Hyperkinetiker jedoch nicht abweichend. Bei 37 Patienten führten sie einen „social skill test" durch, eine Befragung zu sozialen Fertigkeiten. Dabei schnitten die Hyperkinetiker in allen Bereichen deutlich schlechter ab als die Kontrollpersonen. In zwei von drei Tests zum Selbstwertgefühl erreichten sie ebenfalls signifikant geringere Werte.

Aus diesen Untersuchungen läßt sich schließen, daß ehemalige Hyperkinetiker durchschnittlich schlechtere Startchancen für das Berufsleben haben. Wie stark sich diese Defizite jedoch auf Dauer auswirken, kann im Moment noch nicht ausreichend beurteilt werden.

5.6 Zusammenfassung und Schlußfolgerungen

Nach Weiss (1996) fehlen noch Follow-up-Studien von Kindern mit hyperaktiven Störungen in das Erwachsenenalter hinein. Es sei noch nicht ausreichend geklärt, ob die Aufmerksamkeitsdefizit-/Hyperaktivitätsstörung für sich alleine ein Risikofaktor für späteres dissoziales Verhalten darstellt oder ob erst eine erhöhte Komorbidität die Symptomatik maßgeblich beeinflußt. Eine möglichst frühzeitige Differenzierung komorbider Symptome ist speziell für Langzeitstudien notwendig, um deren Bedeutung als prädiktive Faktoren für das Erwachsenenalter besser beurteilen zu können. Erwachsene Patienten mit hyperaktiven Störungen weisen generell eine erhöhte psychopathologische Symptomatik auf und verfügen über geringere soziale Fähigkeiten. Die Behandlung mit Stimulantien hat sich auch bei älteren Patienten als effizient für die Zielsymptome erwiesen und in den Leitlinien der „American Academy of Child and Adolescent Psychiatry" (1997) finden sich entsprechende Empfehlungen. Die Datenlage hinsichtlich psychosozialer und psychoedukativer Methoden ist jedoch noch sehr ungenügend (Hallowell u. Ratey, 1994; Wender, 1990). Für den deutschsprachigen Raum bleibt festzustellen, daß die Entwicklung bzw. Übersetzung englischsprachiger standardisierter Erhebungsinstrumente bislang kaum erfolgt ist und dringend nachgeholt werden sollte (Brown, 1996). In verschiedenen Untersuchungen hat sich die Validität der Diagnose ADHD im Erwachsenenalter bestätigen können (Spencer et al., 1994), auch wenn die methodischen Schwierigkeiten, insbesondere der retrospektiven Datenerhebungen die Aussagekraft limitieren. In den USA führte das beträchtliche Interesse der öffentlichen Medien an diesem Krankheitsbild dazu, daß die Diagnose zu häufig gestellt wurde. Feifel (1996) sowie Shaffer (1994) betonen jedoch, daß ADHD häufig bei Erwachsenen unerkannt bleibt und zu vielfältigen emotionalen und sozialen Problemen führen kann.

Die Zusammenfassung der zuvor dargestellten empirischen Befunde verdeutlicht darüber hinaus, daß Aufmerksamkeitsstörungen, Hyperaktivität und Impulsivität keinesfalls nur Symptome der Kindheit und Adoleszenz darstellen, sondern in ihrer veränderten psychopathologischen Charakteristik auch im Erwachsenenalter diagnostiziert werden sollten:

- 30 bis 66% der hyperkinetischen Kinder leiden auch im Erwachsenenalter unter den Symptomen oder Folgeproblemen.
- Circa 30% zeigen ein noch voll ausgeprägtes Bild des hyperkinetischen Syndroms.
- 18 bis 36% weisen ein dissoziales Verhalten auf.
- Bei 14 bis 27% wird eine dissoziale Persönlichkeitsstörung festgestellt.
- Drogenmißbrauch kommt bei hyperkinetischen Erwachsenen häufiger vor, für Alkoholmißbrauch liegen keine eindeutigen Ergebnisse vor.
- Bei einer Persistenz der hyperkinetischen Symptomatik kommt es zu einer hohen Komorbidität, zu dissozialem Verhalten.
- Es liegen wenige Untersuchungen zur beruflichen Situation vor, die jedoch verdeutlichen, daß hyperkinetische Erwachsene häufiger die Arbeitsstelle wechseln, mehr Nebentätigkeiten aufnehmen und einen geringeren sozioökonomischen Status haben.

Weiss und Hechtman (1993) berichten in ihrem Buch „Hyperactive Children Grown Up", wie hyperkinetische Erwachsene ihre Behandlung erlebten, als sie Kinder bzw. Jugendliche waren. Die verschiedenen Therapiemaßnahmen wurden von ihnen überraschend gut erinnert, wobei eine unterstützende Haltung der Eltern, Lehrer und Freunde einen wichtigen Stellenwert einnahmen. Die meisten seien nur unzureichend über die Medikamentenwirkung informiert worden und hätten sich mehr Gelegenheit gewünscht, hierüber mit dem Arzt zu sprechen. Da es sich bei hyperkinetischen Störungen häufig um eine chronische Symptomatik handelt, bei der eine hohe Compliance für die notwendige Langzeitbehandlung besonders wichtig ist, sollten diese Hinweise für unser Beratungsvorgehen von Bedeutung sein und zu einer kritischen Reflexion unserer therapeutischen Haltung führen.

Literatur

Achenbach, TM: Manual for the Child Behavior Checklist/4-18 and 1991 Profile. University of Vermont, Department of Psychiatry, Burlington 1991

American Academy of Child and Adolescent Psychiatry (1997) Practice parameters for the assessment and treatment of children, adolescents, and adults with attention-deficit/hyperactivity disorder. J Am Acad Child Adolesc Psychiatry 36 (Suppl 10): 85 S–121S

Anderson JC, Williams S, McGee R, Silva PA (1987) DSM-III-R disorders in preadolescent children: Prevalence in a large sample from the general population. Arch Gen Psychiatry 44: 69–76

Barkley RA (1981) Hyperactive children: A handbook for diagnosis and treatment. Guilford, New York, pp 7–11

Barkley RA (1990): Attention-deficit-hyperactivity disorder: A handbook for diagnosis and treatment. Guilford, New York

Barkley RA, Fischer M, Edelbrock CS, Smallish L (1990) The adolescent outcome of hyperactive children diagnosed by research criteria. I. An 8-year prospective follow-up study. J Am Acad Child Adolesc Psychiatry 29: 546–557

Borland BL, Heckman HK (1976) Hyperactive boys and their brothers: A 25-year follow-up study. Arch Gen Psychiatry 33: 669–675

Brown T (1996) Brown attention deficit disorder scale: manual. San Antonio, TX, Psychological Corporation

Cantwell D (1985) Hyperactive children have grown up: What have we learned about what happens to them? Arch Gen Psychiatry 42: 1026–1028

Cox A, Rutter M, Yule B, Quinton D (1977) Bias resulting from missing information: Some epidemiological findings. Br J Prev Soc Med 31: 131–136

Dilling H, Mombour W, Schmidt MH (Hrsg) (1991) Internationale Klassifikation psychischer Störungen. ICD 10. Huber, Bern

Döpfner M (1995) Hyperkinetische Störungen. In: Petermann, F. (Hrsg) Lehrbuch der Klinischen Kinderpsychologie. Hogrefe, Göttingen, S. 165–217

Döpfner M, Plück J, Berner W, Fegert JM, Huss M, Lenz K, Schmeck K, Lehmkuhl U, Poustka F, Lehmkuhl G (1997) Psychische Auffälligkeiten von Kindern und Jugendlichen in Deutschland – Ergebnisse einer bundesweit repräsentativen Studie: Methodik, Alters-, Geschlechts- und Beurteilereffekte. Z Kinder Jugendpsychiatr Psychother 25: 218–233

Esser G, Schmidt MH, Blanz B, Fätkenheuer B, Fritz A, Koppe T, Laucht M, Rensch B, Rothenberger A (1992) Prävalenz und Verlauf psychischer Störungen im Kindes- und Jugendalter. Ergebnisse einer prospektiven Längsschnittstudie von 8–18 Jahren. Z Kinder Jugendpsychiatr 20: 232–242

Feifel D (1996) Attention-deficit hyperactivity disorder in adults. Postgrad Med 100: 207–218

Feldman SA, Denhoff E, Denhoff JI (1979) The attention disorders and relatet syndromes: Outcome in adolescence and young adult life. In: Stern L, Denhoff E (eds) Minimal brain dysfunction: A developmental approach. Masson, New York

Fischer M, Barkley RA, Edelbrock CS, Smallish L (1990) The adolescent outcome of hyperactive children diagnosed by research criteria. II. Academic, attentional and neuropsychological status. J Consult Clin Psychol 58: 580–588

Gittelman R, Mannuzza S, Shenker R, Bonagura N (1985) Hyperactive boys almost grown up: I. psychiatric status. Arch Gen Psychiatry 42: 937–947

Gomez RL, Jankowsky D, Zeitin M, Huey L, Clopton PL (1981) Adult psychiatric diagnosis and symptoms compatible with the hyperactive child syndrome: A retrospective study. J Clin Psychiatry 42: 389–394

Goodwin DW, Schulsinger F, Hermansen L, Guze SB, Winokur G (1975) Alcoholism and the hyperactive child syndrome. J Nerv Ment Dis 160: 349–353

Hallowell EM, Ratey JJ (1994) Driven to distraction: Recognizing and coping with attention deficit disorder from childhood through adulthood. Random House Pantheon Books, New York

Hechtman L (1992) Longterm outcome on attention deficit hyperactivity disorder. Child Adolesc Psychiatry Clin N Am 1:553–565

Holborow PL, Berry PS (1986) Hyperactivity and learning difficulties. J Learn Disabil 19: 426–431

Hussey H (1967) Study of the prevalence and therapy of the choreatiform syndrome or hyperkinesis in rural Vermont. Acta Paedopsychiatr 34: 130–135

Hussey H, Gendron R (1970) Prevalence of the so-called hyperkinetic syndrome in public school children in Vermont. Acta Paedopsychiatr 37: 243–248

Hussey H, Metoyer M, Townsend M (1973) 8–10 year follow-up of children treated in rural Vermont for behavioral disorder. Am J Orthopsychiatry 43: 236–238

Lambert NM, Sandoval J, Sassone D (1978) Prevalence of hyperactivity in elementary school children as a function of social system definers. Am J Orthopsychiatry 48: 446–463

Laufer MW (1971) Long-term management and some follow-up findings on the use of drugs with minimal cerebral syndromes. J Learn Disabil 4: 55–58

Loney J, Whaley-Klahn MA, Kosier T, Conboy J (1983) Hyperactive boys and their brothers at 21: predictors of aggressive and antisocial outcomes. In: Van Dusen KT u. Mednick SA (eds) Prospective studies of crime and delinquency. Kluwer-Nijhoff Boston, pp 181–206

Mannuzza S, Klein R, Bonagura N, König PH, Shenker R (1988) Hyperactive boys almost grown-up. II: Status of subjects without a mental disorder. Arch Gen Psychiatry 45: 13–18

Mannuzza S, Klein R, König P, Giampino TL (1989) Hyperactive boys almost grown up. IV. Criminality and its relationship to psychiatric status. Arch Gen Psychiatry 46: 1073–1079

Mannuzza S, Klein R, Addalli KK (1991) Young adult mental status of hyperactive boys and their brothers: A prospective follow-up study. J Am Acad Child Adolesc Psychiatry 30 (5): 743–751

Mannuzza S, Klein RG, Bessler A, Malloy P, La Padula M (1993) Adult outcome of hyperactive boys: Educational achievement, occupational rank and psychiatric status. Arch Gen Psychiatry 50: 565–576

Mattes J, Boswell L, Oliver H (1984) Methylphenidate effects on symptoms of attention deficit disorder in adults. Arch Gen Psychiatry 41: 1059–1067

Menkes MM, Rowe JS, Menkes JH (1967) A twenty-five-year follow-up study on the hyperkinetic child with minimal brain dysfunction. Pediatrics 39: 393–399

Miller RG, Palkes HS, Stewart MA (1973) Hyperactive children in suburban elementary schools. Child Psychiatry Hum Dev 4: 121–127

Milman DH (1979) Minimal brain dysfunction: Outcome in late adolescence and early adult years. J Clin Psychiatry 8: 371–380

Morrison JR (1979) Diagnosis of adult psychiatric patients with childhood hyperactivity. Am J Psychiatry 136: 955–958

Morrison JR (1980) Childhood hyperactivity in an adult psychiatric population: social factors. J Clin Psychiatry 41: 40–43

Morrison JR, Minkoff K (1975) Explosive personality as a sequel to the hyperactive child syndrome. Compr Psychiatry 16: 343–348

Murphy K, Barkley RA (1996) Attention deficit hyperactivity disorder adults: Comorbidities and adaptive impairments. Compr Psychiatry 37: 393–401

Patterson GK, DeBaryshe BD, Ramsey E (1989) A development perspective on antisocial behavior. Am Psychol 44: 329–335

Prechtl H, Stemmer C (1962) The choreiform syndrome in children. Develop Med Child Neurol 4: 119–127

Rutter M, Tizard J, Yule W, Graham P, Whitmore K (1976) Research report: Isle of Wight studies, 1964–1974. Psychol Med 6: 313–332

Saß H, Wittchen H-U, Zaudig M (1996) Diagnostisches und Statistisches Manual Psychiatrischer Störungen. DSM-IV. Hogrefe, Göttingen

Satterfield J, Hoppe CM, Schell AM (1982) A prospective study of delinquency in 110 adolescent boys with attention deficit disorder and 88 normal adolescent boys. Am J Psychiatry 139: 797–798

Schachar R, Rutter M, Smith A (1981) The characteristics of situational and pervasively hyperactive children: implications for syndrome definition. J Child Psychiatry 22: 375–392

Shaffer D (1994) Attention deficit hyperactivity disorder in adults. Am J Psychiatry 151: 633–638

Shelley EM, Riester A (1972) A syndrome of minimal brain damage in young adults. Dis Nerv Syst 33: 335–338

Spencer T, Biederman J, Wilms T, Faraone SV (1994) Is attention deficit hyperactivity disorder in adults a valid disorder? Harv Rev Psychiatry 1: 326–335

Stewart MA, Pitts F, Craig A, Dieruf W (1966) The hyperactive child syndrome. Am J Orthopsychiatry 36: 861–867

Thorley G (1984): Hyperkinetic syndrome of childhood: Clinical characteristics. Br J Psychiatry 144: 16–24

Thorley G (1988) Adolescent outcome for hyperactive children. Arch Dis Child 63: 1181–1183
Ward MF, Wender PH, Reimherr FW (1993) The Wender Utah Rating Scale: an aid in the retrospective diagnosis of childhood attention deficit hyperactivity disorder. Am J Psychiatry 150: 885–890
Weiss G (1996) Attention deficit hyperactivity disorder. In: Lewis M (ed): Child and Adolescent Psychiatry. A Comprehensive Textbook. 2nd ed., Williams & Wilkins, Baltimore pp 544–563
Weiss G, Hechtman L (1993) Hyperactive children grown up: Empirical findings and theoretical considerations. 2nd ed., Guilford, New York
Weiss G, Hechtman L, Milroy T, Perlman T (1985) Psychiatric status of hyperactives as adults: A controlled 15-year follow-up of 63 hyperactive children. J Am Acad Child Adolesc Psychiatry 23: 211–220
Wender PH (1990) Attention-deficit-hyperactivity disorder in adults. University Press, New York
Wender PH, Reimherr FW, Wood DR (1981): Attention deficit disorder ("minimal brain dysfunction") in adults: a replication study of diagnosis and drug treatment. Arch Gen Psychiatry 38: 449–456
Werner E, Bierman JM French F, Simonian PK, Connor A, Smith RS, Campbell M (1968) Reproductive and environmental casualties: a repurt on the 10-year follow-up of the children of the Kauai pregnancy study. Pediatrics 42: 112–127
Wood DR, Reimherr FW, Wender PH, Johnson GE (1976) Diagnosis and treatment of minimal brain dysfunction in adults. Arch Gen Psychiatry 33: 1453–1460
Wood D, Wender PH, Reimherr FW (1983) The prevalence of Attention Deficit Disorder Residual Type or Minimal Brain Dysfunction in a population of male alcoholic patients. Am J Psychiatry 136: 95–98

Diskussion zu Vortrag 5

Von Prof. Dr. G. Lehmkuhl

Flechtner
In den USA wird zunehmend die Diagnose der Aufmerksamkeitsstörung im Erwachsenenalter gestellt. Persistieren Aufmerksamkeitsstörungen im Kindesalter bis in das Erwachsenenalter hinein, oder gibt es einen ähnlichen Symptomwandel wie etwa beim hyperkinetischen Syndrom?

Lehmkuhl
Sie persistieren zum Teil. Es läßt sich aber nicht genau sagen, in welchem Umfang, da die DSM-IV-Kriterien bislang noch nicht prospektiv untersucht wurden. Es gibt aber zumindest einige Studien, die dafür sprechen, daß solche veränderten kognitiven Strategien bis ins Erwachsenenalter anhalten.

Hofmann
Welche Rolle spielt die Intelligenz bei gestörter Impulskontrolle? Sind die Kinder durchschnittlich oder eher unterdurchschnittlich intelligent?

Lehmkuhl
In ICD-10 und DSM-IV ist definiert, daß die Diagnose bei normal begabten Patienten primär gestellt wird. Davon abgegrenzt werden hyperaktive Störungen bei Kindern, Jugendlichen und auch Erwachsenen mit Lernbehinderungen. Diese werden als ein eigenes Bild herausgenommen und nicht mit der diagnostischen Zuordnung vermengt, die ich hier gewählt habe.

Maier
Welchen Einfluß hat eine dopaminerge Behandlung auf den Verlauf eines hyperkinetischen Syndroms? Diese Frage wird ja kontrovers diskutiert, auch wenn die Symptomatik der Hyperkinese dadurch positiv beeinflußt werden kann.

Lehmkuhl
Die Patienten der Studie von Barkley und Fischer wurden überwiegend mit Methylphenidat und ähnlichen Substanzen behandelt. Trotzdem haben viele von ihnen Auffälligkeiten behalten. Uns interessiert in diesem Zusammenhang insbesondere die Dauer der Behandlung. Wann kann man eine Medikation absetzen? Sollte man „drug holidays“ einschieben? Wann und wie lange? Und vor allem: Wie ist die Langzeitprognose bei Patienten, die über viele Jahre

medikamentös behandelt wurden? Dazu gibt es bisher relativ wenige konkrete Angaben.

Neuere tierexperimentelle Daten zeigen, daß Methylphenidat bei Ratten in bestimmten Bereichen des ZNS eingelagert wird. Bei einem solchen Befund stellt sich natürlich die Frage nach den - eventuell auch persistierenden - Folgen einer sehr früh beginnenden Behandlung mit solchen Substanzen. Andererseits können wir in vielen Fällen nicht anders handeln, und wir sehen auch ganz klar die positiven sozialen Effekte dieser Medikation. Bei 80 bis 90 % der Kinder ist - neben anderen therapeutischen Maßnahmen - eine medikamentöse Therapie der Kernsymptome des HKS erforderlich. Dennoch bleibt die Medikation ein zentrales Thema gerade für die Langzeitbetrachtung.

Häfner

Sie haben dargelegt, daß in einer großen Zahl von Studien das hyperkinetische Syndrom ein konsistenter Prädiktor von dissozialem Verhalten, Aggressivität und Drogenmißbrauch ist. Vor allem Langzeitstudien haben sozial unverträgliches und aggressives Verhalten im Schulalter als frühe Prädiktoren für Aggressivität, Dissozialität und Drogenmißbrauch im Erwachsenenalter identifiziert, sowie scheues Verhalten und Leistungsdefizite in der Schule als Prädiktor einer späteren Depressivität.

Hat es historische Gründe, daß in mehreren der von Ihnen aufgeführten Studien das Verhalten als aggressiv und sozial nicht akzeptabel beschrieben wird? Oder stehen in einem so frühen Alter vielleicht einfach andere Verhaltensmerkmale im Vordergrund, so daß in der Tat die Entwicklung eine Rolle spielt, also eine Stadienabhängigkeit besteht? Es stellt sich somit die Frage, ob es möglicherweise dieselbe Verhaltensdisposition ist, die lediglich - alters- oder reifeabhängig - unterschiedliche Muster im Sozialverhalten produziert.

Lehmkuhl

Die Verlaufsbetrachtung: Säuglingsalter - Kleinkindalter - Jugendalter, sollte veranschaulichen, daß je nach Altersbereich verschiedene Verhaltensweisen im Vordergrund stehen. Insofern wurden die Befunde dieser Studien, wonach frühe aggressive Störungen eine hohe Persistenz aufweisen, durch die neueren Arbeiten repliziert. Wenn bereits zu einem sehr frühen Zeitpunkt aggressive Störungen auftreten, so ist ihre Persistenz im späteren Alter im allgemeinen höher.

6 Dissoziative Mechanismen und Persönlichkeitsentwicklung

F. Resch, R. M. Brunner, P. Parzer

Pathologische Dissoziation ist in der ICD-10 konzeptualisiert als eine Störung der integrativen Funktion von Identität, Gedächtnis und Bewußtsein. Die Entwicklung dissoziativer Störungen bei Kindern, Jugendlichen und Erwachsenen wird auf traumatische Erfahrungen der Betroffenen zurückgeführt, die in Verbindung mit einer bestimmten genetischen Disposition sowie biologischen und sozialen Entwicklungseinflüssen zur Ausbildung einer vulnerablen Persönlichkeit mit den externalen Dimensionen der Dissoziation führen. In zahlreichen Studien wurden sexueller und körperlicher Mißbrauch sowie emotionale und elterliche Vernachlässigung als deutliche Einflußfaktoren dissoziativer Identitätsstörungen festgestellt. Zur Untersuchung der Beziehung zwischen solchen Kindheitstraumen und Persönlichkeitsstörungen, die sich hauptsächlich in erhöhter allgemeiner Psychopathologie, in Störungen von Gedächtnis und Kognition, beeinträchtigter Impulskontrolle und Affektsteuerung sowie in Störungen bei der Entwicklung/Konsolidierung eines einheitlichen Ich-Gefühls äußern, wurde in Heidelberg ein Selbst- und Fremdbeurteilungsaspekte umfassendes Inventar entwickelt. Auf dieser Grundlage wurde untersucht, ob spezifische traumatisierende Vorerfahrungen als Prädiktor für ein pathologisches Ausmaß an dissoziativem Erleben gelten können und ob ein Zusammenhang zwischen traumatischen Lebensereignissen und der Ausbildung eines negativen Selbstkonzepts hergestellt werden kann.

6.1 Dissoziative Mechanismen und Persönlichkeitsentwicklung

Die Entwicklung dissoziativer Störungen bei Kindern, Jugendlichen und Erwachsenen wird im Zusammenhang mit traumatischen Erfahrungen der Lebensgeschichte der Betroffenen gesehen.

Dissoziation wird in der heutigen Konzeption als ein komplexer psychophysiologischer Prozeß angesehen, der von geringfügigem physiologischem Ausprägungsgrad, wie z. B. Tagträumen oder zeitweisen Depersonalisationszuständen, bis hin zu schweren psychiatrischen Erkrankungen, wie der dissoziativen Identitätsstörung, reicht (Putnam 1991). Pathologische Dissoziation ist nach der ICD-10 konzeptualisiert als eine Störung der integrativen Funk-

Bayer-ZNS-Symposium, Bd. XIII
Frühdiagnostik und Frühbehandlung psychischer Störungen
Hrsg. J. Klosterkötter

tionen der Identität, des Gedächtnisses und des Bewußtseins. Eine Störung, die sich in typischen Verhaltens- und Erlebensmustern äußert: in Amnesien, Identitätsstörungen, tranceartigen Zuständen, schnellem Wechsel in Stimmungen und im Verhalten, überraschendem Wechsel im Zugang zu Erinnerungen, unterschiedlichen Fähigkeiten und Wissen, aggressivem Verhalten sowie Auffälligkeiten im Sexualverhalten. Insbesondere bei der Exposition gegenüber schwerwiegenden Belastungen (van der Kolk u. Fisler 1994) werden vier miteinander in Verbindung stehende zentrale Aspekte dissoziativen Erlebens gehäuft angetroffen:

- Sensorische und emotionale Fragmentierung der Erfahrung/des Erlebens.
- „Peritraumale Dissoziation“ oder „spacing out“: Derealisation und Depersonalisationerfahrungen während eines traumatischen Ereignisses.
- Fortgesetzte Depersonalisation und „spacing out“ während des täglichen Lebens.
- Traumatische Erinnerungen sind mit verschiedenen Ich-Zuständen verbunden.

Ludwig (1983) beschrieb Funktionen dissoziativer Mechanismen, die von der physiologischen Notwendigkeit der Automatisierung bestimmter Verhaltensweisen (komplexe Handlungen auszuführen ohne die volle Aufmerksamkeit für jede einzelne Handlung zu besitzen) bis hin zur intrapsychischen Trennung unvereinbarer Konflikte reichen (Dissoziation erlaubt in einem Zustand kognitiver Dissonanz die Trennung der konkurrierenden Wünsche oder die Trennung von Einstellungen und Verhalten). Zwei weitere Funktionen werden benannt:

- Realitätsflucht. (In bestimmten Umständen vermittelt die Dissoziation Menschen das Gefühl, Einfluß auf eigentlich unbeeinflußbare Schwierigkeiten in der Umwelt zu besitzen. Dissoziation ist oft implizit im magischen Denken und selbstinduzierten Trance-Zuständen wirksam.)
- Isolation von katastrophalen Ereignissen. (Die Dissoziation kann dazu dienen, überwältigende traumatische Erfahrungen in einen abgeschlossenen Teil des Bewußtseins zu schieben, bis die betroffene Person besser fähig ist, sie in das normale Bewußtsein zu integrieren.)

Bei jüngeren Kindern werden dissoziative Phänomene häufig als ein normaler Prozeß von Imagination und Phantasiefähigkeit beobachtet (Putnam 1991). So zeigen Kinder selektive Vergeßlichkeiten, schnelle Veränderungen in der Aufmerksamkeit und ein kontextabhängiges Identitätsbewußtsein, das in gesteigerter Form bei Erwachsenen mit dissoziativen Störungen beobachtet werden kann. Auch „normale“ Jugendliche berichten von episodenhaft auftretenden Depersonalisationserfahrungen (Steinberg et al. 1991).

Untersuchungen (Putnam 1991) zur Häufigkeit dissoziativer Phänomene im Entwicklungsverlauf sprechen für ein gering vermehrtes Auftreten dieser Phänomene im Alter von 7–11 Jahren. Dies wird in Abhängigkeit von den kognitiven Entwicklungsvoraussetzungen gesehen. Sowohl im Kindes- als auch im Jugendalter ist ein erhöhtes Ausmaß an dissoziativen Mustern mit multiplen psychopathologischen Auffälligkeiten und einer erschwerten Bewältigung von Entwicklungsaufgaben der emotionalen und sozialen Entwicklung verbunden (Putnam 1991).

Neben den dissoziativen Störungen im nosologischen bzw. klassifikatorischen Sinne wurde auch ein ausgeprägter Grad an dissoziativen Verhaltens- und Erlebensmustern bei verschiedenen psychiatrischen Erkrankungen gesehen, wie der posttraumatischen Belastungsstörung und vor allem bei der Persönlichkeitsstörung vom Borderline-Typ, häufig im Verbund mit selbstverletzenden Handlungen (Sachsse 1996; Shearer 1994; Resch et al. 1996; Zlotnik et al. 1996; Zweig-Frank et al. 1994). Das häufige Vorkommen sexueller Traumatisierungen bei Patienten mit den zuletzt genannten Erkrankungen hatte Forschungen über die möglicherweise spezifische Rolle sexueller Mißbrauchserfahrungen bei der Entwicklung dissoziativer Symptomatik in Gang gesetzt.

6.2 Historische versus moderne Konzepte der Dissoziation

Die Vielfalt der ehemals sogenannten hysterischen Störungsbilder sowie die begriffliche Unschärfe hat eine exakte Krankheitsdefinition und eine nosologische sowie klassifikatorische Zuordnung erschwert (Wölk 1992). Wie das Hysterie- war auch das Dissoziationskonzept einem Verständniswandel unterworfen. Beide Konzepte sind bis heute eng mit der Traumaforschung verbunden. So führte Janet nach Vorarbeiten von Charcot das Dissoziationskonzept ein, indem er behauptete, daß die Abspaltung bestimmter Erlebnisse aus dem Bewußtsein der ausschlaggebende Pathomechanismus sei. Für Janet war der dissoziative Prozeß ein Abwehrverhalten, mit dem der menschliche Organismus auf ein das alltägliche Ausmaß übersteigende Belastung reagiert. Janet (1889) sprach von einem psychologischen Automatismus, der als Traumafolge dissoziative Zustände wachruft und unterhält. Janet ging im Gegensatz zum heutigen Dissoziationsverständnis vorrangig davon aus, daß das dissoziative Erleben ein pathologischer Vorgang sei. Freud sah die Hysterie vor allem im Zusammenhang motorischer, sensorischer und/oder charakterlicher Symptome. Trotz der Heterogenität der Erscheinungsformen sah Freud einen gemeinsamen Nenner in der Ätiologie und Psychodynamik (Spitzer et al. 1996). Freud sah in der Genese der Hysterie – zum Zeitpunkt seiner traumatheoretischen Vorstellungen – die Verdrängung als vorherrschenden Abwehrmechanismus in der Folge der reizüberflutenden, traumatischen Lebensereignisse (hier ist vor allen Dingen die sexuelle Verführung gemeint). Später postulierte er im Rahmen seiner triebtheoretischen Vorstellungen, daß die Hysterie auf ungelöste Konflikte der ödipal-phallischen Entwicklungsstufe zurückginge. Freud erkannte auch zum Teil das Konstrukt der Dissoziation an, sah diese aber weniger als Prozeß, sondern mehr als einen Bewußtseinszustand an. Er selbst fokussierte mehr auf sein Konversionskonzept, in dem die Umkehrung eines seelischen Konfliktes in ein körperliches Symptom im Mittelpunkt stand. Zusammenfassend läßt sich sagen, daß Freuds ätiopathogenetisches Konzept eines Konfliktmodells einem Modell Janets im Sinne eines Ich-Defizits (oder einer mangelnden Integrationsfähigkeit des Selbstbewußtseins) gegenüberstand. So waren nach Janet dissoziative Störungen Ausdruck einer autoregulativen, passiven Verarbeitung, während Freud diese Störungen als das psychodynamische Ergebnis aktiver mentaler Verdrängungsprozesse ansah.

Das bisherige Hysteriekonzept wurde auf unterschiedliche Art und Weise (ICD-10 vs. DSM-IV) zerlegt und in verschiedene Kategorien der Klassifikationsschemata eingeordnet. Die Einordnungen sind umstritten, man kann sicherlich wieder Neuordnungen bei den Revisionen der Klassifikationsschemata erwarten. Der Begriff Hysterie wurde vollständig eliminiert unter dem Hinweis, stigmatisierende Begriffe aufgeben zu wollen und ätiopathogenetische Vorstellungen zugunsten rein phänomenologisch-deskriptiver Beschreibungen zu tilgen. Allerdings muß kritisch angemerkt werden, daß der Begriff der Dissoziation nicht minder ätiologische Vorstellungen impliziert, und auch, daß das geforderte Kriterium: „Belastungen müssen vorgelegen haben", eine klare ätiologische Annahme darstellt. Der wesentlichste Unterschied der beiden Klassifikationssysteme ist, daß das DSM-IV die klassischen konversionsneurotischen Störungen unter die Kategorie der somatoformen Störungen gruppiert. Während das DSM-IV die körpersymptomatischen Störungen von den dissoziativen Störungen trennt, faßt die ICD-10 diese Störungen zusammen, vor allem mit der Begründung einer hohen Komorbidität beider Phänomene.

6.3 Entwicklungsmodell des dissoziativen Symptomenkomplexes

Dissoziative Störungsmuster kommen vor allem in der Adoleszenz auch als Ausdruck einer beeinträchtigten Selbstintegration in diagnostisch unspezifischer Weise vor und sind durch Symptome der Amnesie, der Identitätsalteration, der Mehrfachidentität, der Identitätsdiffusion sowie der Depersonalisation und Derealisation gekennzeichnet. Die Auswirkungen einer präpsychotischen Vulnerabilität auf die adoleszentäre Entwicklung des Selbst wurde bei Resch (1998) ausführlich beschrieben. Die präpsychotische Vulnerabilität wirkt sich auf die unmittelbare Ich-Erfahrung (z. B. Depersonalisation) und Selbstdefinition (z. B. Selbstwert) aus. Zur Stabilisierung von Identität und Selbstwert kommt es zur Bildung eines ausgeprägten imaginierten Selbst, das seine klinische Bedeutung - z. B. auch vor dem Hintergrund traumatisierender Erfahrungen - in der Entwicklung von narzißtischen und histrionischen Persönlichkeitsfacetten erfährt.

Die Bedeutung dissoziativer Phänomene für die Entwicklung präpsychotischer Vulnerabilität ist bislang nicht geklärt, wenngleich Depersonalisations- und Derealisationsphänomene Bestandteil der psychotischen „Übergangsreihe" darstellen.

Die Abbildung 1 soll den Gesamtzusammenhang über die Entwicklung des dissoziativen Symptomenkomplexes geben. Hierbei wird Bezug genom-

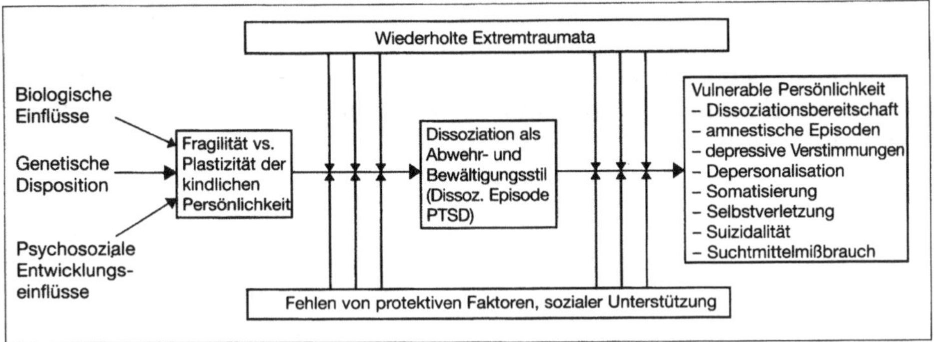

Abb. 1. Beispiel eines dissoziativen Symptomkomplexes

men zum allgemeinen entwicklungspsychopathologischen Paradigma (Resch 1996), auf dessen Konzeption wir uns beziehen:

Eine bestimmte genetische Disposition und biologische und soziale Entwicklungseinflüsse führen schließlich zu einer spezifischen Fragilität der kindlichen Persönlichkeit. Durch wiederholte Traumata und das Fehlen von protektiven Faktoren und sozialer Unterstützung durch die Umgebung erlebt das Kind Symptome einer posttraumatischen Streßverarbeitung. Bei anhaltender Traumatisierung entwickelt sich schließlich ein dissoziatives Muster mit Amnesien, tranceartigen Zuständen, schnellem Wechsel von Stimmungen und Verhaltensweisen, Störungen der Affektregulation, Aufmerksamkeits- und Gedächtnisbeeinträchtigungen als ein Abwehr- und Bewältigungsstil. Anhaltende Konflikte und Traumata führen schließlich zur Ausbildung einer vulnerablen Persönlichkeit mit den externalen Dimensionen der Dissoziation (Steinberg 1995): eine erhöhte Dissoziationsbereitschaft, amnestische Episoden, depressive Stimmungen, Depersonalisations- und Derealisationsphänomene, Somatisierungstendenzen, Neigung zu Selbstverletzungen, suizidalen Impulsen und Suchtmittelmißbrauch. Bei weiteren Traumatisierungen – oder auch unspezifischen Belastungen – bereits geringfügiger Art kann es zur Dekompensation und zum Eskalieren der oben genannten psychopathologischen Phänomene kommen.

Auch vor dem Hintergrund dieses Modells bleibt zu fragen, ob die tiefgreifenden Folgen schwerwiegender chronischer Traumatisierungen die sich entwickelnde Identität so schwer stören können, daß sich sozusagen persönlichkeitsformende Konsequenzen des Mißbrauchs ergeben. Dies ist eine Frage, die bei der Untersuchung der Zusammenhänge zwischen der chronischen posttraumatischen Belastungsstörung und der Borderline-Persönlichkeitsstörung gestellt wurde. Die Frage ist also, ob ein chronischer Dissoziationsprozeß (persönlichkeits-) strukturbildend sein kann (Brunner et al. 1997). Beispielsweise erfüllten ein Drittel jugendlicher Patienten mit einer Borderline-Störung auch die Kriterien der chronischen posttraumatischen Belastungsstörung (Famularo et al. 1991). Die Frage aber, ob die Symptome eher im Sinne einer Komorbidität zu werten sind oder wie die eine Störung zur Entwicklung der anderen beiträgt, bleibt offen. Obwohl das sexuelle und körperliche

Trauma als alleiniger Ätiologiefaktor in der Genese der Borderline-Persönlichkeitsstörung weder spezifisch noch ausreichend ist (Goldman et al. 1992; Zanarini et al. 1997), scheint es aus unserer Sicht wertvoll, aus dem Blickwinkel der Dissoziationsforschung und der Forschung zur posttraumatischen Belastungsstörung sich die Beziehung zwischen Kindheitstraumen und Persönlichkeitsentwicklungsstörungen anzusehen.

Umfangreiche empirische Untersuchungen der Arbeitsgruppe von Putnam und Mitarbeitern ergaben folgende Effekte der pathologischen Dissoziation auf die kindliche Entwicklung (Putnam 1997):

- erhöhte allgemeine Psychopathologie,
- veränderte neurophysiologische Reaktionen auf Streß,
- Störungen in der Entwicklung und Konsolidierung eines einheitlichen Ich-Gefühls,
- Störungen des Gedächtnisses und der Kognition,
- Störungen der Impulskontrolle,
- Probleme bei der Regulierung von Affekten und Emotionen.

Insgesamt wird hier ein Symptomenkomplex deutlich, der z. B. bei Persönlichkeitsentwicklungstörungen vom Borderline-Typ ein Großteil der beschriebenen Phänomene in sich vereint. Insbesondere die Beeinträchtigung der Selbstregulation bei der Impulskontrolle und Affektsteuerung steht in einer zentralen Beziehung zum Erleben von chronischer Mißhandlung und Vernachlässigung (van der Kolk u. Fisler 1994). Die eingeschränkte Fähigkeit, Emotionen und Affekte zu modulieren, steht in einem engen Zusammenhang zu Verhaltensmustern, die als Versuche zur Selbstregulation gelten: aggressive Verhaltensweisen, autodestruktives Verhalten, Eßstörungen und Substanzmißbrauch. Die Fähigkeit, internale Spannungen zu regulieren, berührt sowohl die Selbstdefinition als auch die soziale Wahrnehmung. Empirische Untersuchungen zu Früh- und Spätfolgen sexueller und körperlicher Traumatisierungen versuchen, einzelne Symptome oder Symptomenkomplexe auf das vorangegangene Trauma direkt zu beziehen, ohne die Pathogenese im eigentlichen Sinne beschreiben zu können (Cole u. Putnam 1992).

Zahlreiche Untersuchungen (Übersichten bei Green 1993; Kendall-Tackett et al. 1993) zu den Folgen körperlichen und sexuellen Mißbrauchs bei Kindern und Jugendlichen liegen vor. Insbesondere wurde in früheren Studien bei der Betrachtung der traumatischen Lebenserfahrungen auf schwerwiegende Mißhandlungssituationen wie die des körperlichen und sexuellen Mißbrauchs fokussiert. Andere traumatische Erlebnisse, die als mögliche konfundierende Variablen bei der Ausbildung der psychiatrischen Symptomatik gelten könnten, wurden erst in jüngeren Studien mit untersucht (Fergusson et al. 1996a; 1996b). Neben einer erhöhten Morbidität (Bushnell et al. 1992) für psychopathologische Störungen in Folge körperlichen und sexuellen Mißbrauchs wurden insbesondere hohe krankheitsbezogene Prävalenzraten von Traumen bei folgenden Störungen gefunden: bei depressiven Störungen, Angststörungen, somatoformen Störungen, psychogenen Schmerzstörungen, dissoziativen Störungen, sexuellen Funktionsstörungen, Substanzmißbrauch, suizidalen Impulsen und Handlungen und Persönlichkeitstörungen vom Borderline-Typ, häufig mit begleitenden selbstverletzenden Handlungen. Bei Untersuchungen an Kindern und Jugendlichen konnte keine spezifische Folge, resultierend aus bestimmten Typen an Traumaerlebnissen, gefunden werden; vielmehr schien die Symptomatik den allgemeinen alterstypischen Verläufen psychischer und psychiatrischer Störungen im Kindes- und Jugendalter zu folgen. Dennoch ergaben sich Hinweise, daß ein sexuell unangemessenes Verhalten sowie Symptome der posttraumatischen Belastungsstörung, häufig verbunden mit dissoziativen Phänomenen, einen beinahe pathognomonischen Stellenwert besitzen. Die höchsten Prävalenzraten an Vorkommnissen von sexuellen Mißhandlungen wurden vor allem bei der dissoziativen Identitätsstörung sowohl bei Kindern und Jugendlichen (Coons 1994) und Erwachsenen (Carlson et al. 1993; Steinberg et al. 1991) gefunden. Anhaltende dissoziative Erlebnismuster über die Lebensspanne hinweg scheinen auch mit einer erhöhten Inzidenz vielfältiger psychopathologischer Störungsbilder einherzugehen (Irwin 1994). Ob eine erhöhte dissoziative Tendenz, auch wenn sie nicht das Ausmaß für eine nosologische Zuordnung erreicht, im Zusammenhang mit traumatischer Lebenserfahrung stehen könnte, wurde in mehreren Studien in klinischen (Kirby et al. 1993; Zlotnik et al. 1995) und nichtklinischen Stichproben (Irwin 1994; Ross et al. 1989) an Erwachsenen untersucht.

Je schwerer, chronischer und früher der damalige Mißbrauch einsetzte, desto ausgeprägter schien eine dissoziative Symptomatik vorzuliegen (Chu u. Dill 1990; Sanders u. Giolas 1991). Während andere traumatische Erlebnisse, wie z. B. Verlusterlebnisse enger Beziehungspersonen, keinen Effekt auf das Ausmaß an dissoziativen Erlebnismustern darzustellen schienen, wurde letztgenannter Befund in nichtklinischen Populationen nicht bestätigt (Irwin 1994). Jedoch zeigten Untersuchungen sowohl in klinischen als auch nichtklinischen Stichproben sexuellen und körperlichen Mißbrauch als deutliche Einflußfaktoren, auch bei Kontrolle möglicher anderer kofundierender, wie bestimmter aggravierender oder protektiver Faktoren (Fergusson et al. 1996a; 1996b).

6.4 Fragestellungen

Ein deutschsprachiges Instrument zur reliablen und validen Erfassung dissoziativer Phänome wurde im Kontakt mit der Arbeitsgruppe um Putnam vom National Institute of Mental Health in Bethesda, USA, entwickelt, das Selbst- und Frembeurteilungsaspekte in sich vereint. Die von der genannten Arbeitsgruppe entwickelten Screening-Fragebögen erfuhren eine deutschsprachige Bearbeitung und Normierung.

Hauptfragestellungen unserer Untersuchung an einer Stichprobe jugendlicher Patienten unserer Klinik waren, ob spezifische traumatisierende Vorerfahrungen als Prädiktor für ein pathologisches Ausmaß an dissoziativem Erleben gelten können, sowie die Frage nach dem Zusammenhang zwischen traumatischen Lebensereignissen und der Ausbildung eines negativen Selbstkonzepts.

6.5 Zur Entwicklung des Heidelberger Dissoziationsinventars

Zur sensiblen Erfassung und Quantifizierung dissoziativer Phänomene bei Jugendlichen und Erwachsenen wurde von der Heidelberger Arbeitsgruppe ein Inventar (Brunner et al. 1998) entwickelt, das Selbst- und Fremdbeurteilungsaspekte in sich vereint. Das Inventar umfaßt die deutsche Bearbeitung der „Dissociative Experiences Scale (DES)“ (Bernstein u. Putnam 1986) und der „Adolescent Dissociative Experiences Scale (A-DES)“ (Armstrong et al. 1994). Die Erwachsenenversion (Skala dissoziativen Erlebens, SDE-E) beinhaltet 28 Items, die Jugendlichenversion (SDE-J) 30 Items. Die Hauptkonstrukte der Selbstfragebögen sind Amnesien, Depersonalisation/Derealisation, Absorption und imaginative Involvierung sowie Identitätskonfusionen und -alterationen. Ergänzt werden die Selbstfragebögen durch ein strukturiertes klinisches Interview, das sich im Aufbau an den Forschungskriterien der ICD-10 orientiert.

Eine Normierung der Skalen wurde anhand umfangreicher Schüler- (n = 634) und Studentenstichproben (n = 422) vorgenommen. Die schulstufenabhängige Normierung anhand von 634 Schülern im Alter von 12 bis 19 Jahren (Mittelwert 15,3, Standardabweichung 1,9) ergab keinen geschlechts-, alters- oder bildungsabhängigen Einfluß auf die Verteilung des Dissoziationsscores. Dieser Befund entspricht auch den Untersuchungen von Armstrong (Armstrong et al. 1997), die zusätzlich zu den genannten demographischen Variablen auch keine unterschiedliche Verteilung des Scores über ethnische Gruppierungen hinweg finden konnten. Auch bei der Normierung der Erwachsenenversion (SDE-E) an der Studentenstichprobe wurden zufriedenstellende Kennwerte erzielt. In der Stichprobe der Studenten ließ sich ebenfalls kein Einfluß des Geschlechts oder des Alters auf die Verteilung des Gesamt-Scores finden. Weitere Reliabilitätsuntersuchungen beider Selbstfragebögen und des klinischen Interviews stehen vor ihrem Abschluß (Brunner et al. 1998).

6.6 Ergebnisse der klinischen Untersuchung

6.6.1 Methodik und Stichprobenbeschreibung

Die klinische Stichprobe beinhaltete 251 konsekutiv erfaßte jugendliche Patienten im Alter von 11–19 Jahren (Mittelwert 15,5, Standardabweichung 1,7). 56,6% der Patienten wurden aus dem stationären Setting, 43,4% wurden aus der ambulanten Versorgung der Abteilung für Kinder und Jugendpsychiatrie der Universität Heidelberg für die Studie rekrutiert. 60,2% waren weibliche Jugendliche; 39,8% waren männlichen Geschlechts. Das unterschiedliche Schulbildungsniveau der jugendlichen Patienten war annähernd gleichverteilt.

Die diagnostische Einschätzung nach der ICD-10-Klassifikation erfolgte durch die behandelnden Kinder- und Jugendpsychiater. In der Gesamtstichprobe dominierten folgende 6 Hauptgruppen: psychotische Störungen (4,4%), affektive Störungen (10,8%), neurotische, Belastungs- und somatoforme Störungen

(30,7%), Eßstörungen (13,9%), Persönlichkeitsstörungen vom Borderline-Typ (5,2%), Verhaltens- und emotionale Störungen (31,9%).

6.6.2 *Auswahl der Instrumente*

Die Skala zur Erhebung dissoziativer Erlebnisse bei Jugendlichen (SDE-J) und die Frankfurter Selbstkonzeptskalen (FSKN; Deusinger 1986) wurden im Rahmen der diagnostischen Aufnahmeevaluation ausgegeben. Patienten mit ausgeprägt akutpsychiatrischen Krankheitsbildern (z. B. psychotischen Erkrankungen) erhielten die Skala zum Ausfüllen erst nach ihrer klinischen Stabilisierung. Patienten mit intellektuellen Beeinträchtigungen sowie vorrangig zerebral-organisch bedingten psychischen Störungen wurden von einer Teilnahme an der Studie ausgeschlossen. Die Frankfurter Selbstkonzeptskalen beinhalten 78 Items, die auf 10 Subskalen verteilt sind, mit den folgenden Hauptkonstrukten: allgemeine Leistungsfähigkeit, allgemeine Problembewältigung, Verhaltens- und Entscheidungssicherheit, Selbstwertschätzung, Empfindlichkeit und Gestimmtheit, Standfestigkeit gegenüber Gruppen und bedeutsamen anderen, soziale Kontakt- und Umgangsfähigkeit, Wertschätzung durch andere, Irritierbarkeit durch andere, Gefühle und Beziehungen zu anderen.

6.6.3 *Trauma: Definition und Erhebung*

Die Erhebung der traumatischen Lebensereignisse in der Vorgeschichte der jugendlichen Patienten wurde mit Hilfe einer selbstentwickelten halbstrukturierten Checkliste (Brunner u. Parzer 1994) durch die behandelnden Kinder- und Jugendpsychiater nach Abschluß der Behandlung ausgefüllt. Einschätzungsgrundlage bildeten eigen- und fremdanamnestische Informationen, die mit Hilfe der Mehrebenendiagnostik erhoben wurden. Die einzelnen Informationen wurden sehr umfangreich und detailliert erfaßt und nach den operationalisierten Kriterien der Checkliste gewichtet.

Folgende Definitionskriterien für die unterschiedlichen Schweregrade der sexuell mißbräuchlichen Handlungen wurden gebildet:

- Sexualisierung der Kommunikation,
- Sexualisierung des körperlichen Umgangs,
- gravierender genitaler Kontakt,
- Vaginal-, Anal- oder Oralverkehr.

Auch für die körperlichen Mißhandlungsformen wurden Schweregradeinteilungen vorgenommen, die von einer massiven Androhung von Gewalt über leichtere bis hin zu schweren und extremen Formen der Gewaltausübung reichten. Sowohl für den sexuellen Mißbrauch als auch die körperliche Mißhandlung wurde die verwandtschaftliche bzw. soziale Nähe zum Mißbrauchs- bzw. Mißhandlungsverantwortlichen erhoben. Neben dem Alter zu Beginn des

Mißbrauchs wurde auch die Dauer (in Jahren) und die Frequenz der mißbräuchlichen Handlungen (einzelner Vorfall, wiederholt, chronisch) erhoben – soweit eine derartig differenzierte Erhebung möglich war. Auch wurden Mehrfachtäterschaften erfaßt.

Vernachlässigung war operationalisiert durch 3 Hauptkonstrukte:
- unzureichende elterliche, erzieherische Fürsorge,
- Lebensbedingungen mit psychosozialer Gefährdung,
- emotionale Vernachlässigung.

„Life events" waren unterteilt in 4 Hauptkategorien:
- Verlust von Bezugspersonen,
- seelische oder körperliche Erkrankungen von Bezugspersonen,
- körperliches Trauma durch Unfall,
- andere belastende Lebensereignisse.

Beide Kategorien „Vernachlässigung" und „life events" wurden hinsichtlich zweier Schweregrade (leicht, schwer) operationalisiert. Für ein Teil der hier vorgestellten statistischen Analysen wurden folgende vier Grobkategorien verwandt: sexueller Mißbrauch, körperliche Mißhandlung, Vernachlässigung, „life events".

6.6.4 *Ergebnisse der klinischen Untersuchung*

Die Reliabilitätskennwerte bei der Verwendung der Skala in der klinischen Stichprobe (n = 251) fielen zufriedenstellend aus. Der mittlere Itemscore (als Gesamtwert aller Patienten unabhängig von ihrer diagnostischen Zuordnung) lag mit 2,22 (Standardabweichung 1,66) deutlich über dem Mittelwert der Normstichprobe von 1,75. Hinsichtlich der Altersverteilung und des Schulbildungsniveaus konnten keine signifikanten Unterschiede in der Verteilung des SDE-J-Scores gefunden werden.

6.6.5 *Geschlechterdifferenz in der Verteilung des SDE-J-Gesamtscores*

Es zeigte sich ein statistisch signifikanter Unterschied (T-Test: p = 0,03) in der Verteilung des Gesamtscores hinsichtlich des Geschlechtsunterschieds. So waren bei den weiblichen Jugendlichen der klinischen Stichprobe deutlich häufiger dissoziative Erlebnisse berichtet worden. Bei den weiblichen Patientinnen war allerdings auch der Anteil mit sexuellen Mißbrauchserfahrungen höher als bei männlichen Patienten. Bei einer zweifaktoriellen Varianzanalyse des SDE-J mit den Faktoren Geschlecht und sexueller Mißbrauch zeigt sich dann auch, daß das Geschlecht keinen signifikanten Einfluß auf die Häufigkeit dissoziativer Erlebnisse hat (p = 0,48), sobald der unterschiedliche Anteil an sexuellen Mißbrauchserlebnissen in den beiden Geschlechtsgruppen berücksichtigt wird.

6.6.6 *Dissoziative Erlebnisse und Diagnosegruppen*

Die Verteilung der unterschiedlichen Mittelwerte des Gesamtscores der Skala in den verschiedenen Diagnosegruppen kann der Tabelle 1 entnommen werden. So wurden im Vergleich zur Normstichprobe unabhängig von der Zuordnung zu bestimmten Diagnosegruppen vermehrt dissoziative Erlebnisse angegeben. Auch besteht eine weite Streuung in der Verteilung des Gesamtscores in sämtlichen einzelnen Diagnosegruppen. Deutlich sichtbar wird ein verstärktes Auftreten dissoziativer Erlebnisse in der Gruppe der affektiven Störungen sowie der Persönlichkeitstörungen. Dieser Unterschied erreicht statistische Signifikanz (Kruskal-Wallis: p = 0,04).

Tabelle 1. Verteilung des SDE-J-Scores in psychiatrischen und nichtpsychiatrischen Gruppen

Diagnostische Gruppen (ICD-10)	n	Mittelwert	Standardabweichung
Psychotische Störungen (F2)	11	1,6	1,2
Affektive Störungen (F3)	27	2,7	1,9
Neurotische, Belastungs- und somatoforme Störungen (F4)	77	2,0	1,6
Eßstörungen (F5)	35	2,1	1,5
Persönlichkeitsstörungen (F6)	13	2,7	1,5
Verhaltens- und emotionale Störungen (F9)	80	2,4	1,7
Andere Diagnosen	8	1,1	1,1
Nichtpsychiatrische Jugendliche	634	1,8	1,2

6.6.7 *Prävalenz traumatischer Lebensereignisse*

Die Traumaerhebung ergab, daß 17,5% der jugendlichen Patienten sexuell mißbräuchliche Erfahrungen machten und 17,9% körperliche Mißhandlungen erlebten. 7,6% erlebten zugleich sexuelle und körperliche Mißhandlungen. 33,1% waren unterschiedlichen Formen elterlicher Vernachlässigung ausgesetzt und 62,2% hatten bedeutsame „life events“ erlebt.

6.6.8 *Dissoziative Erlebnisse und traumatische Lebenserfahrungen*

Um zu prüfen, welche der vier Arten traumatischer Vorerfahrungen das Ausmaß an dissoziativem Erleben vorhersagen kann, berechneten wir eine lineare Regression mit dem SDE-J-Score als abhängige Variable und die traumatischen Erlebnisse als unabhängige Variablen. Die traumatischen Erlebnisse wurden für diese Analyse nur jeweils grob mit ja/nein für jede der vier Arten (sexueller Mißbrauch, körperliche Mißhandlung, Vernachlässigung und Lebensereignisse) klassifiziert. Die Ergebnisse sind in Tabelle 2 wiedergege-

Tabelle 2. Ergebnisse der Regressionsanalyse zur Vorhersage dissoziativer Erlebnisse durch Kindheitstraumen (n=251, erklärte Varianz: 11%)

Trauma	Koeffizient	p
Sexueller Mißbrauch	0,91	0,001
Körperliche Mißhandlung	0,10	0,712
Vernachlässigung	0,56	0,018
Lebensereignisse	0,25	0,244

ben. Nur sexueller Mißbrauch und Vernachlässigung erwiesen sich als statistisch signifikante Prädiktoren für dissoziatives Erleben. Der mittlere SDE-J ist bei Patienten mit einem sexuellen Mißbrauchserlebnis um 0,91 höher als bei Patienten ohne diese Erlebnisse. Der Effekt der Vernachlässigung durch die Eltern auf den SDE-J beträgt 0,55. Die durch die traumatischen Erfahrungen erklärte Varianz des SDE-J ist mit 11% eher gering.

6.6.9 *Selbstkonzept, Dissoziation und Trauma*

Innerhalb der Gesamtstichprobe (n = 251) wurde einer Teilstichprobe von 89 jugendlichen Patienten im Rahmen eines erweiterten Untersuchungsdesigns hinsichtlich ihres Selbstkonzepts mit Hilfe der Frankfurter Selbstkonzeptskalen (Deusinger 1986) untersucht. Die folgende Datenanalyse bezieht sich auf die genannte Teilstichprobe, deren Patienten auch konsekutiv erfaßt waren.

Zur Untersuchung des Zusammenhangs von Selbstkonzept, Dissoziation und Trauma wurden lineare Regressionen mit einem Selbstkonzept als abhängige Variable und Dissoziation und Traumen als unabhängige Variablen gerechnet. Auch hier wurden nur die groben Einteilungen von Traumen verwendet wie oben beschrieben. Tabelle 3 zeigt die standardisierten Regressions-

Tabelle 3. Ergebnisse der linearen Regression zur Vorhersage der Selbstkonzepte durch SDE-J (dissoziative Erlebnisse), T1 (sexueller Mißbrauch), T2 (körperliche Mißhandlung), T3 (elterliche Vernachlässigung) und T4 (belastende Lebensereignisse).

Selbstkonzept	Regressionskoeffizienten					r^2
	SDE-J	T1	T2	T3	T4	
Allgemeine Leistungsfähigkeit	**-0,40**	**-0,33**	0,11	0,02	0,15	0,29
Allgemeine Problembewältigung	**-0,58**	-0,05	**0,19**	-0,09	**0,22**	0,38
Verhaltens- und Entscheidungssicherheit	**-0,38**	-0,17	0,12	-0,07	**0,24**	0,22
Allgemeine Selbstwertschätzung	**-0,51**	-0,14	0,16	0,01	0,12	0,31
Empfindlichkeit und Gestimmtheit	**-0,47**	-0,01	0,19	-0,03	0,03	0,24
Standfestigkeit gegenüber anderen	**-0,39**	-0,08	0,02	0,02	0,13	0,15
Kontakt- und Umgangsfähigkeit	-0,08	-0,14	0,07	0,13	0,12	0,05
Wertschätzung durch andere	**-0,42**	-0,09	-0,10	-0,08	-0,05	0,25
Irritierbarkeit durch andere	**-0,53**	-0,04	0,06	-0,13	0,03	0,29
Gefühle und Beziehungen zu anderen	**-0,54**	-0,06	0,06	-0,13	0,11	0,32

koeffizienten (β-Koeffizienten) der Prädiktorvariablen mit den Selbstkonzepten. Die statistisch signifikanten Koeffizienten (bei einem Signifikanzniveau von 0,05) sind dabei fett gedruckt.

Bis auf das Selbstkonzept der Kontakt und Umgangsfähigkeit gibt es eine negative Korrelation der Selbstkonzepte mit dem Ausmaß dissoziativer Erlebnisse, d. h. je höher die Häufigkeit dissoziativer Erlebnisse, desto negativer die Selbstkonzepte. Die stärksten Zusammenhänge sind dabei mit den Selbstkonzepten der allgemeinen Problembewältigung, der Gefühle und Beziehungen zu anderen, der allgemeinen Selbstwertschätzung und der Irritierbarkeit durch andere gegeben.

Eine Vorgeschichte des sexuellen Mißbrauchs zeigt nur mit dem Selbstkonzept der allgemeinen Leistungsfähigkeit einen Zusammenhang. Patienten mit diesen Erlebnissen haben im Mittel ein um 7,8 Punkte negativeres Selbstkonzept als Patienten, die diese Erfahrungen nicht gemacht haben.

Unerwarteter ist der Zusammenhang von körperlichen Mißhandlungen und Selbstkonzept. Patienten mit körperlichen Mißhandlungen haben ein positiveres Selbstkonzept der allgemeinen Problembewältigung (im Mittel um 3,9 Punkte) als jene, die keine Mißhandlungen erfahren haben. Mit den anderen Selbstkonzepten gibt es keinen statistisch signifikanten Zusammenhang.

Die Vernachlässigung durch die Eltern, die, wie oben beschrieben, mit erhöhten dissoziativen Erlebnissen einhergeht, scheint keinen Einfluß auf die Selbstkonzepte zu haben.

Belastende Lebensereignisse wirken sich auf die Selbstkonzepte der allgemeinen Problembewältigung und der Verhaltens und Entscheidungssicherheit aus. In beiden Selbstkonzepten haben Patienten mit belastenden Lebensereignissen ein positiveres Selbstkonzept.

6.7 Diskussion

Nach unseren Untersuchungsergebnissen zeigen dissoziative Phänomene keine diagnosespezifische Erlebnisbereitschaft – trotz einer erhöhten Auftrittswahrscheinlichkeit im Bereich der Persönlichkeitsentwicklungsstörungen und affektiven Störungen. Sexuelle Traumatisierungen und emotionale, elterliche Vernachlässigungen stellen bedeutsame Prädiktoren für die Ausbildung eines pathologischen Ausmaßes an dissoziativem Erleben dar. Kritische Lebensereignisse (z. B. Verlusterlebnisse) zeigen per se keinen signifikanten Effekt auf das Selbstkonzept. In der Regressionsanalyse gemeinsam mit dem dissoziativen Erleben finden wir einen geringen positiven Zusammenhang mit der Selbsteinschätzung einer positiven Problembewältigung und mit den eigenen Fähigkeiten, Entscheidungen zu treffen.

Auch Gewalt- und Vernachlässigungserfahrungen haben keinen isolierten Effekt auf das Selbstkonzept, nur sexueller Mißbrauch stellt eine das Selbstkonzept negativ beeinflussende Lebenserfahrung dar. In der gemeinsamen Regressionsanalyse mit dem Dissoziationsscore zeigt sich die dominante negative Einflußnahme dissoziativen Erlebens auf neun von zehn Dimensionen des Selbstkonzepts, wobei sexuelle Mißbrauchserfahrungen keinen eigenen Beitrag mehr leisten – nur die negative Einschätzung der eigenen allgemeinen Leistungsfähigkeit erhält durch diese noch eine zusätzliche Verstärkung.

Ausgehend von den theoretischen Vorüberlegungen und ersten empirischen Befunden sollte der Zusammenhang zwischen traumatischen Lebensereignissen und der Persönlichkeitsentwicklung bei Kindern und Jugendlichen durch weiterführende empirische Untersuchungsansätze beleuchtet werden. Dabei sollten zur Untersuchung der Frage, ob z. B. kohärente Muster der Kontinuität und/oder Diskontinuität zwischen frühen Symptomen und späterer Psychopathologie bestehen, Entwicklungsfaktoren als mögliche Mediatoren für den Outcome miteinbezogen werden (Cole u. Putnam 1992). Bei der Messung von Selbstkonzeptdimensionen sollten Verfahren Verwendung finden, die nicht alleine auf den Selbstwert fokussieren, sondern auch Einstellungen der betroffenen Personen messen können, die sich auf die Bewertung ihrer Handlungen, Emotionen und sozialen Beziehungen erstrecken. Denn gerade die letztgenannte Dimension besitzt eine besondere Zentralität in der Adoleszenz (Deusinger 1986). Die Verwendung und Entwicklung entwicklungsorientierter Erhebungsintrumente erscheint vorrangig sinnvoll und erforderlich, um die genannten Fragestellungen unter einer entwicklungspsychopathologischen Perspektive untersuchen zu können. Zukünftige Forschungsstrategien sollten v. a. die Bedeutung familiärer Variablen (z. B. Bindungsmuster) auf die Selbstentwicklung im Kontext traumatisierender Aufwuchsbedingungen untersuchen und neurobiologische Grundlagen der Impuls- und Affektdysregulation miteinbeziehen.

Literatur

Armstrong JG, Putnam FW, Carlson EB (1994) Adolescent dissociative experiences scale. Unveröffentlichtes Instrument. National Institute of Mental Health, Bethesda

Armstrong JG, Putnam FW, Carlson EB, Libero DZ, Smith SR (1997) Development and validation of a measure of adolescent dissociation: The adolescent dissociative experiences scale. J Nerv Ment Dis 185: 491–497

Bernstein EM, Putnam P (1986) Development, reliability, and validity of a Dissociation Scale. J Nerv Ment Dis 174 (12): 727–735

Bernstein Carlson EM, Putnam FW (1993) An update on the Dissociative Experiences Scale. Dissociation VI (1): 16–27

Brunner RM, Parzer P (1994) Checkliste zur Erhebung traumatischer Lebensereignisse in der Kindheit und Jugend. Unveröffentlichtes Instrument. Universität Heidelberg

Brunner RM, Resch F, Parzer P, Koch E (1997) Dissoziation und Trauma: Psychotherapeutische Gesichtspunkte. In: Hofmann P, Lux M, Probst Ch, Steinbauer M, Taucher J, H-G Zapotoczky (Hrsg) Klinische Psychotherapie. Springer, Wien New York, S 312–318

Brunner RM, Resch F, Parzer P, Koch E (1998) Heidelberger Dissoziationsinventar (HDI). Swets Tests Services, Frankfurt/M. (in Vorbereitung)

Bushnell JA, Wells JE, Dakley-Browne MA (1992) Long-term effects of intrafamilial sexual abuse in childhood. Acta Psychiatr Scand 85: 136–142

Carlson EB, Putnam FW, Ross CA, Torem M, Coons P, Dill DL, Loewenstein RJ, Braun B (1993) Validity of the Dissociative Experiences Scale in screening for multiple personality disorder: A multicenter study. Am J Psychiatry 150 (7): 1030–1036

Chu JA, Dill DL (1990) Dissociative symptoms in relation to childhood physical and sexual abuse. Am J Psychiatry 147: 887–892

Cole PM, Putnam FW (1992) Effect of incest on self and social functioning: a development psychopathology perspective. J Consult Clin Psychol 60: 174–184

Coons PM (1994) Confirmation of childhood abuse in child and adolescent cases of multiple personality disorder and dissociative disorder not otherwise specified. J Nerv Ment Dis 182: 461–464

Deusinger J (1986) Die Frankfurter Selbstkonzeptskalen (FSKN). Hogrefe, Göttingen

Dilling H, Mombour W, Schmidt MH (Hrsg) (1991) Internationale Klassifikation psychischer Störungen. (ICD-10). Huber, Bern

DSM-IV (1994) Diagnostic and Statistical Manual of Mental Disorders. 4th ed. American Psychiatric Association, Washington DC

Famularo R, Kinscherff R, Fenton T (1991) Posttraumatic stress disorder among children clinically diagnosed as borderline personality disorder. J Nerv Ment Dis 179: 428–431

Fergusson DM, Horwood LJ, Lynskey MT (1996a) Childhood sexual abuse and psychiatric disorder in young adulthood: II. Psychiatric outcome of sexual abuse. J Am Acad Child Adolesc Psychiatry 35: 1365–1374

Fergusson DM, Lynskey MT, Horwood LJ (1996b) Childhood sexual abuse and psychiatric disorder in young adulthood: I. Prevalence of sexual abuse and factors associated with sexual abuse. J Am Acad Child Adolesc Psychiatry 35: 1355–1364

Garnet KE, Levy KN, Mattanah JJF, Edell WS, McGlashan TH (1994) Borderline personality disorder in adolescents: Ubiquitous or specific? Am J Psychiatry 151: 1380–1382

Goldman S J, D'Angelo E J, DeMaso D R, Mezzacappa E (1992) Physical and sexual abuse histories among children with borderline personality disorder. Am J Psychiatry 149: 1723–1726

Green AH (1993) Child sexual abuse: immediate and long-term effects and intervention. J Am Acad Child Adolesc Psychiatry 32: 890–902

Irwin H J (1994) Proneness to dissociation and traumatic childhood events. J Nerv Ment Dis 182: 456–460

Janet P (1889) L'Automatisme Psychologique. Alcan, Paris

Kendall-Tackett KA, Williams L, Finkelhor D (1993) Impact of sexual abuse on children: a review and synthesis of recent empirical studies. Psychol Bull 113: 164–180

Kirby JS, Chu JA, Dill DL (1993) Correlates of dissociative symptomatology in patients with physical and sexual abuse histories. Compr Psychiatry 34: 258–263

Kolk BA van der, Fisler RE (1994) Childhood abuse and neglect and loss of self-regulation. Bull Menninger Clin 58 (2): 145–168

Kolk BA van der, Perry JC, Herman JL (1991) Childhood origins of self-destructive behavior. Am J Psychiatry 148: 1665–1671

Ludwig AM (1983) The psychobiological functions of dissociation. Am J Clin Hypn 26: 93–99

Putnam FW (1991) Dissociative disorders in children and adolescents: A developmental perspective. Psychiatr Clin North Am 14 (3): 519–531

Putnam FW (1997) Child development and dissociation. Vortrag auf dem Heidelberger Symposium "Vulnerabiliät und Symptomgenese", 10–11.11.1997, Heidelberg

Resch F (1996) Entwicklungspsychopathologie des Kindes- und Jugendalters. Ein Lehrbuch. Beltz, Weinheim

Resch F (1998) Zur präpsychotischen Persönlichkeitsentwicklung in der Adoleszenz. Psychotherapeut 43 (2): 111–116

Resch F, Brunner RM, Parzer P, Koch E (1996) Dissociative symptoms and self-mutilation in borderline personality disorder. Vortrag auf dem 8. Kongress der Association of European Psychiatrists (AEP), London

Ross C A, Ryan L, Anderson G, Ross D, Hardy L (1989) Dissociative experiences in adolescents and college students. Dissociation 2 (4): 239–242

Sachsse U (1996) Selbstverletzendes Verhalten. Psychodynamik-Psychotherapie. Das Trauma, die Dissoziation und ihre Behandlung. 3. Auflage, Vandenhoeck & Ruprecht, Göttingen Zürich

Sanders B, Giolas MH (1991) Dissociation and childhood trauma in psychologically disturbed adolescents. Am J Psychiatry 148: 50–54

Shearer SL (1994) Phenomenology of self-injury among patients with borderline personality disorder. J Ment Nerv Dis 182: 1050–1054
Spitzer C, Freyberger HJ, Kessler C (1996) Hysterie, Dissoziation und Konversion. Eine Übersicht zu Konzepten, Klassifikation und diagnostischen Erhebungsinstrumenten. Psychiatr Prax 23: 63–68
Steinberg M (1995) Handbook for the Assessment of Dissociation. A Clinical Guide. American Psychiatric Press, Washington, DC
Steinberg M, Rounsaville B, Cicchetti D (1991) Detection of dissociative disorders in psychiatric patients by a screening instrument and a structured diagnostic interview. Am J Psychiatry 148 (8): 1050–1054
Wölk W (1992) Vergangenheit und Zukunft des Hysteriekonzeptes. Nervenarzt 63: 149–156
Zanarini MC, Williams AA, Lewis RE, Bradford Reich R, Vera SC, Marino MF, Levin A, Yong L, Frankenburg FR (1997) Reported pathological childhood experiences associated with the development of borderline personality disorder. Am J Psychiatry 154: 154–158
Zlotnick C, Shea MT, Zabriski A, Costello E, Begin A, Pearlstein T, Simpson E (1995) Stressors and close relationships during childhood and dissociative experiences in survivors of sexual abuse among inpatient psychiatric women. Compr Psychiatry 36 (3): 207–212
Zlotnick C, Shea M T, Pearlstein T, Simpson E, Costello E, Begin A (1996) The relationship between dissociative symptoms, alexithymia, impulsivity, sexual abuse, and self-mutilation. Compr Psychiatry 37: 12–16
Zweig-Frank H, Paris J, Guzder J (1994) Psychological risk factors for dissociation and self-mutilation in female patients with borderline personality disorder. Can J Psychiatry 39: 259–264

Diskussion zu Vortrag 6

Von Prof. Dr. F. Resch

Maier
Verschiedene Ursprünge des dissoziativen Verhaltens sind genetisch bedingt, also relativ kulturunabhängige Faktoren. Auch die Mißbrauchsraten sind in vielen Stichproben in verschiedenen Ländern gleichermaßen gut bestätigt worden. Ist der Zusammenhang zwischen dissoziativem Verhalten und Selbstkonzept auch jenseits unserer Kulturgrenzen so zu beobachten, oder handelt es sich möglicherweise um ein kulturspezifisches Phänomen? Eine wichtige Rolle für die Vermittlung des Selbstkonzeptes spielt nämlich auch die Reaktion anderer auf dissoziatives Verhalten. Wenn aber dissoziatives Verhalten in anderen Kulturen anders beantwortet wird als in unserer Gesellschaft, dann könnten sich daraus auch unterschiedliche Effekte auf das Selbstkonzept ergeben.

Resch
Es gibt Studien, wonach die Schizophreniehäufigkeit in unterschiedlichen Kulturen gleich, der psychosoziale Verlauf aber je nach Akzeptanz der Symptome unterschiedlich ist. Danach läßt sich zwar vermuten, daß auch bei dissoziativem Verhalten die Toleranz der Umgebung einen Einfluß auf die Ausbildung des Selbstkonzepts haben könnte, mir ist allerdings keine transkulturelle Untersuchung bekannt, die das belegt.

Flechtner
Bestehen Unterschiede in der dissoziativen Symptomatik zwischen Patienten oder Patientinnen, die sexuell mißbraucht wurden, und solchen, die vernachlässigt wurden?

Resch
Sexueller Mißbrauch und Vernachlässigung treten nach unserer Erfahrung häufig zusammen auf. Das Risiko eines sexuellen Mißbrauchs ist bei vernachlässigten Kindern erhöht.

7 Früherkennung und Primärprävention von Angsterkrankungen

S. Schneider

Die durch chronisch-progredienten Verlauf und erhöhte Suizidalität charakterisierten Angsterkrankungen gehören zu den häufigsten Behandlungsanlässen in psychiatrischen und psychotherapeutischen Einrichtungen. Angsterkrankungen werden erst nach durchschnittlich sieben Jahren richtig diagnostiziert. Daher kommt der Früherkennung - neben der Primärprävention - eine besondere Rolle zu. Inzwischen hat man erkannt, daß die ätiologische Angstforschung sich nicht allein auf pathogene Faktoren beschränken darf, sondern eine komplexe Untersuchung protektiver und pathogener Faktoren sowie deren Interaktion beinhalten muß. Ein gut belegter Risikofaktor für Angsterkrankungen ist die familiäre Häufung solcher Erkrankungen. Weitere Risikofaktoren scheinen die Trennungsangst im Kindesalter, bestimmte kognitive und Verhaltensmerkmale im Kindesalter sowie das Modellernen, durch das Kinder Ängste ausschließlich durch Beobachtung erwerben können, zu sein. Als mögliche spezifische protektive Faktoren gelten die Fähigkeit, zwischen real bedrohlichen und real nicht bedrohlichen Körpersymptomen angemessen unterscheiden zu können, und die „Immunisierung" gegen die Generalisierung von unangemessenen Angstreaktionen durch die Auseinandersetzung mit Angst auslösenden Stimuli.

7.1 In der Wahl seiner Eltern kann man nicht vorsichtig genug sein

Mit dieser provokanten Behauptung überschrieb jüngst ein Kinder- und Jugendpsychiater einen Zeitungsbeitrag, in dem er über die Situation von Kindern berichtete. Beschäftigt man sich mit der Früherkennung und Primärprävention von Angststörungen, kommt man nicht an dem Faktum vorbei, daß in der Tat für die Entwicklung einer Angsterkrankung die „Wahl" der Eltern nicht unbedeutend ist. So zeigen zahlreiche Familienstudien, daß das Risiko für den Erwerb einer Angsterkrankung deutlich erhöht ist, wenn ein Familienmitglied 1. Grades bereits an einer Angststörung erkrankt ist.

Der vorliegende Beitrag möchte einen Überblick über den derzeitigen Forschungsstand bezüglich pathogener und protektiver Faktoren für die Entwicklung von Angsterkrankungen geben. Im Anschluß daran werden Materialien und Vorgehensweisen zur Früherkennung und Primärprävention vorgestellt.

Bayer-ZNS-Symposium, Bd. XIII
Frühdiagnostik und Frühbehandlung psychischer Störungen
Hrsg. J. Klosterkötter

7.2 Risikoforschung bei Angsterkrankungen

Angsterkrankungen gehören zu den häufigsten Behandlungsanlässen in psychiatrischen und psychotherapeutischen Einrichtungen. Sie stellen bei den Frauen die häufigsten und bei den Männern nach den Abhängigkeitsstörungen die zweithäufigsten psychischen Störungen dar. Sie nehmen typischerweise einen chronischen, progredienten Verlauf und zeichnen sich durch eine erhöhte Suizidalität aus. Aufgrund des starken Leidensdrucks nehmen diese Patienten vielfältige medizinische und psychotherapeutische Hilfe in Anspruch und verursachen hohe Kosten für das Gesundheitssystem (Schneider u. Margraf 1994).

Eine intensive Grundlagen- und Therapieforschung im Bereich der Angststörungen in den letzten Jahren hat dazu geführt, daß Angststörungen heute reliabel und valide diagnostiziert werden können. Es stehen moderne Erklärungsmodelle zur Aufrechterhaltung der Störungen bereit, die mit zahlreichen Befunden empirischer Arbeiten im Einklang stehen. Aufgrund der korrelativen Vorgehensweise dieser Studien - in der Regel wurden sie an Personen durchgeführt, die bereits eine Angsterkrankung erworben hatten - können diese Befunde jedoch noch keine Aussagen darüber treffen, wie es überhaupt zur Ausbildung einer Angsterkrankung kommt und was spezifische Risikofaktoren für diese Krankheitsbilder sind. Hier besteht ein großer Klärungsbedarf, wobei in jüngster Zeit eine rege Forschungstätigkeit zu dieser Fragestellung stattfindet.

Bezüglich der Behandlung dieser Krankheitsbilder verfügen wir heute über gut untersuchte psychotherapeutische Behandlungsmethoden, deren langfristiger Erfolg in Katamnesen bis zu 9 Jahren nach Behandlungsende belegt ist (Schneider und Margraf 1994). Die neue Herausforderung für Forschung und Praxis besteht daher darin, Methoden zur Früherkennung und Primärprävention zur Verfügung zu stellen. Voraussetzung dafür ist jedoch eine adäquate Kenntnis der Risikofaktoren für Angsterkrankungen.

7.3 Empirisch belegte Risikofaktoren

7.3.1 Familiäre Häufung von Ängsten

Der bislang am besten untersuchte Risikofaktor für Angsterkrankungen ist die familiale Häufung von Angsterkrankungen. Sie ist in einer Reihe von Familienstudien gut belegt worden (Überblick bei Schneider 1995). Diesen Studien zufolge liegt das Risiko als Familienangehöriger 1. Grades, selbst eine Angsterkrankung zu erwerben, zwischen 17% bis 25% (Morbiditätsrisiko). Dies bedeutet ein bis um das 10fache erhöhtes Risiko im Vergleich zur Allgemeinbevölkerung. Für weibliche Familienangehörigen ist dabei die Wahrscheinlichkeit, an einer Angststörung zu erkranken, besonders hoch (Cloninger et al. 1981, Noyes et al. 1986).

Während dies gern als bedeutsamer Hinweis auf die genetische Verankerung von Angsterkrankungen interpretiert wird, weisen Befunde aus der Zwillingsforschung darauf hin, daß zwar von einer allgemeinen genetischen Vulnerabilität für Angsterkrankungen ausgegangen werden kann (Überblick bei Schneider 1995), daß aber der genetische Anteil wahrscheinlich nur 30% der Varianz aufklärt. Es scheint vor allem von nichtgenetischen Faktoren abzuhängen, welche spezifische Angststörung sich ausbildet (Kendler et al. 1995). Die neuesten verhaltensgenetischen Arbeiten der Arbeitsgruppe um Plomin betonen hierbei insbesondere die Rolle individuumspezifischer Umweltfaktoren („nonshared environmental factors") für die Entwicklung psychischer Störungen (Pike u. Plomin 1996).

Somit tragen Kinder von Angstpatienten ein bedeutsames Risiko für die Ausbildung einer Angsterkrankung. Längsschnittstudien an Kindern von Angstpatienten, die die Entwicklung von Angsterkrankungen prospektiv untersuchen, stehen bislang noch aus. Jedoch existieren erste sogenannte „Top-down"-Studien zum Auftreten psychischer Störungen bei den Kindern von Personen mit Angststörungen. Diesen Studien zufolge tragen Kinder von Panikpatienten ein spezifisch erhöhtes Risiko für die Ausbildung einer Angststörung (Überblick bei Unnewehr et al. 1998).

Die Trennungsangst, eine Angststörung des Kindesalters, die durch eine übermäßig starke Angst bei einer Trennung von den Eltern oder engen Bezugspersonen charakterisiert ist, gilt als spezifischer Vorläufer für die Ausbildung einer Panikstörung mit/ohne Agoraphobie im Erwachsenenalter. Obwohl theoretisch begründete Argumente nahelegen, daß Trennungsangst in der Kindheit und Verluste von wichtigen Bezugspersonen einer Panikstörung oder Agoraphobie vorangehen, existieren in der empirischen Literatur lediglich vage Belege für diesen Zusammenhang (Überblick bei Unnewehr 1992). Insbesondere fehlt es an prospektiven Studien, die einen direkten Nachweis dieser Hypothese erbringen könnten. Wir selbst fanden in einer Studie an Kindern von Patienten mit Panikstörung, daß sie signifikant häufiger unter Trennungsangst litten als Kinder von Eltern mit einer Tierphobie und Kinder von Eltern ohne Anamnese psychischer Störungen (Unnewehr et al. 1998). Die Bedeutung dieses Befundes untersuchen wir zur Zeit in einer prospektiven Längsschnittstudie.

7.3.2 „Behavioral Inhibition"

Ein äußerst interessanter Untersuchungsaspekt in der Risikoforschung zu Angststörungen stellt das Konzept der „Behavioral Inhibition" (Kagan et al. 1988) dar. Darunter wird ein vorsichtiges, zurückhaltendes und schüchternes Verhalten von Kleinkindern gegenüber unvertrauten Personen und Situationen verstanden. Kagan und Mitarbeiter vermuten, daß dieses Verhaltensmerkmal genetisch vermittelt wird.

Eine Untersuchung an Kindern von Panikpatienten zeigte, daß diese Kinder in unvertrauten Situationen stärker gehemmtes Verhalten aufwiesen als Kinder von Personen ohne Panikstörung (Rosenbaum et al. 1988). Eine weitere prospektive Studie nach 5 Jahren erbrachte zudem den Befund, daß verhaltensgehemmte Kinder einer höheres Risiko für die Ausbildung kindlicher Angststörungen tragen (Biederman et al. 1990).

7.3.3 *Bindungsverhalten*

Neue Ergebnisse aus der Bindungsforschung weisen darauf hin, daß die Bindungsqualität zwischen dem Kleinkind und seiner wichtigsten, konstanten Bezugsperson Hinweise auf die spätere Ausbildung einer Angsterkrankung geben kann. So zeigen 80% der Kinder von Müttern mit Angststörungen im Vorschulalter eine unsichere Bindung zu ihrer Mutter (Bernstein et al. 1996). Eine Längsschnittuntersuchung deutet darauf hin, daß eine unsicher-ambivalente Bindung an die Bezugsperson mit mehr Angsterkrankungen in der Kindheit und Adoleszenz einhergeht (Bernstein et al. 1996).

7.4 Theoretisch abgeleitete Risikofaktoren: kognitive und Verhaltensmerkmale

Neben den bisher dargestellten Risikofaktoren existieren in jüngerer Zeit Untersuchungen zu Risikofaktoren, die aus Erklärungsmodellen zu Angsterkrankungen abgeleitet wurden. An Modellvorstellungen zur Aufrechterhaltung der Panikstörung mit/ohne Agoraphobie (Clark 1986, Margraf u. Ehlers 1989) etwa wurde abgeleitet, daß die kognitive Fehlinterpretation von panikrelevanten Körpersymptomen (z. B. Herzklopfen ist gefährlich) und ein vermeidender Umgang mit Symptomen sympathischer Erregung Risikofaktoren für die Ausbildung einer Panikstörung darstellen können.

Erste Studien liegen vor, die zeigen, daß Kinder von Patienten mit Panikstörung eine Tendenz zur Fehlinterpretation panikrelevanter körperlicher Symptome aufweisen (Schneider 1995). Des weiteren konnte belegt werden, daß Kinder von Eltern mit einer Panikstörung häufiger einen Hyperventilationstest abbrechen als dies etwa Kinder von Eltern mit einer Tierphobie oder Kinder von Eltern ohne Anamnese psychischer Störungen tun (Unnewehr et al. 1996). Besonders bemerkenswert an diesen Befunden ist, daß diese Merkmale bei Kindern auftreten, die noch keinen Panikanfall erlebt haben. Die Bedeutung dieser Querschnittbefunde für die Entwicklung einer Panikstörung steht noch aus.

7.5 Modellernen als vermittelnder Lernmechanismus für Angstreaktionen

Eine weitere interessante Frage, die sich aus diesen Befunden ergibt, ist, wie kommt es, daß Kinder typische Merkmale einer Angsterkrankung aufweisen, ohne selbst unter dieser Angsterkrankung zu leiden. Neben einer genetischen Vermittlung erscheinen vor allem Lernmechanismen für die Ausbildung solcher Merkmale plausibel. Ein besonders vielversprechender Kandidat ist hierbei das Modellernen.

Das Modellernen oder „Lernen durch Beobachten" wurde lange Zeit in der Psychologie negiert (Kanfer u. Philipps 1970). Erst durch die Arbeiten von Albert Bandura (vgl. Bandura 1986) gewann das Modellernen an Popularität. Bandura konnte zeigen, daß allein durch die Beobachtung eines Modells komplexe Verhaltenssequenzen erlernt werden können, die vorher noch nicht im Verhaltensrepertoire des Lernenden waren.

7.5.1 Modellernen im Tierexperiment

Während im Humanbereich aufgrund ethischer Grenzen keine Arbeiten zum Erwerb von klinischen Ängsten durch Beobachten vorliegen, existiert im Bereich der Tierforschung eine Reihe interessanter Studien. Eine Serie sehr kreativer und aufschlußreicher Experimente zum Modellernen bei Ängsten stammt von Mineka und Mitarbeitern. Sie führten eine Reihe von Experimenten mit im Labor aufgewachsenen Rhesusaffen durch. Die kontrollierte Umgebung der Rhesusaffen im Labor erlaubte den Ausschluß früherer Erfahrungen mit potentiell phobischen Objekten. Das Grundparadigma der verschiedenen Studien sah so aus, daß im Labor aufgewachsene Rhesusaffen (Beobachter) über mehrere Sitzungen ein Modell (in der Regel einen in der Wildnis aufgewachsenen Rhesusaffen) sahen, das eine starke phobische Reaktion auf eine Schlange und eine nicht-ängstliche Reaktion auf ein neutrales Objekt (in der Regel eine Blume) zeigte. In anschließenden Tests wurden die Reaktionen (Anzeichen von Vermeidungsverhalten und Verhaltensstörungen) der Beobachter auf Schlangen und das neutrale Objekt überprüft. Mit verschiedenen Modifikationen dieses Paradigmas konnten folgende Erkenntnisse gewonnen werden:

- Phobische Ängste können allein durch die Beobachtung eines phobischen Modells hervorgerufen werden. Das Lernen tritt dabei nicht nur bei elterlichen Modellen, sondern auch bei fremden Modellen auf. Das Ausmaß der Furcht, das das Modell zeigt, determiniert die Furchtreaktion des Beobachters (Mineka et al. 1984, Cook et al. 1985).
- Der Erwerb kann sowohl über die direkte Beobachtung des Modells als auch über eine Videodemonstration stattfinden (Mineka 1987).
- Übereinstimmend mit der „Preparedness"-Theorie (Seligman 1971, Öhman 1986) wurden Ängste bezüglich furchtrelevanter Stimuli schneller gelernt als Ängste bezüglich furchtirrelevanter Stimuli (Cook u. Mineka 1989).
- Frühere Beobachtungen von nicht-ängstlichen Modellen immunisieren gegen den Erwerb von Ängsten (Cook u. Mineka 1989).

Diese Ergebnisse sind unter mehreren Gesichtspunkten interessant. Zum einen demonstrieren sie, daß Ängste ausschließlich durch Beobachtungslernen erworben werden können. Zum anderen liefern die Befunde von Cook und Mineka (1989) eine experimentelle Bestätigung der Annahme der Preparedness-Theorie, daß verschiedene Stimuli eine unterschiedliche Wahrscheinlichkeit haben, zu konditionierten phobischen Stimuli zu werden.

7.5.2 Modellernen bei Kindern

Windheuser (1977) beobachtete Modellerneffekte in einer Studie zur Behandlung phobischer Ängste bei Kindern. Er fand, daß Mütter von phobischen Kindern deutlich ängstlicher waren als Mütter nichtphobischer Kinder und daß die Inhalte der Phobie von Mutter und Kind weit mehr als zufällig übereinstimmten. Ausgehend von dieser Beobachtung demonstrierte er, daß zusätzlich zur Behandlung des Kindes eine Therapie der phobischen Mutter eine weitere Reduktion der Angstsymptomatik des Kindes zur Folge hatte. Dies deutet darauf hin, daß die erfolgreiche Bewältigung der elterlichen Ängste als Modell für die Kinder von besonderer Bedeutung ist.

In einer Studie an Kindern von Patienten mit Panikstörung fand unsere Arbeitsgruppe, daß die Interpretation panikrelevanter Körpersymptome durch ein Modell beeinflußt werden konnte. Mit Hilfe eines Interpretationsfragebogens für Kinder (IF-K), der drei Arten von Kurzgeschichten mit mehrdeutigen Informationen enthielt, untersuchten wir die Interpretationsneigung der Kinder. Die Kinder hatten die Aufgabe, drei Arten von Geschichten zu interpretieren: Geschichten mit panikrelevanten Informationen (Panikskala), phobierelevanten Informationen (Phobieskala) und erkältungsrelevanten Informationen (Erkältungsskala). Die Geschichten endeten jeweils mit der Frage: „Was ist passiert?" Im Anschluß daran wurden drei Antwortmöglichkeiten vorgegeben, die entweder eine angstbezogene, neutrale oder positive Interpretation der Geschichte beinhalten. Das Kind hatte die Aufgabe, eine der vorgegebenen Antworten anzukreuzen. Im folgenden wird zur Veranschaulichung ein Beispiel einer panikrelevanten Geschichte gegeben. Bei der ersten Interpretation handelt es sich um die angstbezogene, bei der zweiten um die neutrale und bei der dritten um die positive Interpretation:

Der Bär Balu wandert durch den Urwald. Plötzlich merkt er, wie sein Herz klopft. Ihm wird schwindlig und heiß. Was ist passiert?

- Der Bär hat Angst. Er denkt, daß er ganz krank ist und gleich umfallen wird.
- Der Bär wandert schon mehrere Stunden durch den Wald und hat sich überanstrengt. Wenn er sich eine Weile hinsetzt und sich Ruhe gönnt, wird es ihm gleich besser gehen.
- Der Bär ist ganz aufgeregt. Er denkt gerade, daß er gleich seine Bärfreundin treffen wird.

Die Kinder der Eltern mit Panikstörung interpretierten im Vergleich zu Kindern von Eltern mit einer Tierphobie und Kinder von Eltern ohne Anamnese psychischer Störungen panikrelevante Körpersymptome häufiger als gefährlich, nachdem sie ein Modell beobachtet hatten, das über einen dramatischen Panikanfall berichtete (Schneider 1995).

7.6 Protektive Faktoren

Neben der Betrachtung von Risikofaktoren ist für die Früherkennung und Primärprävention von Angsterkrankungen natürlich auch die Rolle sogenannter protektiver Faktoren von Bedeutung. Anders als bei den pathogenen Faktoren liegen jedoch bezüglich protektiver Faktoren kaum Anhaltspunkte vor. Es sollen daher zunächst theoriegeleitet Überlegungen zu protektiven Faktoren von Angsterkrankungen am Beispiel der Panikstörung formuliert werden.

7.6.1 Spezifische protektive Faktoren

Psychologische Modellvorstellung zur Panikstörung (Clark 1986, Margraf u. Ehlers 1989) sagen vorher, daß die Bewertung sympathischer Erregung als nicht gefährlich den Aufschaukelungsprozeß der Angst unterbindet. Somit wäre die Fähigkeit, die Bedeutung von Körpersymptomen einer realitätsbezogenen Überprüfung zu unterziehen, ein protektiver Faktor. Hierdurch würde eine angemessene Unterscheidung zwischen real bedrohlichen und real nicht bedrohlichen Körpersymptomen erreicht und ein Aufschaukelungsprozeß unangemessener Angstreaktionen unterbunden werden.

Die wohl bekannteste Theorie zur Erklärung von Angsterkrankungen ist die Zweifaktoren-Theorie von Mowrer (Mowrer 1960). Sie besagt, daß durch die Flucht aus oder die Vermeidung von Angst auslösenden Situationen Angstreaktionen negativ verstärkt und damit stabilisiert werden. Somit würde eine Auseinandersetzung und Konfrontation mit angstauslösenden Stimuli der Generalisierung von unangemessenen Angstreaktionen entgegenwirken und als protektiver Faktor fungieren. Eine empirische Überprüfung der oben genannten Verhaltensweisen als protektive Faktoren für die Entwicklung von Angstreaktionen steht noch aus.

7.6.2 Unspezifische protektive Faktoren

Neben diesen theoretisch abgeleiteten Faktoren werden in der entwicklungspsychopathologischen Forschung weitere unspezifische protektive Faktoren für die Entwicklung psychischer Gesundheit diskutiert (Rutter 1992), die im folgenden aufgelistet werden:

- Hohe Selbstachtung und positive soziale Orientierung des Kindes.
- Psychosoziale Anpassungsfähigkeit des Kindes.
- Adäquate soziale Unterstützung.
- Wärme, Harmonie und Kohäsion in der Familie.
- Hoher sozioökonomischer Status.

Rutter (1992) weist darauf hin, daß Risiko- und Schutzfaktoren sowie die Art ihrer Interaktionen in Betracht gezogen werden müssen. Die Entwicklung von Kindern wird von guten und schlechten Erfahrungen gleichermaßen beeinflußt. So können Erfahrungen, die zunächst negativ erscheinen, sich im weiteren Verlauf zu einer Schutzfunktion entwickeln. Wie die Resistenz gegen Infektionskrankheiten durch eine „erfolgreiche" Ansteckung mit dem Infektionsträger in modifizierter oder geringer Form ermöglicht wird („Schutzimpfung"), so kann auch eine erfolgreiche Bewältigung früherer, belastender Erfahrungen die Abwehrkräfte gegen spätere psychosoziale Krisen stärken. In die gleiche Richtung geht auch der Ansatz von Menninger (1968), der die Doppelnatur von Stressoren betont. So kann ein Stressor in Abhängigkeit von der Qualität der Streßbewältigung Quelle einer Krankheit oder Anlaß zur Weiterentwicklung sein.

Moderne ätiologische Angstforschung muß daher weg von einer ausschließlichen Orientierung auf pathogene Faktoren und hin zu einer komplexen Untersuchung protektiver und pathogener Faktoren sowie deren Interaktion. Nur so können wir dem Phänomen gerecht werden, daß z. B. Geschwisterkinder von Eltern mit Angsterkrankungen sehr unterschiedliche Entwicklungen nehmen und nur ein Teil dieser Kinder eine Angsterkrankung entwickelt.

7.7 Untersuchung protektiver und pathogener Faktoren in der Entwicklung von Angsterkrankungen

In einem derzeit laufenden Forschungsvorhaben, das vom Bundesministerium für Bildung, Wissenschaft, Forschung und Technologie gefördert wird, untersuchen wir aufbauend auf den jüngsten Modellvorstellungen zur Ätiologie von Angsterkrankungen protektive und pathogene Faktoren und deren Interaktion. Am Beispiel der Panikstörung wird in einer kombinierten prospektiven Längs- und Querschnittstudie an einer Risikogruppe Prädiktion, Verlauf und Prävention der Panikstörung untersucht. Hierzu werden Kinder von Personen mit Panikstörung und Kinder von Personen ohne Anamnese psychischer Störungen ab dem 8. Lebensjahr untersucht. Die prospektive Untersuchung von Kindern dieser Altersgruppe ermöglicht in besonderem Ausmaß Aussagen über Prädiktion und Verlauf der Panikstörung, da die Kinder zu diesem Zeitpunkt mit hoher Wahrscheinlichkeit noch keinen Panikanfall erlebt haben.

Ein Schwerpunkt dieser Untersuchung ist, daß die Bedeutung solcher störungsspezifischer Merkmale der Panikstörung für die Prädiktion untersucht wird, die sich in der empirischen Forschung für die Aufrechterhaltung der Störung als besonders bedeutsam erwiesen haben. Insbesondere wird erwartet, daß kognitiven Merkmalen (z. B. spezifische Interpretation körperlicher Symptome, erhöhte Aufmerksamkeitszuwendung auf panikrelevante körperliche Symptome) und spezifischen Umgangsweisen mit körperlichen Symptomen eine besondere Bedeutung zukommt. Neben der Identifizierung potentieller pathogener und protektiver Faktoren werden die beteiligten Lernmechanismen bei dem Erwerb panikrelevanter pathogener und protektiver Merkmale untersucht. Hierbei soll vor allem der Einfluß des elterlichen Modells auf die Ausbildung solcher Merkmale bei den Kindern geprüft werden. Aufbauend auf den empirischen Erkenntnissen werden Interventionsmaterialien zur Prävention und Bewältigung von Angstsyndromen erstellt.

Der hier vorgenommene Überblick macht deutlich, daß die Frage, warum eine Person eine Angsterkrankung entwickelt, beim derzeitigen Forschungsstand nicht endgültig geklärt werden kann. Im folgenden sollen jedoch erste Ansatzpunkte zur Früherkennung und Primärprävention von Angsterkrankungen vorgestellt werden.

7.8 Früherkennung von Angsterkrankungen

Bedenkt man, daß es im Durchschnitt 7 Jahre bedarf, bis Personen mit Angsterkrankungen richtig diagnostiziert werden und somit erst 7 Jahre nach Beginn der Erkrankung einer geeigneten Behandlung zugeführt werden können, wird deutlich, daß der Früherkennung eine große Bedeutung zukommen muß. Die Betroffenen suchen bis zum Zeitpunkt der adäquaten Diagnosestellung vielfach medizinische Hilfe auf. Es entstehen somit hohe Kosten für das Gesundheitssystem und für die Betroffenen ist diese Zeit mit einem hohen Leidensdruck verbunden.

Die erste Anlaufstelle, die die Betroffenen typischerweise aufsuchen, ist die allgemeinmedizinische Praxis. Allgemeinmediziner sind jedoch in den seltensten Fällen mit der Diagnostik und Behandlung dieser Krankheitsbilder vertraut. Hier besteht ein großer Aufklärungs- und Schulungsbedarf. Um diese Lücke zu schließen, entwickelte in jüngster Zeit ein Expertenkreis in Zusammenarbeit mit der Deutschen Gesellschaft für Allgemeinmedizin (DEGAM) ein Angstmanual, das einen Stufenplan zur Diagnose und Therapie von Angsterkrankungen beinhaltet (Expertenkreis 1994). Hierdurch sollen Möglichkeiten der Minimalinterventionen im frühen Stadium von Angsterkrankungen besser ausgeschöpft werden.

Das Manual enthält Informationen über Angsterkrankungen sowie zahlreiche Materialien, die es ermöglichen, in kurzer Zeit diagnose- und behandlungsrelevante Informationen zu erheben. In Abbildung 1 ist zur Illustration ein Beispiel aus den Diagnostikmaterialien dargestellt. Der abgebildete Angstscreening-Fragebogen erlaubt es anhand von fünf Items zu klären, ob eine Angst von behandlungsbedürftigem Ausmaß vorliegt.

Daneben enthält das Manual Handlungsanleitungen für die weitere Behandlung. Neben Möglichkeiten zur Behandlungen durch Psychotherapeuten und Fachärzte werden konkrete Anleitungen zur Selbsthilfe durch den Hausarzt beschrieben. Ein Beispiel hierfür ist in Abbildung 2 wiedergegeben.

Von der gezielten Schulung professionell Tätiger in Einrichtungen des Gesundheitswesens sind bedeutsame Fortschritte für die Früherkennung von Angsterkrankungen zu erwarten. Das Beispiel des Angstmanuals zeigt Möglichkeiten der Aufbereitung solcher Schulungsmöglichkeiten, und es wäre sicher wünschenswert, solche Materialien auch anderen Berufsgruppen zugänglich zu machen. Daneben müssen aber auch Maßnahmen zur Primärprävention entwickelt werden, die eine Anwendung in der Allgemeinbevölkerung finden können.

Angstscreening-Fragebogen

Diagnose-hilfen

Im folgenden finden Sie eine Aufstellung von Empfindungen, die vorkommen können, wenn man ängstlich ist. Bitte lesen Sie diese Empfindungen sorgfältig durch. Geben Sie jeweils an, **wie sehr** Sie durch jede dieser Empfindungen **in der letzten Woche, einschließlich heute** belastet waren, indem Sie ein Kreuz in der zutreffenden Spalte machen.

	Überhaupt nicht (0)	**Wenig** Es störte mich nicht sehr. (1)	**Mittel** Es war sehr unangenehm, aber ich konnte es aushalten. (2)	**Stark** Ich konnte es kaum aushalten. (3)
Weiche Knie oder Beine				
Schwindlig oder benommen				
Wacklig oder schwankend				
Zittrig				
Furchtsam				
Schwächegefühl				

Hier bitte nicht ausfüllen! 0 + Σ_____ + Σ_____ + Σ_____

= Σ Gesamt __________

Abb. 1. Der Angstscreening-Fragebogen (entnommen aus dem Angstmanual, Expertenkreis 1994)

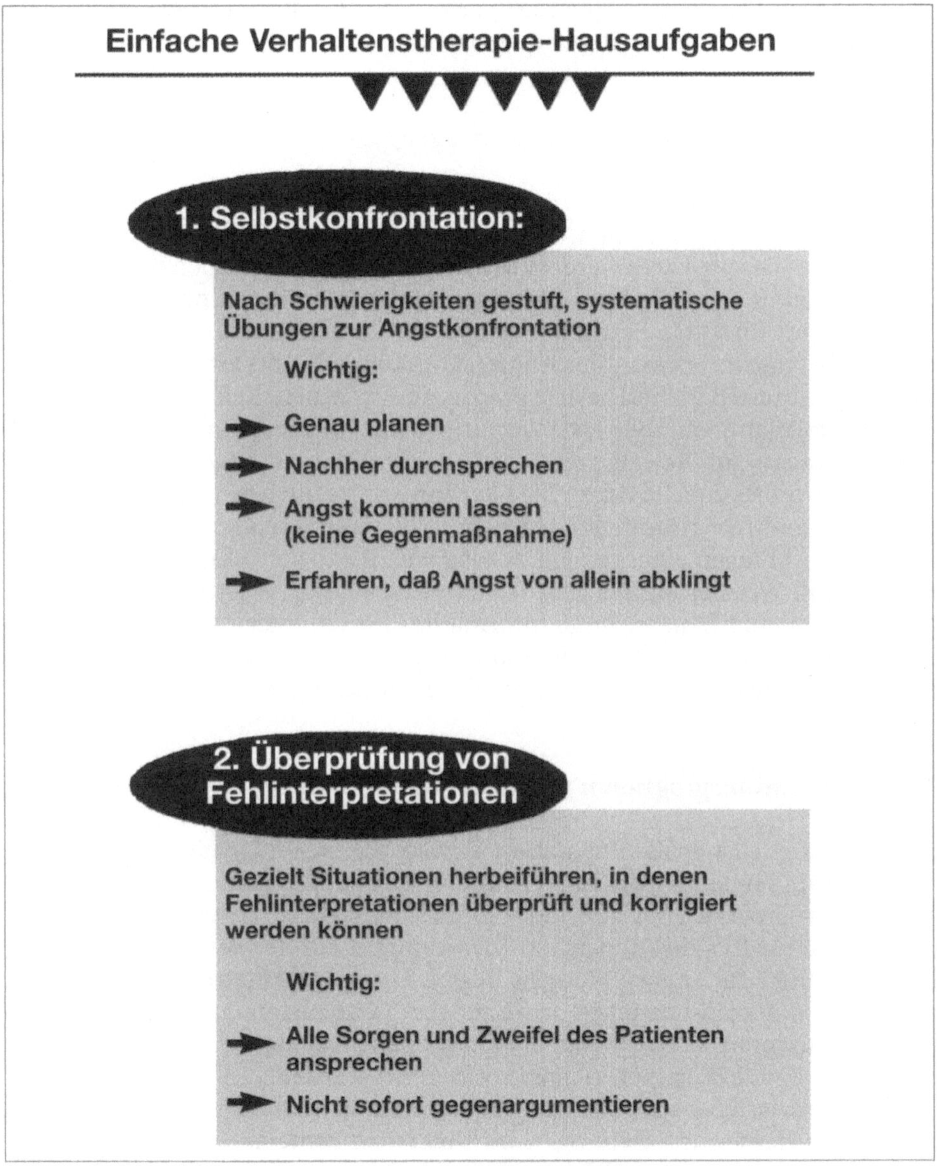

Einfache Verhaltenstherapie-Hausaufgaben

1. Selbstkonfrontation:

Nach Schwierigkeiten gestuft, systematische Übungen zur Angstkonfrontation

Wichtig:

- → Genau planen
- → Nachher durchsprechen
- → Angst kommen lassen (keine Gegenmaßnahme)
- → Erfahren, daß Angst von allein abklingt

2. Überprüfung von Fehlinterpretationen

Gezielt Situationen herbeiführen, in denen Fehlinterpretationen überprüft und korrigiert werden können

Wichtig:

- → Alle Sorgen und Zweifel des Patienten ansprechen
- → Nicht sofort gegenargumentieren

Abb. 2. Anleitungen zur Selbsthilfe durch den Hausarzt (entnommen aus dem Angstmanual, Expertenkreis 1994)

7.9 Primärprävention

Eine sinnvolle Primärprävention von Angsterkrankungen sollte unserer Meinung nach aus zwei Vorgehensweisen bestehen: Es sollten Präventionsprogramme für Risikogruppen und für die Breitenanwendung in der Allgemeinbevölkerung entwickelt werden. Von unserer Arbeitsgruppe werden derzeit Materialien zur Primärprävention für diese beiden Populationen entwickelt.

7.9.1 *Präventionsprogramme für Risikogruppen*

Spezifisch für die Risikogruppe der Kinder von Angstpatienten werden von uns Materialien zur Zeit erarbeitet. Hierbei sollen Broschüren für die Kinder und für die Eltern bereitgestellt werden. Die Kinderbroschüre soll den Kindern Aufklärung über die Erkrankung des Elternteils geben. Darüber hinaus soll die Lektüre Auskunft über das Erscheinungsbild von Angsterkrankungen (normale/krankhafte Ängste, Formen der Angsterkrankungen) und Einblicke in die Ursachen von Ängsten (Erbe/Umwelt, Preparedness, Lernen) liefern. Die Broschüre enthält Informationen über erste Anzeichen von Angsterkrankungen und gibt Hilfestellungen zur Bewältigung von Angstproblemen bzw. -erkrankungen (Selbsthilfe/professionelle Hilfe). Die Elternbroschüre hingegen setzt den Schwerpunkt auf konkrete Hilfestellungen zum Erziehungsverhalten. Unter anderem soll dabei auf Fragen eingegangen werden wie: Was ist ein angstfördernder Erziehungsstil? Welches Modell gebe ich in bezug auf die Angstbewältigung meinen Kindern etc.? Eine wichtige Information für die Eltern wird hierbei sein, daß ihr elterliches Modellverhalten in bezug auf Angst eine besondere Bedeutung für die Entwicklung von Ängsten ihrer Kinder zukommt.

7.9.2 *Präventionsprogramm für die Breitenanwendung*

Um eine möglichst große Population anzusprechen, sind groß angelegte Aufklärungskampagnen in Kindergärten, Schulen und Einrichtungen im Gesundheitswesen geplant. Hier soll jedoch, im Unterschied zu den Präventionsmaterialien für Risikogruppen, der Schwerpunkt auf der Vermittlung basaler Informationen zu Angststörungen liegen. Diese Informationen sollen zum einen knapp zusammengefaßt in Form von Textbausteinen für Schulbücher und zum anderen in Form von Informationsmaterialien, die sich an Kinder und Eltern bzw. Pädagogen richten, aufbereitet werden.

Die Textbausteine sollen Eingang in Biologiebücher finden, so daß die hierin zusammengefaßten Informationen im Unterricht gemeinsam mit dem Lehrer besprochen werden können. Die ausführlicheren Informationsmaterialien werden in verschiedenen Institutionen des Gesundheits- und Erziehungswesens zum Einsatz kommen. Insbesondere ist an schulpsychologische Dienste, kinder- und jugendpsychiatrische Einrichtungen, Gesundheitsämter und Krankenkassen gedacht.

7.10 Ausblick

Angesichts der heute verfügbaren Methoden zur Diagnostik und Behandlung von Angsterkrankungen sind die Ergebnisse zur tatsächlichen Versorgung und

Früherkennung besonders bedrückend. Immer wieder muß festgestellt werden, daß viele Patienten und leider auch professionelle Kräfte des Gesundheitswesens nicht genügend und nicht früh genug über diese effektiven Behandlungsmethoden informiert sind. In den USA fanden Taylor et al. (1989), daß von 794 Patienten mit Panikanfällen (mit und ohne Agoraphobie) nur 4% eine verhaltenstherapeutische Behandlung erhalten hatten. Nur bei 2,6% der Patienten mit Vermeidungsverhalten war eine Konfrontationstherapie durchgeführt worden. Wir mußten ähnliche Zahlen in einer noch unveröffentlichten Studie an fast 400 Patienten in Deutschland registrieren. Die an klinischen Stichproben gewonnenen Ergebnisse werden unterstützt von einer repräsentativen Bevölkerungserhebung an rund 3000 Personen in Ost- und Westdeutschland. Hier fanden wir, daß von den 40% aller Personen mit Angststörungen, die überhaupt eine Behandlung erhalten hatten, nur etwa jeder Hundertste eine Verhaltenstherapie (egal welcher Art) bekommen hatte. Diese Befunde zeigen, daß nicht nur die Entwicklung immer besserer Therapieverfahren, sondern auch die Verbreitung der bereits verfügbaren Methoden für eine frühzeitige Diagnostik und Behandlung von Angsterkrankungen dringend erforderlich ist.

Literatur

Bandura A (1986) Social foundations of thought and action: a social cognitive theory. Englewood Cliffs, N. J., Prentice-Hall

Bernstein GA, Borchardt CM, Perwien AR (1996) Anxiety disorders in children and adolescents: a review of the past 10 years. J Am Acad Child Adolesc Psychiatry 35: 1110–1119

Biederman J, Rosenbaum JF, Hirshfeld DR, Faraone SV, Bolduc EA, Gersten M, Meminger SR, Kagan J, Snidman N, Redznick JS (1990) Psychiatric correlates of behavioral inhibition in young children of parents with and without psychiatric disorders. Arch Gen Psychiatry 47: 21–26

Clark DM (1986) A cognitive approach to panic. Behav Res Ther 24: 461–470

Cloninger CR, Martin RL, Clayton P, Guze SB (1981) A blind follow-up and family study of anxiety neurosis: Preliminary analysis of the St. Louis 500. In: Klein DF, Rabkin J (eds) Anxiety: New Research and Changing Concepts. Raven, New York

Cook M, Mineka S (1989) Observational conditioning of fear to fear-relevant versus fear-irrelevant stimuli in rhesus monkeys. J Abnorm Psychol 98: 448–459

Cook M, Mineka S, Wolkenstein, B, Laitsch K (1985) Observational conditioning of snake fear in unrelated rhesus monkeys. J Abnorm Psychol 94: 591–610

Expertenkreis zur Erarbeitung eines Stufenplans zur Diagnose und Therapie von Angsterkrankungen in Zusammenarbeit mit der DEGAM (Hrsg) (1994) Angst-Manual. Kybermed, Emsdetten

Kagan J, Reznick JS, Snidman N (1988) Biological bases of childhood shyness. Science 240: 167–171

Kanfer FH, Phillips JS (1970) Learning foundations of behavior therapy. Wiley, New York

Kendler KS, Walters EE, Neale MC, Kessler RC, Heath AC, Eaves LJ (1995) The structure of genetic and environmental risk factors for six major psychiatric disorders in women. Phobia, generalized anxiety disorder, panic disorder, bulimia, major depression, and alcoholism. Arch Gen Psychiatry 52: 374–383

Margraf J, Ehlers A (1989) Etiological models of panic – psychophysiological and cognitive aspects. In: Baker R (ed) Panic Disorder: Research and Therapy. Wiley, London

Menninger K (1968) Das Leben als Balance. Piper, München

Mineka S (1987) A primate model of phobic fears. In: Eysenck HJ, Martin I (eds) Theoretical Foundations of Behavior Therapy. Plenum, New York, pp 81–111

Mineka S, Davidson M, Cook M, Keir R (1984) Observational conditioning of snake fear in rhesus monkeys. J Abnorm Psychol 93: 355–372

Mowrer OH (1960) Learning theory and behavior. Wiley, New York

Noyes R, Crowe RR, Harris EL, Hamra BJ, McChesney CM, Chaudhry DR (1986) Relationship between panic disorder and agoraphobia. A family study. Arch Gen Psychiatry 43: 227–232

Öhman A (1986) Face the beast and fear the face: Animal and social fears as prototypes for evolutionary analysis of emotion. Psychophysiology 23: 123–145

Pike MS, Plomin R (1996) Importance of nonshared environmental factors for childhood and adolescent psychopathology. J Am Acad Child Adolesc Psychiatry 35: 560–570

Rosenbaum JF, Biederman J, Gersten M, Hirshfeld DR, Meminger SR, Herman JB, Kagan J, Reznick JS, Snidman N (1988) Behavioral inhibitions in children of parents with panic disorder and agoraphobia. Arch Gen Psychiatry 45: 463–470

Rutter M (1992) Wege von der Kindheit zum Erwachsenenalter. Integr Ther S 1: S 11–44

Schneider S (1995) Psychologische Transmission des Paniksyndroms. Auer, Donauwörth

Schneider S, Margraf J (1994) Kognitive Verhaltenstherapie bei Angstanfällen und Agoraphobien. In: Hautzinger M (Hrsg) Kognitive Verhaltenstherapie bei psychischen Erkrankungen. Quintessenz, Berlin

Seligman MEP (1971) Phobias and preparedness. Behav Ther 2: 307–320

Taylor CB, King RJ, Margraf J, Ehlers A, Telch MJ, Roth WT, Agras WS (1989) Use of medication and in vivo exposure in volunteers for panic disorder research. Am J Psychiatry 146: 1423–1426

Unnewehr S (1992) Psychische Störungen und Angstsensitivität bei Kindern von Patienten mit einem Paniksyndrom. Dissertation, Philipps-Universität Marburg

Unnewehr S, Schneider S, Margraf J, Florin I (1996) Exposure to internal and external stimuli: reactions in children of patients with panic disorder and animal phopia. J of Anxiety Disord 10: 489–508

Unnewehr S, Schneider S, Florin I, Margraf J (1998) Psychopathology in children of patients with panic disorder or animal phobia. Psychopathology 31: 69–84

Windheuser HJ (1977) Anxious mothers as models for coping with anxiety. Behav Anal Modif 2: 39–58

Diskussion zu Vortrag 7

Von Frau Dr. S. Schneider

Albrecht
In den achtziger Jahren hat man versucht, die Reaktion auf Laktatinfusionen zum Marker für Paniksyndrome zu etablieren. Was ist daraus geworden?

Schneider
Die Hoffnung, damit einen biologischen Marker für Paniksyndrome zu etablieren, hat damals eine wahre Flut von Forschungen in Gang gesetzt. Es gab aber auch eine Reihe von Untersuchungen, die darauf hinwiesen, daß sich die physiologische Reaktion auf Laktatinfusionen durch kognitive Informationen, beispielsweise durch die Art der beim Test gegebenen Instruktionen, stark manipulieren läßt. Heute können wir bestimmte kognitive Erklärungsmodelle für Panikstörungen damit besser untermauern, obwohl es ursprünglich eher als ein Marker für ein biologisch orientiertes Modell zur Erklärung von Panikstörungen gedacht war.

Huber
Wurden in Ihre Studien alle Arten von Angsterkrankungen einbezogen, die in ICD-10 und DSM-IV aufgeführt werden? Und eine zweite Frage: Wie hoch waren die Prävalenzraten bei affektiven Störungen? Früher haben alle psychiatrischen Schulen für affektive Störungen Prävalenzraten von 0,6 bis 0,8% angegeben. Heute werden dagegen Prävalenzraten von 40 bis 45% genannt. Ähnliches gilt für Angststörungen.

Schneider
Unsere prospektive Längsschnittstudie soll bei einer Hochrisikogruppe von Kindern und Jugendlichen im Alter zwischen 8 und 14 Jahren zum einen bestimmte Merkmale von Angststörungen untersuchen, zum anderen diagnostisch mit Hilfe von strukturierten Interviews die familiäre Transmission ermitteln. Es gilt unter anderem zu klären, inwieweit Depression oder andere psychische Störungen bei diesen Hochrisikopatienten vermehrt auftreten. Die Ergebnisse der ersten Untersuchungsreihe zeigen an erster Stelle eine deutliche Häufung von Angststörungen, gefolgt von expansiven Verhaltensstörungen.

Maier
Lautet Ihre Hypothese, daß die familiäre Ähnlichkeit über den Mechanismus des Modellernens vermittelt wird? Für diesen Fall hätte ich eine Anmerkung: Alle hier zur Diskussion stehenden Störungen waren Gegenstand von

Zwillingsstudien. Die varianzanalytisch ausgewerteten Zwillingsstudien kommen mehr oder weniger konsensuell zu dem Schluß, daß es einen genetischen Faktor und einen Umweltfaktor gibt. Die umweltbedingte, also die nicht genetische Varianz wird weitgehend oder ausschließlich durch individuelle und nicht durch familiäre Faktoren determiniert. Ein familiärer, nicht genetisch bedingter Umweltfaktor ist das Modellernen. Dieser Faktor hat aber in den globalen Zwillingsuntersuchungen fast immer einen Varianzanteil von 0 %. Ich will diese Studien nicht überbewerten und möchte durchaus konzedieren, daß untersuchungsspezifische Modellsituationen wie in Ihrer Untersuchung unter Umständen aussagekräftiger sein können als die Varianzanalysen von Zwillingsstudien. Aber warum genau sollte die familiäre Ähnlichkeit nicht genetisch erklärbar sein?

Schneider
Für die Aufklärung der Restvarianz sind anscheinend vor allem individuumspezifische Faktoren bedeutsam. Mit unserer Untersuchung können wir nicht entscheiden, ob die familiäre Ähnlichkeit ein genetischer Faktor oder ein Umweltfaktor im Sinne eines Modellernens ist. Beides ist denkbar. Möglicherweise wird durch unser Modell auch etwas genetisch Vorbereitetes „wachgerufen". Wahrscheinlich könnte eine entsprechende Untersuchung mit einer Zwillingspopulation mehr zur Klärung dieser Frage beitragen. Unsere Studie zeigt zwar, daß sich die familiäre Ähnlichkeit durch ein Modell zumindest triggern oder auch manipulieren läßt, der zugrundeliegende Mechanismus ist aber mit dieser Versuchsanordnung nicht zu klären.

Ich glaube, man kann das Zusammenleben in einer Familie nicht pauschal als allgemeinen, unspezifischen Umweltfaktor ansehen, denn nicht jedes Geschwisterkind bekommt die gleichen Informationen von der Mutter. Wir wissen gerade aus der Geschwisterforschung, daß die Erfahrung der Kinder aus dem Zusammenleben innerhalb der Familie sehr unterschiedlich sein kann. Die Interaktion zwischen Eltern und Kindern, das Familienleben als solches, kann auch ein sehr individueller Umweltfaktor sein.

Mundt
Einige der von Ihnen aufgeführten Risikofaktoren haben für entsprechende Risikopopulationen eine relativ gute Spezifität, in Feldstudien dagegen nur eine niedrige. Für eine Primärprävention ist dies keine leichte Basis.

Zweite Anmerkung: Die anthropologische Phänomenologie in der Psychiatrie betont immer den positiven Aspekt des Signalcharakters der Angst. Wie beurteilen Sie diesen Aspekt im Hinblick auf Primärprävention und Einflußnahme auf Erziehungsstile in Familien, zum Beispiel hinsichtlich der Früherziehung des Verkehrsverhaltens von Kindern?

Schneider
In der Primärprävention sollte es nicht darum gehen, Angst als Reaktion völlig auszuschalten, denn Angst hat ja eine wichtige Funktion. Es ist wichtig, den Eltern einerseits die Funktion der Angst zu vermitteln, ihnen gleichzeitig

aber auch klarzumachen, wann eine übermäßige Angstreaktion vorliegt. Eltern sind meiner Erfahrung nach in diesem Punkt oft sehr verunsichert und neigen dazu, auch normale, kleinere Angstreaktionen schon als pathologisch zu betrachten. Hier muß man ihnen helfen, solche Reaktionen besser einzuordnen und ihr Kind zu motivieren, wieder zur Schule zu gehen. Dies ist beispielsweise durch gezielte Konfrontationsübungen möglich, die mit zunehmend schwereren Aufgaben gekoppelt sind, in denen das Kind langsam und systematisch lernt, die Angstreaktion zu bewältigen.

Hambrecht
Aus epidemiologischer Sicht ist die Prävention von Angststörungen bei Kindern auch insofern von großer Bedeutung, als es andernfalls im dritten Lebensjahrzehnt häufig zum Übergang in depressive Syndrome und zu Substanzmißbrauch kommt. Die Prävention von Angststörungen ist somit ein Weg, solchen sekundären Erkrankungen vorzubeugen.

Krömker
Gibt es Hinweise darauf, daß frühkindliche Erfahrungen bei Angststörungen eine Rolle spielen? Ich denke insbesondere an die Kinderkrippenerziehung in der ehemaligen DDR.

Schneider
Dazu sind mir keine speziellen Forschungsbefunde bekannt. Zur frühen Kindheit gibt es insbesondere Untersuchungen über das Verhalten von Kindern in fremden, neuen Situationen, also das, was ich als „behavioural inhibition" vorgestellt habe. Dieses Konzept der Verhaltenshemmung, d. h. der frühe Umgang mit neuartigen, fremden Situationen, ist relativ gut untersucht. Diese Situation kommt Angststörungen auch sehr nahe.

8 Neurobiologische Prädiktoren affektiver Störungen. Die „Münchner Vulnerabilitätsstudie" im Überblick

J.-C. Krieg, C.J. Lauer, W. Schreiber, S. Modell, F. Holsboer

Die 1989 begonnene „Münchner Vulnerabilitätsstudie", bei der bisher noch nicht auffällige Erstgradangehörige von affektiv erkrankten Patienten polysomnographisch und neuroendokrinologisch untersucht werden, geht von den beiden folgenden Hypothesen aus: Bei einer familiären Belastung zeigt ein Teil dieser gesunden Hochrisiko-Probanden polysomnographische und neuroendokrine Veränderungen, wie sie typischerweise in der akuten Phase einer Depression auftreten. Außerdem erkranken Hochrisiko-Probanden mit solch nachweisbaren Auffälligkeiten signifikant häufiger als polysomnographisch und neuroendokrinologisch unauffällige. Die erste Annahme wird von der Studie inzwischen belegt, denn insgesamt 26% der Hochrisiko-Probanden zeigten depressionstypische EEG-Schlafveränderungen bei der Registrierung des Basalschlafs bzw. nach cholinerger Stimulation mit RS 86 und 32% wurden aufgrund ihrer auffälligen Ergebnisse im DEX/CRH-Test zur Charakterisierung der Hypothalamus-Hypophysen-Nebennierenrinden-Funktion der Kategorie „Depression" zugeordnet. Des weiteren wurden 55% der Hochrisiko-Probanden als auffällig in ihren psychometrischen Variablen befunden. Inwieweit sich die in der Studie angewandten Untersuchungsmethoden nun auch als Instrumente zur prämorbiden Erfassung einer Vulnerabilität für affektive Erkrankungen eignen – und damit die zweite Ausgangshypothese bestätigen –, läßt sich momentan nicht sagen, da der dafür relevante prospektive Teil der Studie noch nicht abgeschlossen ist.

In der akuten Phase einer Depression treten eine Fülle von neurobiologischen Veränderungen auf. Zu den heute am besten charakterisierten Auffälligkeiten zählen Veränderungen des Nachtschlafs und die Dysfunktion des Hypothalamus-Hypophysen-Nebennierenrinden-Systems. So zeigen depressive Patienten an polysomnographischen Auffälligkeiten in erster Linie eine verlängerte Tiefschlaflatenz, einen verminderten Tiefschlafanteil (insbesondere im ersten Schlafzyklus) sowie eine Vorverlagerung der ersten REM-Phase (verkürzte REM-Latenz), einen vermehrten REM-Schlafanteil am Gesamtschlaf und eine erhöhte Dichte von schnellen Augenbewegungen im REM-Schlaf (erhöhte REM-Dichte) (für eine detaillierte Beschreibung der polysomnographischen Veränderungen in der Depression s. Lauer 1997). Neben diesen für die Depression typischen

Bayer-ZNS-Symposium, Bd. XIII
Frühdiagnostik und Frühbehandlung psychischer Störungen
Hrsg. J. Klosterkötter

EEG-Veränderungen im Basisschlaf findet sich bei depressiven Patienten im sogenannten cholinergen REM-Schlaf-Induktionstest eine akzelerierte Vorverlagerung der ersten REM-Phase nach Gabe eines Cholinomimetikums (z. B. RS 86) – ein Phänomen, welches ebenfalls als charakteristisch für diese Erkrankung angesehen wird, da es bei anderen psychiatrischen Störungen nicht zu beobachten ist (Berger u. Riemann 1993).

Hinsichtlich der Dysfunktion des Hypothalamus-Hypophysen-Nebennierenrinden-Systems finden sich bei depressiven Patienten in der akuten Krankheitsphase erhöhte Basalwerte für ACTH und Cortisol, eine eingeschränkte Supprimierbarkeit der Nebennierenrinden-Aktivität durch Gabe von Dexamethason sowie eine gesteigerte ACTH- und Cortisolfreisetzung nach Dexamethason-Vorbehandlung und nachfolgender Corticotropin-Releasing-Hormon-Gabe (kombinierter DEX/CRH-Test; für eine detaillierte Beschreibung der Dysfunktion des Hypothalamus-Hypophysen-Nebennierenrinden-Systems in der Depression s. Holsboer 1995).

Die geschilderten polysomnographischen und neuroendokrinen Auffälligkeiten, die in der akuten Episode einer Depression beobachtet werden, können sich in der Remission normalisieren. Bleiben die pathophysiologischen Veränderungen jedoch nach Abklingen der psychopathologischen Symptomatik bestehen, ist ihr Persistieren mit einem erhöhten Rückfallrisiko verbunden (Giles et al. 1987, Holsboer et al. 1987, Holsboer-Trachsler et al. 1991, Steiger u. Holsboer 1997, Zobel u. Yassouridis 1997). Inwieweit jedoch die in der Remission persistierenden neurobiologischen Auffälligkeiten nicht nur als Prädiktoren für ein drohendes Rezidiv zu werten sind, sondern auch als Indikatoren für eine bereits prämorbid bestehende Vulnerabilität für affektive Erkrankungen, ist mit der Strategie, ausschließlich remittierte Patienten zu untersuchen, nicht zu klären, da die persistierenden polysomnographischen und neuroendokrinen Veränderungen auch neuroadaptive Folgeerscheinungen vorausgegangener depressiver Phasen im Sinne neurobiologischer Narben darstellen könnten. Um diesem Einwand zu entgegnen, sind Untersuchungsstrategien erforderlich, die auf die Erhebung des prämorbiden Zustands ausgerichtet sind.

Mit der 1989 begonnenen „Münchner Vulnerabilitätsstudie", in der gesunde und psychiatrisch bisher noch nicht auffällige Erstgradangehörige (sogenannte Hochrisiko-Probanden) von affektiv erkrankten Patienten polysomnographisch und neuroendokrinologisch untersucht werden, versuchen wir diesem Aspekt Rechnung zu tragen. Da die untersuchten Hochrisiko-Probanden neben ihren affektiv erkrankten Erstgradangehörigen entsprechend den Studieneinschlußkriterien noch einen weiteren Angehörigen mit einer affektiven Störung aufweisen, ist davon auszugehen, daß die rekrutierten Hochrisiko-Probanden ein hohes genetisches Risiko tragen, ebenfalls an einer affektiven Störung zu erkranken. Im folgenden soll überblicksmäßig über die bisherigen Ergebnisse der prospektiv angelegten Studie berichtet werden, wobei Einzelheiten der „Münchner Vulnerabilitätsstudie" aus weiterführenden Veröffentlichungen entnommen werden können (Krieg et al. 1990, Lauer et al. 1998a).

Die Ausgangshypothesen der „Münchner Vulnerabilitätsstudie" wurden wie folgt formuliert:

- Bei einer familiären Belastung mit affektiven Störungen zeigt ein Teil der gesunden Hochrisiko-Probanden polysomnographische und neuroendokrine Veränderungen, wie sie charakteristischerweise bei depressiven Patienten beobachtet werden (Ziel der Indexuntersuchung).
- Die Hochrisiko-Probanden, bei denen derartige Auffälligkeiten nachweisbar sind, erkranken im weiteren Verlauf signifikant häufiger an einer affektiven Störung als die Hochrisiko-Probanden, die polysomnographisch und neuroendokrinologisch unauffällig sind (Ziel des prospektiven Untersuchungsteils).

Ausgehend von 431 stationär behandelten Patienten mit der DSM-III-R-Diagnose einer affektiven Störung konnten nach Anwendung der Ein- und Ausschlußkriterien 54 Hochrisiko-Probanden zur Studienteilnahme motiviert werden. Verglichen wurden die polysomnographischen und neuroendokrinen Untersuchungsergebnisse der Hochrisiko-Probanden mit denen alters- und geschlechtsparallelisierter depressiver Patienten und gesunder Kontrollpersonen, wobei die Eigen- und Familienanamnese der Kontrollprobanden auf das Fehlen psychiatrischer Auffälligkeiten kontrolliert wurde. (Einzelheiten der Selektionsschritte, der angewandten polysomnographischen und neuroendokrinologischen Untersuchungsmethoden und der statistischen Auswerteverfahren s. Lauer et al. 1995 und Holsboer et al. 1995).

Als hervorstechendes Ergebnis zeigte die Gruppe der Hochrisiko-Probanden im Vergleich zu den gesunden Kontrollpersonen bei *der polysomnographischen Untersuchung* einen verminderten Tiefschlafanteil im ersten Schlafzyklus sowie eine erhöhte REM-Dichte – einen Befund also, welchen man in ähnlicher Weise bei Patienten in einer akuten depressiven Episode vorfindet. Eine Diskriminanzanalyse, die mit einer hohen Trennschärfe Kontrollpersonen von depressiven Patienten anhand diverser Schlafkennwerte zu trennen vermag, ordnete 19% der Hochrisiko-Probanden aufgrund ihres EEG-Schlafprofils der Kategorie „Depression" zu. Im cholinergen REM-Schlaf-Induktionstest, der an einer Untergruppe von 23 Hochrisiko-Probanden durchgeführt werden konnte, zeigten die Hochrisiko-Probanden als Gruppe eine hochsignifikante Verkürzung der REM-Latenz, die bei den gesunden Kontrollpersonen nicht beobachtet werden konnte. Die Einzelfallanalyse ergab, daß 17% der untersuchten Hochrisiko-Probanden, aber keiner der Kontrollprobanden nach dem cholinergen Stimulus mit RS 86 eine REM-Latenz unter 25 Minuten aufwies – ein Phänomen, welches bei psychischen Störungen ausschließlich bei depressiven Patienten zu beobachten ist. Insgesamt zeigten 26% der Hochrisiko-Probanden depressionstypische EEG-Schlafveränderungen bei der Registrierung des Basalschlafs bzw. nach cholinerger Stimulation mit RS 86 (Lauer et al. 1995).

Im *DEX/CRH-Test* zur Charakterisierung der Hypothalamus-Hypophysen-Nebennierenrinden-Funktion wies die Gruppe der Hochrisiko-Probanden nach Dexamethason-Vorbehandlung ein CRH-induziertes ACTH- und

Cortisolsekretionsprofil auf, welches in seinen Verlaufswerten zwischen dem von depressiven Patienten und dem von gesunden Kontrollpersonen rangierte. Bei der Einzelfallanalyse konnten mit Hilfe eines diskriminanzanalytischen Verfahrens 32% der untersuchten Hochrisiko-Probanden aufgrund ihrer auffälligen Ergebnisse im DEX/CRH-Test der Kategorie „Depression" zugeordnet werden (Holsboer et al. 1995).

Zusätzlich zu den polysomnographischen und neuroendokrinologischen Untersuchungen wurden die Hochrisiko-Probanden auch *psychometrisch* untersucht. Zum Einsatz kamen hierfür Selbstbeurteilungsinstrumente zur Erfassung von depressiven Kognitionen (Beck-Depressions-Inventar, BDI), der vegetativen Labilität (Beschwerden-Liste, B-L) und der Angst (State-Trait-Anxiety-Inventory, STAI). Die prämorbide Persönlichkeit wurde mittels des Münchner Persönlichkeits-Inventars (MPT) und der Umgang mit streßvollen Ereignissen mit Hilfe der Streß-Coping-Skala (SCOPE) erfaßt. Bei Anwendung dieser Untersuchungsinstrumente wiesen die Hochrisiko-Probanden im Gruppenvergleich zu den Kontrollprobanden höhere Punktwerte in den Persönlichkeitsmerkmalen „Neurotizismus" (MPT) und „Rigidität" (MPT) sowie auf den Skalen BDI, B-L, STAI und SCOPE auf. Eine Cluster-Analyse ordnete 55% der Hochrisiko-Probanden als auffällig in ihren psychometrischen Variablen ein (Lauer et al. 1997).

Zusammenfassend kann festgehalten werden, daß die Gruppe der gesunden, psychisch bisher noch nie auffälligen Hochrisiko-Probanden, die aufgrund ihrer familiären Belastung mit affektiven Störungen jedoch ein erhöhtes Risiko aufweisen, selbst an einer derartigen Störung zu erkranken, polysomnographische und neuroendokrinologische Auffälligkeiten zeigte, wie sie ansonsten typischerweise bei depressiven Patienten zu beobachten sind. Da jedoch nicht davon auszugehen ist, daß alle der untersuchten Hochrisiko-Probanden das gleiche genetische Risiko für eine affektive Störung tragen und auch nicht an einer solchen erkranken werden, war neben der gruppenstatistischen Betrachtungsweise auch eine auf das Individuum bezogene Analyse erforderlich. Diese hatte zum Ergebnis, daß 26% der Hochrisiko-Probanden ein depressionstypisches EEG-Schlafmuster und 32% ein DEX/CRH Testergebnis analog dem von depressiven Patienten aufwiesen. In ihrer psychometrischen Charakterisierung waren 55% der Hochrisiko-Probanden als „auffällig" einzuordnen. Insgesamt wiesen 35% der Hochrisiko-Probanden in mindestens zwei der drei untersuchten Bereiche (EEG-Schlaf, DEX/CRH-Test, Psychometrie) Auffälligkeiten auf. Zumindest im Bereich der neurobiologischen Untersuchungen entspricht der Prozentsatz der auffälligen Hochrisiko-Probanden der Erkrankungswahrscheinlichkeit der untersuchten Gruppe, die konservativen Schätzungen zufolge zwischen 20% und 30% liegt.

Die depressionstypischen polysomnographischen und neuroendokrinen Veränderungen bei dem geschilderten Anteil der Hochrisiko-Probanden sehen wir als Ausdruck einer genetisch bedingten Störung derjenigen neuronalen und humoralen Prozesse an, die den Schlaf bzw. die Funktion des Hypothalamus-Hypophysen-Nebennierenrinden-Systems regulieren und im Zusammenspiel mit weiteren Faktoren (z. B. Umweltfaktoren) an der Pathogenese der Depression beteiligt sind (Lauer et al. 1995 und Holsboer et al. 1995). Die bei einem Teil der Hochrisiko-Probanden beobachteten erhöhten Punktwerte auf den Skalen „Neurotizismus", „Depressive Kognitionen", „Vegetative Labilität" und „Irritabilität" entsprechen einem psychometrischen Profil, welches Clayton und Co-Autoren als „Autonome Labilität" bezeichnen und als prädiktiv für eine unipolare Depression ansehen (Clayton et al. 1994). Darüber hinausgehend kann spekuliert werden, daß die erhöhten Werte der Hochrisiko-Probanden auf der Skala „Rigidität", die auch von Maier und Mitarbeitern (1992, 1995) bei gesunden Erstgradangehörigen von Patienten mit einer uni- bzw. bipolaren affektiven Störung beobachtet wurden, einen eher generellen Marker für das Vorliegen eines hohen Erkrankungsrisikos für affektive Störungen darstellen.

Inwieweit wir tatsächlich mit einer oder mehreren der angewandten Untersuchungsmethoden ein Instrument zur prämorbiden Erfassung einer Vulnerabilität für affektive Erkrankungen in der Hand haben, muß der prospektive Teil der „Münchner Vulnerabilitätsstudie" beantworten, dessen Aufgabe es sein wird, die zwischenzeitlich psychiatrisch erkrankten Hochrisiko-Probanden mit dem jeweils dazugehörigen prämorbid erfaßten neurobiologischen und psychometrischen Status zu identifizieren. Da der prospektive Teil der Untersuchung jedoch noch nicht abgeschlossen ist, kann zum jetzigen Zeitpunkt hierüber noch keine Aussage getroffen werden. Jedoch vermögen die zwischenzeitlich durchgeführten Verlaufsuntersuchungen Ergebnisse für die Fragestellung bringen, ob die bei den Hochrisiko-Probanden zum Zeitpunkt der Indexuntersuchung beobachteten neurobiologischen und psychometrischen Befunde auch im weiteren Verlauf stabil geblieben sind, was eine entscheidende Voraussetzung für einen Vulnerabilitätsmarker ist. Erste Ergebnisse der Katamnese, die ca. vier Jahre nach Indexuntersuchung an bisher 16 Hochrisiko-Probanden durchgeführt wurde, haben gezeigt, daß dies im Fall der neuroendokrinologischen (Modell et al. 1998) und psychometrischen Charakterisierung der Fall ist (Lauer et al. 1998b).

Literatur

Berger M, Riemann D (1993) REM sleep in depression – an overview. J Sleep Res 2: 211–223

Clayton PJ, Ernst C, Angst J (1994) Premorbid personality traits of men who develop unipolar or bipolar disorders. Eur Arch Psychiatry Clin Neurosci 243: 340–346

Giles DE, Jarrett RB, Roffwarg HP, Rush AJ (1987) Reduced rapid eye movement latency: A predictor of recurrence in depression. Neuropsychopharmacology 1: 33–39

Holsboer F (1995) Neuroendocrinology of mood disorders. In: Bloom FE, Kupfer DJ (eds) Psychopharmacology: The Fourth Generation of Progress. Raven, New York, pp 957–969

Holsboer F, Barden N (1996) Antidepressants and hypothalamic-pituitary-adrenocortical regulation. Endocr Rev 17: 187–205

Holsboer F, Liebl R, Hofschuster E (1982) Repeated dexamethasone suppression test during depressive illness: Normalization of test results compared with clinical improvement. J Affect Disord 4: 93–101

Holsboer F, von Bardeleben U, Wiedemann K, Müller OA, Stalla GK (1987) Serial assessment of corticotropin-releasing hormone response after dexamethasone in depression: Implications for pathophysiology of DST nonsuppression. Biol Psychiatry 22: 228–234

Holsboer F, Lauer CJ, Schreiber W, Krieg J-C (1995) Altered hypothalamic-pituitary-adrenocortical regulation in healthy subjects at high familial risk for affective disorders. Neuroendocrinology 62: 340–347

Holsboer-Trachsler E, Stohler R, Hatzinger M (1991) Repeated administration of the combined dexamethasone/hCRH stimulation test during treatment of depression. Psychiatry Res 38: 163–171

Krieg J-C, Lauer CJ, Hermle L, Bardeleben von U, Pollmächer T, Holsboer F (1990) Psychometric, polysomnographic, and neuroendocrine measures in subjects at high risk for psychiatric disorders: preliminary results. Neuropsychobiology 23: 57–67

Lauer CJ (1997) Der Schlaf bei psychiatrischen Erkrankungen. Der Beitrag der Polysomnographie zum Verständnis der Pathophysiologie psychiatrischer Erkrankungen. In: Holsboer F (Hrsg) Angewandte Neurowissenschaft, Band 2. MMV, Medizin-Verlag, München

Lauer CJ, Riemann D, Wiegand M, Berger M (1991) From early to late adulthood: Changes in EEG sleep of depressed patients and healthy volunteers. Biol Psychiatry 29: 979–993

Lauer CJ, Schreiber W, Holsboer F, Krieg J-C (1995) On the track of identifying vulnerability markers for psychiatric disorders by all-night polysomnography. Arch Gen Psychiatry 52: 145–153

Lauer CJ, Bronisch T, Kainz M, Schreiber W, Holsboer F, Krieg J-C (1997) Premorbid psychometric profil of subjects at high familial risk for affective disorders. Psychol Med 27: 355–364

Lauer CJ, Schreiber W, Modell S, Holsboer F, Krieg J-C (1998a) Die Münchner Vulnerabilitäts-Studie zu affektiven Erkrankungen. Überblick über die Ergebnisse der Index-Untersuchung. Nervenarzt (im Druck)

Lauer CJ, von Zerssen D, Schreiber W, Modell S, Holsboer F, Krieg JC (1998b) The pre-morbid psychometric profil is stable over time in subjects at high familial risk for affective disorders. J Affect Disord (im Druck)

Maier W, Lichtermann D, Minges J, Heun R (1992) Personality traits in subjects at risk for unipolar major depression: A family study perspective. J Affect Disord 24: 153–164

Maier W, Minges J, Lichtermann DJ, Heun R (1995) Personality disorders and personality variations in relatives of patients with bipolar affective disorders. J Affect Disord 53: 173–181

Modell S, Lauer CJ, Schreiber W, Huber J, Krieg J-C, Holsboer F (1998) Hormonal response pattern in the combined DEX-CRH test is stable over time in subjects at high familial risk for affective disorders. Neuropsychopharmacology 18: 253–262

Steiger A, Holsboer F (1997) Nocturnal secretion of prolactine and cortisol and the sleep EEG in patients with major endogenous depression during an acute episode and after full remission. Psychiatry Res 72: 81–88

Zobel A, Yassouridis A (1997) Hormonal response to a combined dexamethasone/corticotropin-releasing hormone (DEX/CRH) test at remission predicts medium-term outcome in depression. Pharmacopsychiatry 30: 238

Diskussion zu Vortrag 8

Von Prof. Dr. J.-C. Krieg

Häfner
Was wird genetisch übertragen – die Schlafparameter, die neurohormonellen Parameter, ein Persönlichkeitsfaktor? Variieren beide Faktoren unabhängig voneinander oder korrelieren sie?

Krieg
Wir gehen von der Hypothese aus, daß ein gestörter Feedback-Mechanismus im HPA-System aufgrund einer genetisch bedingten Corticosteroid-Rezeptordysfunktion zu einer Überempfindlichkeit der Streß-Achse führt. Entsprechende Hinweise geben tierexperimentelle Untersuchungen an transgenen Mäusen, bei denen der Glucocorticoidrezeptor partiell „ausgeschaltet" ist; diese Mäuse reagieren auf Streß mit einer überschießenden Cortisolsekretion. Wir wissen weiterhin, daß die Hormone des HPA-Systems an der Schlafregulation beteiligt sind, wobei auch Hinweise vorliegen, daß die Schlafregulation selbst unter genetischem Einfluß zu stehen scheint. Es ist zudem denkbar, daß bestimmte, prädisponierende Persönlichkeitsmerkmale synergistisch mit den neurobiologischen Auffälligkeiten zusammenwirken. Die wechselseitige Interaktion könnte dann zusammen mit anderen Faktoren, wie z. B. Umweltbelastungen, zu der Manifestation einer affektiven Erkrankung führen.

Mundt
Die Patienten, deren Angehörige Sie untersucht haben, waren nur noch ein schmaler Ausschnitt des Ausgangskollektivs. Zudem stellen die Patienten einer Universitätsklinik nur einen relativ uncharakteristischen Ausschnitt Schwerkranker im Vergleich zu den Depressiven in der Gemeinde dar. Für wie verallgemeinerbar halten Sie die Daten hinsichtlich der Pathogenesewege, die Sie beschreiben? Könnte es sein, daß diese Befunde den Prägnanztyp einer biologisch bestimmten Depression beschreiben, der für den Großteil der Depressionen vielleicht nicht zutrifft?

Krieg
Es hat intensive Versuche gegeben, die verschiedenen depressiven Syndrome mit Hilfe der Neuroendokrinologie bzw. der Polysomnographie zu differenzieren, ob beispielsweise eine neurotische Depression sich mit neurobiologischen Markern gegen eine endogene Depression oder eine psychotische Depression abgrenzen läßt. Dieser Ansatz hat uns nicht weitergeführt. Wir gehen davon aus, daß es keinen spezifischen neurobiologischen Typ einer

Depression gibt, der mit den von uns angewandten neurobiologischen Methoden charakterisiert werden kann.

Saß

Bei Depression besteht oft eine akute oder chronische Belastung. Erheben Sie diese Daten katamnestisch?

Krieg

Im Rahmen des Follow-up erheben wir natürlich solche Daten, also etwa inzwischen eingetretene „life events". Detaillierte Aussagen sind zur Zeit aber noch nicht möglich, da die Daten noch in der Auswertung sind.

Maier

Bei Personen, die später depressiv werden, finden sich gewisse Korrelate der Depression häufig schon vorher, wenn das psychopathologische Bild einer „major depression" noch nicht vorliegt. Inzwischen gibt es mehrere Untersuchungen an Nicht-Patienten-Kollektiven, in denen übereinstimmend sogenannte „subthreshold depressions" beschrieben werden. Dabei handelt es sich um psychopathologische Konstellationen, die keine Krankheitswertigkeit haben oder die zu gering ausgeprägt sind, um die diagnostischen Kriterien der Depression zu erfüllen. Zwischen dem Indexzeitpunkt und einem Follow-up-Zeitpunkt entwickeln sich unterschiedliche Übergangsstadien bis hin zum vollen Syndrom. Diese Störungen sind rezidivierend, wobei der Schweregrad der Rezidive stark fluktuiert. Häufig sind die Rezidive klinisch nicht relevant und werden deshalb übersehen.

Es könnte somit durchaus sein, daß Ihre Befunde exakt dies reflektieren. Diese Interpretation ließe sich verifizieren, indem man die psychopathologische Konstellation jedes Patienten zum Zeitpunkt der Indexuntersuchung beurteilt und prüft, ob möglicherweise bereits eine solche „subthreshold depression" vorgelegen hat.

Krieg

Ganz richtig. Natürlich haben wir darauf geachtet, solche Hochrisiko-Probanden auszuschließen, die vorher schon einmal eine klinisch manifeste Depression hatten. Das Vorliegen einer „subthreshold depression" können wir nicht vollständig ausschließen. Prinzipiell stellt sich aber die Frage, ob Einzelsymptome depressiver Natur eine Art latente Psychopathologie widerspiegeln oder ob sie Merkmale der zugrundeliegenden Persönlichkeitsstruktur sind. In diesem Zusammenhang wäre es überlegenswert, ob die klare Abgrenzung zwischen Symptomen als State-Marker und Persönlichkeitsmerkmalen als Trait-Marker überhaupt sinnvoll ist.

Gaebel

Besteht bei diesen Hochrisikoprobanden zwischen dem Schweregrad der depressiven Symptome und der Ausprägung der neurobiologischen Störungen eine Korrelation?

Krieg
Wir haben diese Korrelation noch nicht berechnet, ich verspreche mir aber auch nichts davon, da auch bei depressiv Erkrankten in der Regel keine Assoziation zwischen dem Schweregrad und den von uns angewandten neurobiologischen Maßen zu beobachten ist.

Klosterkötter
Besonders beeindruckend sind die Fälle, die sich im Schlafprofil genauso verhalten wie depressive Patienten während der Depression. Andererseits zeigten sich auf der psychometrischen Ebene depressive Kognitionen und affektive Auffälligkeiten. Könnte es vielleicht sein, daß insbesondere die Probanden, die sehr deutlich abweichen – und die deshalb im Ergebnis auch besonders zu Buche schlagen –, vielleicht doch schon in einem subdepressiven Zustand waren?

Krieg
Wie ich schon gesagt habe, können wir dies nicht ausschließen. Aber ich möchte nochmals darauf hinweisen, daß die Sichtweise, depressive Einzelsymptome seien unabhängig von der jeweils zugrundeliegenden Persönlichkeit, möglicherweise nicht die Realität trifft. Es ist meines Erachtens durchaus denkbar, daß bestimmte Einzelsymptome Grundzüge einer vorliegenden Persönlichkeitsstruktur sind.

9 Psychopathologische und psychosoziale Frühindikatoren depressiver Erkrankungen

CH. MUNDT

Aufgrund der Unspezifität von depressiven Frühsymptomen und ihrer ungeklärten nosologischen Stellung zu den unipolaren affektiven Erkrankungen empfiehlt sich für die Frühintervention bzw. Rückfallprävention die Heranziehung von Risikokonstellationen an Stelle von oder in Ergänzung zu Frühsymptomen. Solche Risikokonstellationen umfassen als akkumulierte und hierarchisierte Risiken die als lebensalterspezifisch charakterisierten psychopathologischen Vorläufersymptome (Panikattacken, Angst, Drogengebrauch, „major stressors" sowie Konzentrationsstörungen, Gefühle der Wertlosigkeit und Schuld, sexuelle Inappetenz und Schlafstörungen), aber auch kognitive Schemata und die Gesamtpersönlichkeit, in die sie eingebettet sind, sowie kritische Lebensereignisse, soziale Unterstützung, Beziehungsstrukturen und ihre Interaktionscharakteristika. Als präventive Maßnahmen für depressive Ersterkrankungen ergeben sich psychotherapeutische und sozialpsychiatrische Interventionen zur Durchbrechung des Circulus vitiosus von depressiver Kognition mit beeinträchtigter Selbstwertregulation, chronisch belastenden Situationen und depressiven Symptombildungen, während im Falle von Wiederholungserkrankungen der Habituierungs- und Psychopathologiefaktor als höchstes Risiko die medikamentöse Rückfallprävention in Kombination mit Psychotherapie nahelegt.

9.1 Vorbemerkung

Die pharmakotherapeutische Frühintervention bei drohendem Rezidiv hat in der Rückfallprävention schizophrener Psychosen angesichts der in Deutschland durch Angermeyer et al. (1993) aufgewiesenen Reserviertheit der Bevölkerung gegenüber Psychopharmaka einen hohen Stellenwert bekommen neben der Dauerneurolepsie. Die sicherlich sinnvolle Übertragung dieses Konzepts auf die unipolaren Depressionen stößt aber auf folgendes Methodenproblem:

- Frühsymptome der Depression sind in noch höherem Maße als die der Schizophrenie unspezifisch; sie werden oft erst retrospektiv nach Manifestation eindeutiger Symptomatik als Vorläufer oder eigenständige Phase erinnert. Marneros et al. (1991) beispielsweise fanden als häufigstes Prodrom Schmerzsyndrome, die in etwa 50% der Fälle zu Hospitalisationen in

Bayer-ZNS-Symposium, Bd. XIII
Frühdiagnostik und Frühbehandlung psychischer Störungen
Hrsg. J. Klosterkötter

medizinischen, gynäkologischen und orthopädischen Kliniken und zu hohem Diagnostikaufwand geführt hatten.
- Die nosologische Stellung dieser Syndrome im Verhältnis zur voll ausgebildeten majoren Depression ist unklar. In der internationalen Literatur wird vielfach von Prodromi - in der älteren Literatur gelegentlich auch von Vorpostensyndromen - gesprochen. Aber schon in den 70er Jahren hatte Lopes-Ibor (1973) vor allem die vielfältigen vegetativen und Schmerzsyndrome im Vorfeld depressiver Erkrankungen als Depressionsäquivalente bezeichnet, weil sie auf thymoleptische Behandlung ansprechen können. Die larvierte Depression im Sinne von Kielholz (1973) und die somatoforme Depression haben diese Eigenständigkeit betont.
- In jüngerer Zeit hat es Versuche gegeben, diese Prodromi, Vorpostensyndrome oder Depressionsäquivalente zu operationalisieren und als eigenständige Syndrome zu etablieren. Ihre prädiktive Valenz und Stellung zu der majoren Depression ist aber derzeit noch nicht hinreichend geklärt.

Aufgrund der Unspezifität der Frühsymptome und ihrer ungeklärten nosologischen Stellung zu den unipolaren affektiven Erkrankungen empfiehlt es sich, für die Frühintervention bzw. Rückfallprävention statt oder in Ergänzung von Frühsymptomen von Risikokonstellationen auszugehen, zu denen durchaus und eventuell vornehmlich psychopathologische Symptome gehören, aber auch beispielsweise kognitive Schemata und die Gesamtpersönlichkeit, in die sie eingebettet sind, sowie kritische Lebensereignisse, soziale Unterstützung, Beziehungsstrukturen und ihre Interaktionscharakteristika.

9.2 Psychopathologische Frühsymptome

Die jüngste, wahrscheinlich umfangreichste, prospektiv angelegte und auf einem repräsentativen Kollektiv beruhende Untersuchung der psychopathologischen Früh- und Vorläufersymptome zu depressiven Ersterkrankungen ist die WHO-Studie über psychologische Probleme bei Patienten in der Primärversorgung, über die Lecrubier (1997) berichtet hat. Es wurden über 26.000 Patienten gesichtet, von denen etwa 5.500 psychisch auffällige weiter verfolgt wurden. Lecrubier fand in 20% Panikattacken im Jahr vor der Erkrankung, ein Befund der einer älteren Studie von Maier und Buller (1988) entspricht, die Panikerkrankungen nachverfolgt und nach einem Jahr einen Ausgang in 30% in affektive Erkrankungen und in 10% in Schizophrenien gefunden hatten. Auch Simpson et al. (1997) fanden an 200 Patienten eines NIMH-Kollektivs Angstsymptomatik bei Frauen vermehrt im Vorfeld der Ersterkrankung, bei Männern Alkohol- und Drogengebrauch sowie insgesamt in 50% der Fälle „major stressors", was etwa den „life events" bzw. chronisch belastenden Lebenssituationen der Life-event-Forschung entspricht. Maier et al. (1997) haben ebenfalls ein Teilkollektiv der WHO-Studie verfolgt und gefunden, daß subklinische depressive Symptomatik, die sogenannte Subthreshold-MDE, 16% volle majore Depressionen nach einem Jahr nach sich zieht gegenüber 4% bei

Patienten mit primärem Wohlbefinden. Allerdings erholen sich auch 40% dieser Patienten, sie zeigen nach einem Jahr Wohlbefinden, d. h. also, daß diese subklinische depressive Symptomatik eine geringe Spezifität für die Vorhersage zeigt. Auch „recurrent brief depression" (RBD) erhöht das Risiko, nach einem Jahr an einer majoren Depression zu erkranken auf gut 10%, aber auch von dieser Gruppe zeigen 50% der Patienten nach einem Jahr Wohlbefinden.

Bereits Anfang der 90er Jahre hatten Dryman und Eaton (1991) aus knapp 10.000 Probanden einer NIMH-Feldstudie 95 Frauen und 38 Männer mit majorer depressiver Ersterkrankung nach einem Jahr gewonnen. Als Frühindikatoren für eine spätere majore Depression wurden gefunden: Verlust an sexueller Appetenz – ein Symptom das allerdings wegen Alters- und Geschlechtsunterschieden mittlerweise aus dem DSM ausgeschlossen wurde – sowie Gefühle von Wertlosigkeit, Schuld, Konzentrationsmangel, Schlafstörungen und Kraftlosigkeit. Die höchste „odds ratio" mit einer 12fachen Steigerung des Durchschnittsrisikos erreichten Konzentrationsstörungen bei Männern und Frauen, gefolgt von Gefühlen der Wertlosigkeit und Schuld sowie sexueller Inappetenz bei Männern und Schlafstörungen bei Frauen. Die Risiken variieren für die Lebensalter, die hier genannten beziehen sich auf die mittlere Lebensspanne.

Schon in den 80er Jahren hatten Kuhs und Tölle (1987) darauf hingewiesen, daß die depressive Symptomatik lebensalterspezifisch sei. Sie sahen in juvenilen endogenen Depressionen mehr inhaltliche Leere, schwer differenzierbar von Hebephrenien; in der mittleren Lebensspanne die charakteristischen Syndrome; und im Alter Erstarrung, Gefühl der Gefühllosigkeit, leibnahe und vermehrt wahnhafte Syndrome. Auch von den Frühsymptomen sei eine solche Charakteristik zu vermuten.

Horwarth et al. (1992) aus der Gruppe von Klerman and Weissman konnten Daten von 9.900 Personen nutzen, die zweimal in Jahresabständen interviewt worden waren. Milde depressive Symptome waren mit einer „odds ratio" von 4,4 verbunden für die Vorhersage einer vollen majoren depressiven Episode; Dysthymie, die in der WHO-Studie nur wenig Risikosteigerung bewirkte, zeigte hier die höchste Rate mit 5,5. 55% der späteren Fälle wurden prädiziert.

9.3 Die Zeittiefe des psychopathologischen Episodenaufbaus

Die bisher referierten Studien haben sich auf die prospektive Untersuchung eines Zeitraumes von einem Jahr vor der depressiven Erkrankung beschränkt. Wahrscheinlich ist aber, daß die pathogenetische Entwicklung zur klinischen Manifestation über einen sehr viel längeren Zeitraum verläuft. Die Angaben über die für eine primäre oder sekundäre Prävention relevante Zeitspanne schwanken in der Literatur erheblich von unter 2 Wochen bis zu 10 Jahren. So weisen Eaton et al. (1995) darauf hin, daß in der Midtown-Manhattan-Study nur 20% der Bevölkerung Wohlbefinden zeigten, 20% eine psychiatrische Störung und immerhin 60% subklinische Formen einer psychiatrischen Störung. Entsprechend haben Murphy et al. (1989) aus den Befunden der Stirling-

County-Study geschlossen, daß Depression und Angst chronisch seien und eine prozeßhafte Entwicklung von beträchtlicher Zeittiefe darstellten, in deren Verlauf zahlreiche Vulnerabilitätsschwellen überschritten würden, bis es zur klinischen Manifestation komme. Für Panikattacken, aus denen sich, so ist nach der Literatur zu schließen, bis zu 30% der majoren Depression speisen, sei ein Vorlauf von 10–15 Jahren anzunehmen. Zu dieser Annahme paßt die aus Daten der WHO-Studie von Sartorius et al. (1996) abgeleitete Feststellung, daß der Gang Depressiver durch die Institutionen etwa 7 Jahre währe, bis sie beim fachspezifischen Therapeuten, d. h. dem Psychiater, ankommen.

Ältere retrospektive Studien, die sich auf explorierte Patientenangaben zu den ersten psychopathologischen Symptomen der anlaufenden Phase bezogen, hatten gefunden, daß sich Manien wesentlich schneller aufbauen als Depression, nämlich in ca. 1–7 Tagen gegenüber 2–4 Wochen bei Depressionen (s. Molnar 1996). Nach anderen Studien geht die Entwicklungsphase bis zu 2 Jahre zurück. In einer retrospektiven Erhebung an Patienten und Familienmitgliedern mit Hilfe der „chart review" fand Molnar im Schnitt 200 Tage Vorlauf für die Entwicklung einer depressiven Episode gegenüber 20 Tagen für Manien, mit erheblichen interindividuellen Unterschieden. Intraindividuell sei es dagegen immer zu einem bemerkenswert gleichförmigen Ablauf gekommen, der am häufigsten nach dem Muster ablief: gedrückte Stimmung, Energieverlust, depressive Denkhemmung.

Marneros et al. (1991) fanden in der Kölner Studie, daß 17% der Patienten einen Vorlauf über einen Monat, 30% über einen von einem halben Jahr hatten. Die Symptomhierarchie zeigte (Kopf-)Schmerz, Adynamie, Hypochondrie, Schlafstörung, vegetative Störungen, Angst, Unruhe, Gewichtsveränderungen. Fast 50% der Patienten gingen durch andere Kliniken, bevor sie psychiatrisch hospitalisiert wurden – möglicherweise aber auch ein Selektionsartefakt der Universitätsklinik.

Auf der Basis ihrer epidemiologischen Daten zeigen sich sowohl die Arbeitsgruppen von Eaton wie die von Horwarth optimistisch bezüglich zukünftiger Primärprävention. Horwarth verweist auf die Elimination der invasiven Cervix-Karzinome nach Einführung der Routineabstriche durch Papanicolaou und meint, dem müsse durch ein Screening von depressiven Frühsymptomen in der Primärversorgung nachgeeifert werden. Dagegen stehen jedoch zwei Bedenken:

- Die Unspezifität von depressiven Frühsymptomen im Gegensatz zur Spezifität von Tumorzellen.
- Das Verhältnis der depressiven Vorläufersymptome zu depressiven Erkrankungen ist eher dem des Rauchens zum Bronchialkarzinom vergleichbar: Zwar sind 90% der Bronchialkarzinomträger zuvor Raucher gewesen, aber nur 15% der Raucher werden prospektiv an einem Bronchialkarzinom erkranken. Mit anderen Worten, sollten, da retrospektiv 88% der Patienten mit majorer depressiver Episode Vorläufersymptome erlebt hatten, alle Patienten mit solchen Vorläufersymptomen präventiv thymoleptisch behandelt werden, obgleich prospektiv nur 17% von ihnen später eine majore Depression bekommen werden? – Dies wäre sicher schwer durchsetzbar.

9.4 Evaluierte Frühinterventionsprogramme

Es gibt Erfahrungen aus zwei groß angelegten Aufklärungskampagnen zur Primär- und Sekundärprävention der majoren Depression, das DART-Programm in den USA („Depression Awareness Recognition and Treatment Program"), die von Paykel (1997) evaluierte britische „Defend Depression Campaign". Die Ergebnisse sind inkonsistent. Goldberg et al. (1980) haben zwar für das amerikanische Programm zeigen können, daß ein kurzes Trainingsprogramm die diagnostischen Fähigkeiten für depressive Symptome bei Praktikern der Primärversorgung verbessern kann; in der Evaluationsstudie von Paykel zeigten sich dagegen nach 3 Jahren keinerlei Änderungen der ablehnenden Haltung gegenüber einer weitgehenden Medikalisierung von depressiven Symptomen bei Ärzten und Patienten. Erst im 5-Jahresverlauf waren aufgrund der hohen Fallzahl signifikante, aber sehr geringfügige Einstellungsänderungen bei den Ärzten zu verzeichnen. Eine ähnlich ablehnende Grundhaltung hat Angermeyer et al. (1993) für die west- und ostdeutsche Bevölkerung nachgewiesen.

Aus diesen Gründen erscheint die Primärprävention zur Zeit noch nicht sehr effektiv und hinsichtlich der Voreinstellungen bei präsumtiven Patienten und bei Ärzten oder Therapeuten eher durch gesprächsgestützte Therapien erreichbar als durch primäre medikamentöse präventive Strategien.

Sowohl die Probleme der geringen Spezifität wie die der Einstellungswiderstände ließen sich leichter überwinden bei der Zusammenschau von Risikofaktoren zu Risikokonstellationen. Das deshalb hier vertretene Konzept der Risikokonstellation ähnelt dem, was Eaton et al. (1995) mit Syndromsuche vorgeschlagen haben, allerdings ohne den Versuch, die als nicht sehr erfolgreich einzustufende strikte Trennung von Frühsymptom und Risikofaktor durchzuhalten. Das Konzept der Risikokonstellation hat neben den Vorteilen einer verbesserten Spezifität durch akkumulierte und hierarchisierte Risiken zudem den Vorzug einer besseren Individualisierbarkeit, zumindest in der Sekundärprävention, so daß gezielter therapiert, andererseits Über-Therapie, hypochondrische Verunsicherung und unnötige reaktive Verzichthaltungen der Patienten besser vermieden werden können.

Im folgenden seien deshalb am Beispiel von Ergebnissen der Heidelberger Depressionsstudie sowie entsprechender Befunde aus der Literatur einige typische Risikokonstellationen diskutiert. Dabei sei der besseren Übersichtlichkeit halber in umgekehrter als sonst üblicher Reihenfolge vorgegangen, nämlich begonnen mit der multivariaten Gesamtanalyse der Daten zum Zweck der Hierarchisierung der Einflußfaktoren auf den Rückfall, gefolgt dann von der vertieften Erläuterung der Einzelfaktoren.

9.5 Risikokonstellationen

Bei der multivariaten Analyse der Einflußfaktoren auf den 2-Jahresverlauf von 50 konsekutiv aufgenommenen endogen depressiven Patienten der Heidelberger Klinik wurde ein Design der aggregierten Variablen gewählt. Zunächst wurden für die Bereiche Psychopathologie, Persönlichkeit und soziale Beziehungen mit Regressionsanalysen die signifikant zum Verlauf korrelierenden Variablen reduziert; mit diesen, aus den Regressionsanalysen der 3 Bereiche hervorgegangenen jeweils 2–3 Variablen wurde dann eine Regressionsanalyse zweiter Ordnung gerechnet. Die höchste Gewichtung erzielte der Faktor „Zahl der Vorindexepisoden", gefolgt von asthenischer Persönlichkeit und niedrigem Alter. Die höchste „odds ratio" erzielte die asthenische Persönlichkeit, gefolgt von der Zahl der Vorindexepisoden. Spezifität, Sensitivität und Reklassifikation lagen jeweils um 85%. Partnerschaftsvariablen tauchten in diesem Modell nicht mehr gesondert auf.

Die führende Rolle der psychopathologischen Parameter für die Verlaufsprognose, insbesondere der Prädiktor „Zahl der vorangegangenen Episoden" fügt sich sehr gut zur Literatur. Angst hat in seiner Übersicht 1987 und jüngst noch einmal in einer Analyse eigener Daten (1998) dieses Kriterium als führend herausgestellt. Er hat diesen Befund in Zusammenhang gesehen mit der Abnahme der ausgelösten Episoden im Verlauf und dem sich logarithmisch verkürzenden Intervall zwischen den Phasen – im Mittel 5 Jahre zwischen der ersten und der zweiten, 2 1/2 zwischen der zweiten und dritten, 1 1/4 zwischen der dritten und vierten und dann Einpendeln auf etwa 1 Jahr. Diese drei Befunde legen Habituierungsprozesse nahe, die eine frühe Rezidivprophylaxe dringlich erscheinen lassen. Post (1992) und jüngst noch einmal Monroe et al. (1996) hatten ebenfalls eine entsprechende Sensitivierungstheorie vorgelegt, die auf psychobiologische Mechanismen verweist und ein starkes Argument für das Ausreizen der frühen pharmakologischen Rezidivprophylaxe darstellt.

In Ergänzung zur Psychopathologie des Vorverlaufs mit Episodenzahl und Frühsymptomatik stellt für die Sekundärprophylaxe auch der Nachverlauf zur Indexepisode einen wichtigen Indikator für das weitere Risiko dar. In einigen Studien ist die Länge der Indexepisode (s. Paykel et al. 1996) für den weiteren Verlauf prädiktiv, vor allem aber die Residualsymptomatik bzw. die verzögerte Abklinggeschwindigkeit der Symptome nach der Indexepisode. Diese Aussagen überlappen sich methodisch, weisen aber auf jeden Fall in die gleiche Richtung. In der Heidelberger Studie ist die nur partielle Remission bei Entlassung prädiktiv für den 1-Jahresverlauf. Die prononcierteste Aussage dazu macht Paykel mit Angaben zur Korrelation „Ausmaß der Residualsymptomatik – 1 1/2-Jahres-Rückfallrisiko".

Der zweitwichtigste, fast gleichgewichtige Prädiktor ist in unserer Studie die – neurotisch – asthenische Persönlichkeit, zu der wohl auch der Faktor niedriges Alter gehört. Auch dieses Datum findet gute Entsprechung in der Literatur aus den prospektiven Studien von Angst, Marneros und anderen sowie den Komorbiditätsstudien zum Verlauf von Depression und Persönlichkeitsstörung. Im Kollektiv der Heidelberger Studie zeigte die Typus-Melancholicus-Persönlichkeitskonfiguration ein höheres Ersterkrankungsalter und einen günstigeren 2-Jahresverlauf als die in jüngerem Alter Erkrankten, tendenziell eher neurotisch-konflikthaft strukturierten endogen Depressiven. Der günstigere Verlauf der Typus-Melancholicus-Persönlichkeiten wurde auch von

Marneros et al. (1991) und von Nakanishi et al. (1993) beschrieben. Es lassen sich einige Argumente dafür sammeln, daß die Typus-Melancholicus-Persönlichkeiten eine Coping-Haltung für eine erschwerte Verfügbarkeit und Steuerung affektiver Besetzungen darstellen, die sich inhaltlich auf ganz unterschiedlichen Lebensfeldern manifestieren können. Dafür könnte die von Angst und Krieg gefundene vegetative Labilität als einziger und kärglicher Prädiktor für die Ersterkrankung sprechen.

Stile des Sozialverhaltens sind eng mit den Persönlichkeitsmerkmalen der Patienten verknüpft. Die Literatur über den Expressed-emotion-Index der Partner Depressiver als Prädiktor ist inkonsistent (s. Mundt et al. 1996). In Paykels und in unserem Kollektiv stationär behandlungsbedürftiger schwerkranker depressiver Patienten ist er nicht signifikant geworden. Möglicherweise spielt er eine Rolle bei leichter depressiven ambulanten und ersterkrankten Patienten. Dennoch sind in unserem Kollektiv Interaktionsstile für die Vorhersage des 2-Jahresverlaufs zur Sekundärprävention von Bedeutung. Geringe Ehezufriedenheit und insbesondere ihre diskrepante Beurteilung durch die beiden Ehepartner sind prädiktiv. Die SASB-Analysen der standardisierten Partner-Konfliktdialoge mit etwa 17.000 kodierten Interaktionseinheiten in unserer Studie ergeben eine sehr konsistente Aussage: Depressive zeigen allgemein weniger Gefühlsvarianz als Kontrollprobanden, vor allem zur kritisch aggressiven Seite hin. Der Interaktionsstil der Paare mit Rückfallpatienten, bezogen auf den nachfolgenden 2-Jahreszeitraum, ist konventioneller, konfliktscheuer, fassadenhaft-unauthentisch, verglichen mit frecheren, streitlustigeren Interaktionen der Paare mit stabil gebliebenen Patienten (s. a. Schröder et al. 1996). Die Beziehungsstrukturen, soweit sie sich in den Interaktionsstilen spiegeln, sind komplementär bei den Rückfallpaaren, symmetrisch bei den stabil gebliebenen Paaren. Diese unerwarteten, sehr konsistenten Daten stärken einen psychotherapeutischen Impetus zur Hilfe bei Konfliktlösungen.

Ebenfalls Teil der Persönlichkeit sind die kognitiven Attribuierungsstile. Auch hier ist die Literatur inkonsistent (Kammer 1991). Methodenprobleme liegen in der unsauberen Trennung autonomer Depressionen, bei denen Abwandlung bzw. Remission den kognitiven Stil anstoßen, von reaktiv-neurotisch-depressiv bedingten Haltungen, bei denen die Verstimmung aus einer erlebnisbedingten Aktivierung des kognitiven Schemas ableitbar ist. Hinzu kommt, daß die kognitiven Stile in beiden Fällen mit depressiven Restsymptomen konfundiert sind. Auch wenn unsere diesbezüglichen Ergebnisse wegen zu kleiner Zellen bei Elimination der Patienten mit Residualsymptomatik zu klein wurden für signifikante Ergebnisse, so zeigt die Verzweigung von Kognitionsstilen bei Patienten und Partnern und ihr Bezug zum Rückfallrisiko, daß das Zusammentreffen depressiver Attributionsstile bei beiden Partnern ein besonders hohes Rückfallrisiko darstellt, während ein externaler Attributionsstil der Partner offenbar einen protektiven Faktor darstellt für Patienten mit depressivem Kognitionsstil – ebenfalls ein Ansatzpunkt für Paarpsychotherapie.

Nur noch locker mit Persönlichkeitszügen verbunden ist der Prädiktor kritische Lebensereignisse. Eine umfangreiche Literatur seit den 60er Jahren hat die Bedeutung von Lebensereignissen für depressive Erkrankungen betont (s. Paykel et al. 1996). Aus der Flut von Publikationen ragt die Feldstudie von Brown et al. (1997) an Frauen einer Londoner Kommune heraus, für die kritische Lebensereignisse, lang dauernde Beziehungskonflikte und Vollzeitarbeit die führenden Ersterkrankungsrisiken waren; soziale Unterstützung stellte einen Puffer für diese Risiken dar.

Gegenüber der Primärprävention dieser majoren, aber nicht unbedingt endogenen Depressionen haben sich für die Sekundärprävention schwer depressiver, stationär behandlungsbedürftiger Patienten in 2 Studien jetzt keine Zusammenhänge zwischen kritischen Lebensereignissen und Rezidivneigung mehr finden lassen. In unserer Studie (Reck et al. 1998) waren Zusammenhänge zu finden, der Gegensatz läßt sich aber methodologisch interpretieren. Zusammengefaßt ergaben unsere Befunde folgendes:

Im Vergleich zu gesunden Kontrollen zeigen depressive Patienten vor der Indexepisode eine erhöhte Rate von kritischen Lebensereignissen, lang dauernden Lebensbelastungen und weniger positive, sog. „fresh start events". Für den 2-Jahresverlauf verfügen wir über 9 Querschnitterhebungen, die insofern prospektiv sind, als zwar die Lebensereignisse natürlich rückblickend für eine 3-Monatsspanne erhoben werden mußten, die Korrelation zum Rückfall aber zu der Zeitspanne 3–6 Monate danach erfolgte, so daß eine Konfundierung mit der aktuellen Verfassung auszuschließen ist. Dies spiegelt sich auch in einer fehlenden Korrelation zwischen der Zahl der angegebenen Lebensereignisse und dem BDI-Score zur Zeit der Erhebung wider. Die Daten zeigen wiederum einen Zusammenhang zwischen langdauernden Belastungen und erhöhter Rückfallrate, wobei kumulative Belastungen mit einem „cut-off" von 3 Belastungen besser prädizieren als einzelne Belastungen. Da bei depressiver Restsymptomatik die Lebensereignisangaben der Patienten zunehmen und die objektivierbaren sich auf langdauernde Belastungen reduzieren, die erfahrungsgemäß und nach den Befunden von Brown und Harris (1997) dann doch von der Persönlichkeit und der Krankheit mitbeeinflußt sind, ist zirkulären Prozessen zwischen Persönlichkeit, Krankheit, kognitiven Schemata und belastenden Situationen für den Erhalt der Depression sowie dem Zustandekommen von Rückfällen eine wichtige Rolle beizumessen. Dies stellt ein schwieriges, aber lohnendes Feld für psychotherapeutische und sozialpsychiatrische Strategien zur Rückfallprävention dar. Persönlichkeitsspezifische Zusammenhänge mit Lebensereignissen konnten wir nicht nachweisen, ebenso keine Abnahme der durch Lebensereignisse ausgelösten Phasen bei fortgeschrittenem Krankheitsverlauf.

9.6 Zusammenfassung und Diskussion: Profile von Risikokonstellationen

Eine Schwierigkeit für eine gegliederte – und das heißt hierarchisierte – Risikoprofilierung liegt darin, daß die Vielzahl der potentiellen Prädiktoren nie alle in einer Studie multivariat gewichtet worden sind. Die Darstellung gründet sich also auf mehrere Teilgewichtungen einzelner Faktoren in wechselnder Kombination, ergänzt durch klinisches Erfahrungswissen.

9.6.1 *Eine Risikokonstellation für depressive Ersterkrankungen*

Für die Ersterkrankungen müssen in diesem Sinne zu den bisher besprochenen Faktoren die mit dem „parental bonding instrument" gewonnenen Befunde hinzugenommen werden (De Mulder u. Radke-Jarrow 1991) sowie die von Hipwell und Kumar (1996) für die frühe, von Hammen (1996) und von Hops (1996) für die spätere Kindheit und Adoleszenz nachgewiesenen Entwicklungsverzögerungen, Beeinträchtigungen der Selbstwertregulation und depressiv geprägten kognitiven Schemata nach frühen Verlusttraumen und einer Sozialisation wesentlich durch depressive Eltern. Da diese Risikokonstellationen sich langfristig bis ins Erwachsenenalter fortzeugen, deswegen aber auch vielfältigen Kompensationsmöglichkeiten zugänglich sind, wurde ihr Gewicht für die mittel- bis kurzfristige Primärprävention als eher nachrangig eingestuft.

Klarere Risikozahlen liegen hingegen für die antezedenten psychopathologischen Depressionsäquivalente und Lebensereignisse bzw. Lebenssituationen vor, die zwar hohe Sensitivität, aber sehr geringe Spezifität zeigen. Dennoch reicht diese Risikokonstellation aus, um bei Kontakt solcher Patienten mit der primärversorgenden Stelle eine präventive Maßnahme angeraten sein zu lassen, deren Domäne psychotherapeutische und sozialpsychiatrische Interventionen sein dürften. Ziel sollte es sein, den Circulus vitiosus von depressiver Kognition mit beeinträchtigter Selbstwertregulation, chronisch belastenden Situationen und depressiven Symptombildungen zu durchbrechen.

9.6.2 *Eine Risikokonstellation für Wiederholungserkrankungen*

Die Risikokonstellation für Wiederholungserkrankungen ist grundsätzlich anders zu hierarchisieren. Der sehr konsistente Befund, daß die Zahl der vorangegangenen Phasen den besten Prädiktor darstellt für das Risiko einer weiteren Phase hat zu Theorien der Sensitivierung bzw. Habituierung durch Kindling-Prozesse geführt (Post 1992). Das Risiko aus depressiver Residualsymptomatik und einer Wesensänderung oder einer schon prämorbid vegetativ irritierbaren asthenischen Persönlichkeit dürfte damit als ein zusammenhängender psychopathologischer Risikoblock anzusehen sein. Weniger einflußreich, aber hinsichtlich Sekundärprophylaxe dennoch lohnend sind hier die Zirkulärprozesse zwischen vermeidend-dependenten Lebensstrategien mit komplementären, konfliktvermeidenden, ängstlich-konventionellen, fassadenhaften Interaktionsstilen, Symptomperpetuierung und chronisch konflikthaften Lebenskonstellationen. Der Habituierungs- und Psychopathologiefaktor als der mit der höchsten Durchschlagskraft legt im Falle der Wiederholungserkrankung ein Schwergewicht auf die medikamentöse Rückfallprävention nahe, aber durchaus in Kombination mit Psychotherapie; eine Gewichtung, die auch sehr stimmig in den großen Therapiestudien Bestätigung findet (Frank 1996; Hautzinger u. DeJong-Meyer 1996) .

Literatur

Andrew B, Hawton K, Fagg F, Westbrook D (1993) Do psychosocial factors influence outcome in severely depressed female psychiatric in-patients? Br J Psychiatry 163: 747–754

Angermeyer MC, Held T, Görtler D (1993) Pro und contra: Psychotherapie und Pharmakotherapie im Urteil der Bevölkerung. Psychother Psychosom Med Psychol 43: 286–292

Angst J (1987 a) Epidemiologie der affektiven Psychosen. In: Kisker KP, Lauter H, Meyer JE, Müller C, Strömgren E (Hrsg) Psychiatrie der Gegenwart, 5: Affektive Psychosen. Springer, Berlin Heidelberg New York, S 51–66

Angst J (1987 b) Begriff der Affektiven Erkrankungen. In: Kisker KP, Lauter H, Meyer JE, Müller C, Strömgren E (Hrsg) Psychiatrie der Gegenwart, 5: Affektive Psychosen. Springer, Berlin, Heidelberg, New York, S 1–50

Angst J (1998) Treated vs untreated major depressive episodes. Psychopathology 31: 37–44

Brown GW, Harris TO (1997) Life events, vulnerability and onset of depression: some refinements. Br J Psychiatry 150: 30–42

Brown GW, Bifulco A, Andrews B (1997) Self-esteem and depression: 3. Aetiological issues. Soc Psychiatry Psychiatr Epidemiol 25: 235–243

De Mulder EK, Radke-Yarrow M (1991) Attachment with affectively ill and well mothers: concurrent behavioural correlates. Dev Psychopathol 3: 227–242

Dryman A, Eaton WW (1991) Affective symptoms associated with the onset of major depression in the community: findings from the US National Institute of Mental Health Epidemiologic Catchment Area Program. Acta Psychiatr Scand 84: 1–5

Eaton WW, Badawi M, Melton B (1995) Prodromes and precursors: epidemiologic data for primary prevention of disorders with slow onset. Am J Psychiatry 152: 967–972

Frank E (1996) Long-term treatment of depression: interpersonal psychotherapy with and without medication. In: Mundt C, Goldstein MJ, Hahlweg K, Fiedler P (eds) Interpersonal factors in the origin and course of affective disorders. Gaskell, London, pp 303–315

Goldberg D, Steele J, Smith C, Spivey L (1980) Training family doctors to recognize psychiatric illness with increased accuracy. Lancet 2: 521–523

Hammen C (1996) Stress, families, and the risk for depression. In: Mundt C, Goldstein MJ, Hahlweg K, Fiedler P (eds) Interpersonal factors in the origin and course of affective disorders. Gaskell, London, pp 101–112

Hautzinger M, De Jong-Meyer R (1996) Cognitive behaviour therapy versus pharmacotherapy in depression. Two collaborative treatment outcome studies with unipolar depressed in- and out-patients. In: Mundt C, Goldstein M, Hahlweg K, Fiedler P (eds) Interpersonal factors in origin and course of affective disorders. Gaskell, London, pp 329–340

Hipwell AE, Kumar R (1996) Maternal psychopathology and prediction of outcome based on mother-infant interaction ratings (BMIS). Br J Psychiatry 169: 655–661

Hops H (1996) Intergenerational transmission of depressive symptoms: gender and developmental considerations. In: Mundt C, Goldstein MJ, Hahlweg K, Fiedler P (eds) Interpersonal factors in the origin and course of affective disorders. Gaskell, London, pp 113–129

Horwarth E, Johnson J, Klerman GL, Weissman MW (1992) Depressive symptoms as relative and attributable risk factors for first-onset major depression. Arch Gen Psychiatry 49: 817–823

Kammer D (1991) Attributionsbezogene Zugänge zur Depression. In: Mundt C, Fiedler P, Lang H, Kraus A (Hrsg) Depressionskonzepte heute. Psychopathologie oder Pathopsychologie? Springer, Berlin Heidelberg, S 226–235

Kielholz P (1973) Die larvierte Depression. Huber, Bern, Stuttgart, Wien

Kuhs H, Tölle R (1987) Symptomatik der affektiven Psychosen (Melancholien und Manien). In: Kisker KP, Lauter H, Meyer JE, Müller C, Strömgren E (Hrsg) Psychiatrie der Gegenwart. Springer, Berlin Heidelberg, S 69–113

Lecrubier Y (1997) Panik und Depression: Früherkennung von Risikopatienten. Vortrag 6 th World Congress of Biological Psychiatry. Nizza, 22.6.1997

Lopes-Ibor JJ (1973) Depressive Äquivalente. In: Kielholz P (Hrsg) Die larvierte Depression. Huber, Bern, Stuttgart, Wien, S 102–120

Maier W, Buller R (1988) One-year follow-up of panic disorder. Eur Arch Psychiatry Neurol Sci 238: 105–109

Maier W, Gänsicke M, Weiffenbuch O (1997) The relationship between major and subthreshold variants of unipolar depression. J Affective Disord 45: 41–51

Marneros A, Deister A, Rohde A (1991) Affektive, schizoaffektive und schizophrene Psychosen. Eine vergleichende Langzeitstudie. Springer, Berlin Heidelberg.

Molnar G (1996) Prodromal symptoms and intermittent medication in affective psychoses. In: Peters UH, Schifferdecker M, Krahl A (eds) 150 Jahre Psychiatrie. Das Jubiläumswerk der DGPN. Martini, Köln, S 555–557

Monroe SM, Roberts JE, Kupfer DJ, Frank E (1996) Life stress and treatment course of recurrent depression: II. Postrecovery associations with attrition, symptom course, and recurrence over 3 years. J Abnorm Psychol 105: 313–328

Mundt C, Fiedler P, Ernst S, Backenstrass M (1996) Expressed emotion and marital interaction in endogenous depressive patients. In: Mundt C, Goldstein MJ, Hahlweg K, Fiedler P (eds) Interpersonal Factors in the Origin and Course of Affective Disorders. Gaskell, London, S 240–256

Mundt C, Kronmüller KT, Backenstrass M, Reck C, Fiedler P (1998) The influence of psychopathology, personality, and marital interaction on the short-term course of major depression. Psychopathology 31: 29–36

Murphy JM, Sobol AM, Olivier DC, Mouson RR, Leighton AH, Pratt LA (1989) Prodromes of depression and anxiety: the Stirling County Study. Br J Psychiatry 155: 490–495

Murray L, Hipwell A, Hooper R (1996) The cognitive development of 5-year-old children of postnatally depressed mothers. J Child Psychol Psychiatry 37: 927–933

Nakanishi T, Isobe F, Ogawa Y (1993) Chronic depression of monopolar, endogenous type: with special reference to the premorbid personality 'Typus melancholicus'. Jpn J Psychiatry Neurol 47: 495–504

Os Jv, Jones P, Lewis G, Wadsworth M, Murray R (1997) Developmental precursors of affective illness in a general population birth cohort. Arch Gen Psychiatry 54: 625–631

Paykel ES (1982) Handbook of Affective Disorders. Churchill Livingstone, Edinburgh.

Paykel ES (1997) Depressive remission, relapse and residual symptom. Vortrag Regional Symposium of the World Psychiatric Association 'Anxiety and Depression across the World', Santiago de Chile, 22–25 October 1997

Paykel ES, Cooper Z, Ramana R, Hayhurst H (1996) Life-events, social support, and marital relationships in the outcome of severe depression. Psychol Med 26: 121–133

Post RM (1992) Transduction of psychosocial stress into the neurobiology of recurrent affective disorder. Am J Psychiatry 149: 999–1010

Reck C, Backenstrass M, Kronmüller KT, Sommer G, Fiedler P, Mundt C (1998) Zur Bedeutung kritischer Lebensereignisse und Lebensbedingungen bei stationär behandlungsbedürftigen Patienten. Nervenarzt (in Druck)

Sartorius N, Üstün TB, Lecrubier Y, Wittchen H-U (1996) Depression comorbid with anxiety: Results from the WHO study on psychological disorders in primary health care. Br J Psychiatry, Suppl. 30: 38–43

Schröder B, Hahlweg K, Fiedler P, Mundt C (1996) Marital interaction in couples with a depressed or schizophrenic patient. In: Mundt C, Goldstein MJ, Hahlweg K, Fiedler P (eds) Interpersonal factors in the origin and course of affective disorders. Gaskell, London, pp 257–276

Simpson B, Nee JC, Endicott J (1997) First episode major depression: Few sex differences in course. Arch Gen Psychiatry 54: 633–639

Diskussion zu Vortrag 9

Von Prof. Dr. Ch. Mundt

Wolfersdorf
Herr Mundt, Sie haben zeigen können, daß „Ehezufriedenheit" ein präventiver Faktor ist. Die Frage ist nur, für wen in der Ehe – für den Mann oder die Frau? Es gibt Hinweise darauf, daß die Ehe für Frauen eher depressionsfördernd ist, weil ihre belastenden Elemente meistens der ehelichen Beziehung entstammen, während sie für Männer eher protektiv ist.

Mundt
Die Studie enthielt 1/3 Männer und 2/3 Frauen. Die Befunde stützen sich auf einen Fragebogen, der speziell auf die Beurteilung der Partnerschaft abgestimmt war, untergliedert nach Intimität, Kommunikation, Vertrauen usw. Wir haben keinen geschlechtsspezifischen Unterschied gefunden.

Huber
Unter den Vorläufersymptomen der ersten depressiven Episode haben Sie unter anderem auch Schmerzen und Mißempfindungen erwähnt. Diese sogenannten Vitalstörungen werden auch in der ICD-10 relativ stiefmütterlich behandelt. Früher sprach man von leiblicher Depression mit den Vitalstörungen Schmerzen, Mißempfindungen ohne medizinisch objektivierbare Grundlage und Schlafstörungen, auch als hypochondrische Depression bezeichnet. Auch die sogenannte larvierte oder maskierte Depression gehört hier hin, ebenso wie der schon aus den dreißiger Jahren stammende Begriff der vegetativen Depression. Es stellt sich meines Erachtens die Frage, ob die moderne psychiatrische Literatur diesen Komplex der vitalen Depression nicht doch zu sehr ignoriert.

Mundt
Ich stimme Ihnen vollkommen zu. Ich finde die Diagnostik in diesem Bereich ebenfalls sehr unbefriedigend, vor allem auch das Aufgehen der Vitalstörungen in somatische und vegetative Störungen in der amerikanischen Psychopathologie. Das sind zwei ganz unterschiedliche Dinge, die man nicht zusammenwerfen kann. Wir alle kennen aus der Klinik Schmerzsyndrome, die in zirkadianen Rhythmen ablaufen und auf Thymoleptika ansprechen. Es ist aber sehr schwer, solche Vitalstörungen allein anhand des Syndroms zu diagnostizieren. Sehr viel leichter ist es, wenn sie in eine Konstellation mit anderen Symptomgruppierungen eingebettet sind, oder wenn Verlaufsaspekte greifbar sind.

Gaebel

Herr Mundt, wie bewerten Sie die mit dem SASB erhobenen interaktionellen Befunde? Handelt es sich dabei um Trait-Merkmale dieser Population? Oder war die Depression bereits abgeklungen, als diese Befunde erhoben wurden?

Mundt

Diese Befunde wurden am Ende der Indexperiode erhoben, als sich die Patienten in der Remission befanden. Nach den BDI-Kriterien bestand bis auf ganz wenige Ausnahmen keine Depression mehr. Aber es war natürlich eine sehr spezielle Lebenssituation, in der diese Patienten standen. Deshalb möchte ich diese Befunde nicht allzu hoch gewichten i. S. eines Trait-Markers.

Ihre Frage ist aber ganz essentiell, denn sie berührt das Konzept des Typus melancholicus, den Typus des konventionellen, konfliktvermeidenden und auf andere übermäßig eingehenden Charakters. Es gibt eine Reihe von Hinweisen, zum Beispiel aus der längsschnittlichen biographischen Entwicklung dieser Patienten, daß es sich dabei nicht um einen ätiologischen Trait-Marker handelt, sondern um eine Coping-Haltung, die auf der Basis von darunterliegenden primären Störungen entwickelt wurde, bei denen es sich wahrscheinlich um eine subtile Störung der Affektregulation handelt. Das recht stabile Verhalten, das diese Patienten in sozialen Interaktionen, in der Rollenidentifikation in Arbeitsverhältnissen und in Wohnsituationen zeigen, ist geeignet, möglichst wenig affektiven Aufruhr und Varianz in ihr Leben zu bringen, sondern möglichst viel Kontinuität zu erzeugen. Dies fügt sich gut zur Annahme einer „Coping-Attitüde“ als Reaktion auf eine Störung der Affektregulation.

10 Prävention bei depressiven Störungen – psychosoziale Aspekte der Primär-, Sekundär- und Tertiärprävention

M. Wolfersdorf, F. Keller, A. Ruppe, U. Zimmermann, I. Grünewald, F. König

Primärprävention bei der Depression zielt auf eine Verhinderung der Entstehung einer psychobiologischen Disposition zum späteren Erwerb einer depressiven Erkrankung, während sich Sekundär- und Tertiärprävention im wesentlichen auf die Erkrankungsbehandlung als Langzeittherapie bzw. Phasenprophylaxe und dabei insbesondere die Früherkennung und -behandlung einer Depression beziehen. Während Strategien zur Primärprävention kaum realisierbar erscheinen, so ist doch auf bestimmte Risikogruppen zu achten, die erwiesenermaßen ein erhöhtes Risiko einer späteren depressiven Erkrankung tragen. Bedeutsam für die Depression erscheinen hauptsächlich bestimmte Persönlichkeitsstrukturen, die kognitiv-affektive Binnenstruktur des Patienten, belastende Lebensereignisse und -bedingungen, dysfunktionale familiäre Interaktionen, negative soziale Faktoren sowie sexueller Mißbrauch in der Vorgeschichte. Zu beachten ist hierbei, daß solche Rahmenbedingungen im Vorfeld einer Indexepisode nicht nur Auslösefaktoren sein, sondern sich auch auf Verlauf, Rezidivierung und Verschlechterung depressiver Störungen auswirken können. Damit ergibt sich für die Depressionsbehandlung unter primär- und sekundärpräventivem Aspekt die Notwendigkeit einer regelhaften Einbeziehung psychotherapeutischer und soziotherapeutischer Strategien in die klassische biologisch-psychopharmakologische Behandlung. Diese Strategien zur Bewältigung objektiver Belastungen im sozialen Bereich sind mittel- und längerfristig anzusetzen und nicht nur auf die aktuelle Depressionsbewältigung auszurichten.

10.1 Einleitung

Eine Diskussion der Prävention depressiver Störungen bedingt eine differenzierte Betrachtung sogenannter primär-, sekundär- und tertiärpräventiver Möglichkeiten.

Primärprävention heißt Verhinderung der Entstehung von biologischen, psychologischen und sozialen Rahmenbedingungen, welche die Entstehung einer depressiven Erkrankung fördern können, sowie Verhütung von Ersterkrankung, was auf eine mögliche Interaktion von gesellschaftlich-kulturellen Rahmenbedingungen, gewordener Persönlichkeit vor dem Hintergrund

Bayer-ZNS-Symposium, Bd. XIII
Frühdiagnostik und Frühbehandlung psychischer Störungen
Hrsg. J. Klosterkötter

Tabelle 1. Prävention – Begriffe

Prävention/Prophylaxe/Gesundheitsvorsorge
Primärprävention – Verhütung der Entstehungs- und Entwicklungsbedingungen einer Erkrankung
Sekundärprävention – Behandlung einer bereits ausgebrochenen Erkrankung (einschließlich Nachsorge)
Tertiärprävention – Verhütung einer Wiedererkrankung (Rezidivprophylaxe)

der individuellen Biographie und psychobiologischen Disposition, aktueller und/oder chronischer Lebensbelastungen und -bedingungen hinweist, die ein erhöhtes Erkrankungsrisiko bewirken können (Tabelle 1).

Primärprävention im Sinne des individual- und sozialmedizinischen Ansatzes, all diejenigen Faktoren zu eliminieren, die ein erhöhtes Erkrankungsrisiko für eine spätere depressive Störung bedeuten könnten, erscheint kaum realisierbar. Am ehesten ist noch eine genetische Beratung möglich.

Die *Entwicklung von Persönlichkeit* im Sinne von individueller Lerngeschichte und Biographie mit Ausprägung einer individuellen Akzentuierung sowie einer eigenen affektiv-kognitiven Binnenstruktur (Rahn 1996) ist hinsichtlich ihrer depressionspräventiven Möglichkeiten überwiegend im familiären, schulischen, religiös-kirchlichen Rahmen angesiedelt und findet in der Peergroup, in den frühen Beziehungsstrukturen, in Nachbarschafts- und Schulklassengemeinschaften, Jugendgruppen, Sportvereinen u. ä. statt und entzieht sich von daher fast gänzlich primärpräventiver Möglichkeiten. Hinzu kommt, daß kein ätiologisches Modell depressiver Störungen bis heute robust genug ist, um diejenigen Faktoren zu eliminieren, denen man ursächlichen oder auslösenden Charakter bei der Depression zuschreibt (Scott 1992). Hierzu wären umfangreiche prospektive Studien notwendig (Tabelle 2). So hat die hierzu vorliegende Literatur, sieht man von der Studie von Vulnerabilitätsfaktoren für die zukünftige Entwicklung einer Depression von Brown und Harris (1978) ab, häufig konzeptuell-anekdotischen Charakter.

Ballus (1989) schreibt, daß die Entstehung und Zunahme der Depression in den letzten 50 Jahren durch folgende Faktoren erleichtert worden sei:
- Abwanderung der Volksmassen vom Land in die Stadt, um sich in die großen industriellen Zentren einzugliedern, wo radikale Änderungen im Leben und häufige Frustrationen ertragen werden müssen;
- neue Arbeitsformen, die sich wegen Serienproduktion und Automation der Verfahren aufdrängten; als Folge davon begrenzende Möglichkeiten der Selbstverwirklichung und der Entwicklung der eigenen Persönlichkeit;
- Zustände der psychophysischen Ermüdung;
- Banalisierung der Lebensformen.

Unter dem Aspekt der „seelischen Hygiene“ weist er darauf hin, daß eine berufliche Problematik bei vielen Patienten den Weg in Richtung Depression

Tabelle 2. Primärprävention bei Depression

Bereiche, die möglicherweise ein erhöhtes Erkrankungsrisiko bedeuten	Als präventiver Ansatz (individual- und sozialmedizinisch) plausibel
Biologisch-konstitutionelle Faktoren, Vererbung	Diagnostik, genetische Beratung, Paargespräch
Entwicklung der Persönlichkeit (i. S. individueller Ausprägung eines Ganzen) - Lerngeschichte/Biographie	Familiärer Rahmen; soziale Versorgungssituation, Vorhandensein von Bezugspersonen (Beziehungsstile, Klima); Entwicklungsförderung altersentsprechend; Aggressivität; Spiritualität/religiöse Bindung; Förderung spezifischer Abwehrmechanismen (Sublimierung, Rationalisierung, Verdrängung ect.) sowie Bewältigungsstrategien (z. B. Anpassung); Krisenbewältigung
Affektiv-kognitive Binnenstruktur (Rahn)	Denkstile, z. B. dysfunktionale Kognitionen i. S. v. Beck, gelernte Hilflosigkeit nach Seligman; Unfähigkeit zur Trauer, path. Trauer (Verlustbewältigung)
Lebenszyklus	Vereinsamungsproblematik im Alter; Sinnfrage bei Jugendlichen; körperliche Erkrankung
Sozialer Raum	Zum Beispiel Arbeits-, Wohn-, Beziehungsfeld; Arbeitslosigkeit; soziale Unterstützung; Mehrfachbelastung; politisches Klima; soziokulturelle Atmosphäre (z. B. suizid-, depressions- oder suchtpermissiv; Anomie; Rollenverteilungen; Landflucht; Verelendung, Kriminalisierung etc.)

erleichtere, wobei er auf die klassische Erschöpfungsdepression im Sinne von Kielholz abhebt. Der Soziologe Durkheim (1973) hat in seinem berühmten Werk zum Suizidthema von „Depressions- und Ernüchterungsströmungen, die nicht das Resultat eines besonderen individuellen Zustands, sondern Ausdruck der gesellschaftlichen Desintegration sind", gesprochen. Solche Strömungen offenbaren nach Rome (1973) den Auflösungsprozeß sozialer Beziehungen in ähnlicher Weise, wie eine chronische individuelle Traurigkeit die schlechte Verfassung des Individuums widerspiegle. Die soziale Situation wird mit dem Begriff „Entfremdung" charakterisiert, einem unbestimmten Gefühl von Machtlosigkeit, worin er die Wurzeln der Depression sieht. Die psychischen Auswirkungen der Entfremdung seien Trübsinn, Kummer, Ärger, Hoffnungslosigkeit und insbesondere das Gefühl, benachteiligt zu sein.

Jahrhunderte früher hatte schon der bekannte Oxforder Mediziner und Theologe Burton (1621) in seiner „Anatomie der Melancholie" formuliert: „Einer klagt über Not, ein zweiter über Unfreiheit, andere klagen über ein geheimes unheilbares Leiden, über Mißgestaltungen des Körpers, über irgendeinen Verlust, eine Gefahr, den Tod von Freunden, über Schiffsbruch, Verfolgung, Einkerkerung, Ungnade, Zurückweisung, Aussäßigkeit, Verleumdung, Mißhandlung, Unrecht, Mißachtung, Undankbarkeit, Unhöflichkeit, Verhöhnung und Verspottung, unglückliche Ehe, Einsamkeit, zu viele Kinder, Kinderlosigkeit, betrügerische Dienstleute, ungeratene Kinder, Armut, Verbannung, Unterdrückung, enttäuschte Hoffnungen, Mißerfolge .....“ (zitiert nach Rome 1973). Dies als Hinweis auf die Schwierigkeit, primärpräventive Überlegungen im allgemeinen gesundheitspolitischen und sozialen Bereich anzustellen.

Ein zweiter Weg war z. B. der Ansatz von Brown und Harris (1978), welche ausgehend von einem *Vulnerabilitätskonzept* als Basis zukünftiger Entwicklung einer Depression diejenigen Rahmenbedingungen studierten, deren Vorhandensein bzw. Zusammentreffen das Risiko einer depressiven Erkrankung massiv erhöhen. Insbesondere die Kombination mehrere Kinder im Schulalter, Fehlen einer persönlichen, stützenden Beziehung, was nicht der Partner sein muß, Fehlen sozialer Unterstützung und Fehlen eines eigenen Einkommens waren in diesem Zusammenhang bedeutsam.

Andere Autoren (z. B. Grünewald 1997) haben auf die Bedeutung sexuellen Mißbrauchs als Vorläuferfaktor für ein erhöhtes Depressionsrisiko bei später depressiven Frauen hingewiesen. Grünewald (1994) beschrieb auch geschlechtsspezifische Unterschiede, z. B. ein höheres Ausmaß an Belastungen im familiären Bereich bei depressiven Frauen, als bedeutsam für die *Auslösung* einer Depression. Hammen (1996) vermutet, daß drei Faktoren besonders relevant für ein erhöhtes Depressionsrisiko sind:

- negative Denkschemata über die eigene Person und die Welt,
- belastende Lebensereignisse sowie
- dysfunktionale familiäre Interaktionen zwischen Eltern und Kindern oder zwischen den Eltern.

Ein derartiges Klima gehe auch mit einem erhöhten Depressionsrisiko für die Kinder einher.

Auf die Bedeutung der *Persönlichkeitsstruktur*, insbesondere des Typus Melancholicus bzw. der sogenannten depressiven Persönlichkeitsstörung nach DSM-IV als einer Vorläuferbedingung für die spätere Entstehung einer Depression haben vor kurzem z. B. von Zerssen (1996) bzw. Ernst et al. (1996) hingewiesen; die Arbeitsgruppe um Mundt (z. B. Mundt et al. 1996) hob die Bedeutung von Expressed emotion und der Interaktionen zwischen Ehepartnern für depressive Patienten heraus. Auf die *Bedeutung sozialer Faktoren* haben u. a. Steiner (1989), Ruppe (1996), auf den Einfluß von negativen Lebensereignissen und -bedingungen Keller (1997) oder Monroe und Simons (1991) sowie Paykel (1994) hingewiesen.

Deutlich wird, daß Forschung im Bereich der Primärprävention depressiver Störungen insbesondere hinsichtlich der sozialen Aspekte nur sehr geringfügig vorliegt und daß Konsequenzen daraus nur schwer zu ziehen sind.

Rahn (1996) sieht die depressive Erkrankung immer auch in ihren Bezügen zu Gefühlen, Gedanken, dem Körper, dem sozialen Erleben und den Beziehungen des betroffenen Patienten im Rahmen eines Bedingungssystems. Bedeutsam für die Depression erscheinen die Kognitionen des Patienten, also die Art seiner Urteile, seiner Werte und Sinngebungen, die insgesamt seine kognitiv-affektive Binnenstruktur bilden. Dieser kognitiv-affektive Raum hat jeweils eine eigene lebensgeschichtliche Verankerung, z. B. durch die Erfahrung von Verlusten, eine gegenwärtige Verwirklichung in bezug auf den Erlebensraum (Sinngebungen, Aktivität und Selbstbild, Beziehung, etc.), einen Bezug zum derzeitigen Lebenszyklus des Patienten (Alter, Lebensbilanz u. a.) und eine gesellschaftliche Dimension, die sich in erster Linie in Paar- und Familienbeziehungen manifestiert; so Rahn (1996) in seinem Vulnerabilitätsmodell der Depression.

Primärpräventive Ansätze wären in diesem Zusammenhang dann im Bereich der Persönlichkeitsentwicklung, der Lerngeschichte sowie der affektiv-kognitiven Binnenstruktur zu suchen.

Sekundärpräventive Ansätze bei der Depression brauchen an dieser Stelle nicht im Detail ausgeführt zu werden (Tabelle 3), denn hier geht es um die Früherkennung und Frühbehandlung einer bereits vorliegenden bzw. beginnenden depressiven Erkrankung. Auf die hier bedeutsamen psychosozialen Faktoren und Lebensereignisse wird nachher anhand einer eigenen Untersuchung eingegangen. Sekundärprävention bei der Depression bezieht sich im wesentlichen auf die Initiierung einer Langzeittherapie bzw. Phasenprophylaxe sowohl im pharmakologisch-biologischen wie auch im psychotherapeutischen und im psychosozialen Bereich, wobei auch hier Früherkennung erneuter depressiver Episoden sowie Bereinigung chronischer sozialer Belastungen und Bewältigungsstrategien für negative Lebensbedingungen bedeutsam sind.

Faßt man zusammen, so zielt Primärprävention auf eine Verhinderung der Entstehung von biologischer und psychologischer Disposition, Sekundär- sowie Tertiärprävention auf Erkrankungsbehandlung und insbesondere Früh-

Tabelle 3. Sekundärprävention bei Depression

Bereich	Präventiver Ansatz
Depression als akute Erkrankung	Krankheitsbehandlung - biologischer Ansatz - psychotherapeutischer Ansatz - sozialtherapeutischer Ansatz
Depression als abgelaufene Erkrankung	Krankheitsbewältigung - Strategien der Früherkennung - Bewältigungsstrategien - Veränderung von Belastungsfaktoren (Lebensbedingungen) - „Verschlechterungsprophylaxe" - Erhaltungstherapie - soziale Unterstützung
Depression mit Chronifizierung	- „Verschlechterungsprophylaxe" - Leben mit Krankheit - therapeutische Begleitung - Angehörigen- und Familienarbeit - soziales Netz

Tabelle 4. Tertiärprävention bei Depression

Bereich	Präventiver Ansatz
Verhütung der Wiedererkrankung	Langzeittherapie (pharmakologisch) - Phasenprophylaxe (z. B. Lithium, Carbamazepin, Valproat) - Psychotherapie (Langzeit, niederfrequent, Methodik?) - Angehörigenarbeit - soziales Netz - Bereinigung von chronischen Belastungen und negativen Lebensbedingungen

erkennung und Behandlung, Verschlechterungs- und Rezidivprophylaxe, wobei Psychopathologie, Lebensereignisse sowie soziale Faktoren dann eine bedeutsame Rolle spielen (Tabelle 4).

10.2 Stellenwert psychosozialer Faktoren für den Verlauf depressiver Erkrankungen: Ausgewählte Ergebnisse einer 6-Jahreskatamnese

Die Bedeutung psychosozialer Faktoren für die Auslösung, Entwicklung und den Verlauf einer depressiven Störung wurde in einer Reihe von Studien aufgezeigt und kann inzwischen als gut belegt betrachtet werden (Übersichten siehe Brown u. Harris 1978, Paykel 1994, Keller 1997). So wurde der Überlegung, daß psychosoziale Faktoren - chronische Belastungen, Lebensbedingungen und -ereignisse - eine Bedeutung für Depressionsentstehung und -verlauf haben können, auch in der eigenen Forschungsgruppe nachgegangen. Hierzu werden nachfolgend ausgewählte Ergebnisse dargestellt, und zwar zuerst die Ergebnisse einer 1-Jahreskatamnese (Wolfersdorf et al. 1996) bei 165 Patienten, sodann die Ergebnisse einer 6-Jahreskatamnese bei 76 ebenfalls ehemals stationär behandelten Patienten der Weissenauer bzw. der Weissenauer und Reichenauer Depressionsstation.

10.2.1 Psychosoziale Faktoren und poststationärer Verlauf: 1-Jahreskatamnese

Die Untersuchungszeitpunkte sowie die Untersuchungsinstrumente sind in der Tabelle 5 vorgestellt. Bei insgesamt 165 Patienten konnten zum Zeitpunkt Aufnahme/Entlassung/1-Jahreskatamnese die genannten Daten erhoben werden. Betrachtet man die Ergebnisse der „Social Interview Schedule" *(SIS)*, welche sowohl objektive Belastungen wie auch Zurechtkommen und Zufriedenheit abfragt, so ergibt sich bei Einteilung des Depressionsverlaufs im ersten poststationären Verlauf nach dem Vorhandensein von Symptomatik (keine bzw. leichte Symptomatik im Katamnesezeitraum/"major depressive disorder"

Tabelle 5. Erhebungsinstrumente

Untersuchungszeitpunkte			
Aufnahme	Entlassung	1-Jahres-Katamnese	6-Jahres-Katamnese
Erhebungsinstrumente			
Psychopathologie		Soziale Faktoren	
Allgemeine Psychopathologie - Fremdbeurteilung	DIS/KIS	Soziale Anpassung und Unterstützung - Fremd- und Selbstbeurteilung	SIS
Depressive Symptomatik - Fremdbeurteilung - Selbstbeurteilung	 HAMD BDI SDS	Kritische Lebensereignisse - Selbstbeurteilung	MEL
Somatische Beschwerden - Selbstbeurteilung	B-L	Hoffnungslosigkeit - Selbstbeurteilung	HS

Tabelle 6. Mittelwerte und Standardabweichung der objektiven Belastung, des Zurechtkommens, der Zufriedenheit mit den in der SIS erfaßten Lebensbereichen (höhere Werte bedeuten z.B. schlechtes Zurechtkommen)

		Gruppe 1	Gruppe 2	Gruppe 3
Objektive Belastung	x	1,6	1,7	1,9 (*)
	s	0,5	0,5	0,6
Zurechtkommen	x	1,8	2,0	2,3 **
	s	0,5	0,6	0,7
Zufriedenheit	x	2,1	2,4	2,5 *
	s	0,5	0,5	0,7

Gruppe 1: keine oder leichte Symptomatik im Katamnesezeitraum;
Gruppe 2: „major depressive disorder“ < 1/2 J.; Gruppe 3: „major depressive disorder“ > 1/2 J.
(*) = Trend, * = 5%-Signifikanzniveau, ** = 1%-Signifikanzniveau,

kürzer als ein halbes Jahr/“major depressive disorder“ länger als ein halbes Jahr) das in Tabelle 6 gezeigte Ergebnis: Depressive Patienten mit Symptomatik länger als ein halbes Jahr weisen im Trend mehr objektive Belastungen auf, kommen signifikant schlechter damit zurecht und sind auch signifikant unzufriedener mit ihrer sozialen Situation. Ein ungünstiger Verlauf (Gruppe 3, im Sinne einer ausgeprägten depressiven Symptomatik mehr als 6 Monate nach einer ersten stationären Behandlung) ist also insbesondere beim Vorliegen von objektiven Belastungen, bei Unzufriedenheit mit diesen und bei schlechtem Management sowie beim Eintreten von belastenden und chronischen negativen Lebensereignissen zu erwarten.

Im Rahmen einer Survival-Analyse konnte auch gezeigt werden, daß die Rückfallhäufigkeit beim Vorliegen von zwei und mehr chronisch negativen belastenden Lebensereignissen am ausgeprägtesten ist und daß eine ungebesserte Symptomatik im Sinne eines schlechten Entlassungsbefundes zum Zeitpunkt der Entlassung aus stationärer Therapie mit der höchsten Rückfallhäufigkeit einhergeht (ausführlich siehe Steiner 1989, Ruppe 1996, Keller 1997a, b, Wolfersdorf et al. 1996, Zimmermann 1997).

10.2.2 Psychosoziale Faktoren und Depressionsverlauf: 6-Jahreskatamnese

Im Rahmen einer Langzeitkatamnese am Zentrum für Psychiatrie Weissenau wurden 76 ehemals stationär behandelte Patienten über einen Zeitraum von 6 Jahren zu vier Zeitpunkten untersucht. Anhand von Fragebögen und halbstrukturierten Interviews wurden der Verlauf der psychopathologischen Symptomatik, das Auftreten kritischer Lebensereignisse und eine Vielzahl sozialer Faktoren und deren Veränderungen über die Zeit erfaßt. Die Beurteilung der sozialen Situation mit der SIS erfolgte sowohl objektiv durch einen Interviewer als auch subjektiv durch die Patienten selbst. Hier soll der Zusammenhang zwischen sozialen Faktoren und psychopathologischem Verlauf im Sinne der Suche nach Faktoren der Sekundär- und Tertiärprävention vorgestellt und diskutiert werden.

Aus der oben angeführten 1-Jahreskatamnese war bekannt, daß neben der Depressionsschwere bei Entlassung vor allem eine höhere Anzahl in diesem Zeitraum eintretender negativer Lebensereignisse und eine objektiv hohe soziale Belastung vor der stationären Aufnahme den Verlauf der Erkrankung im ersten Jahr ungünstig beeinflussen. Die hier gefundenen Ergebnisse werden nachfolgend aufgeführt (s. auch Ruppe 1996).

Dabei wird zwischen einer symptomfreien Gruppe (n=14), einer rezidivierend erkrankten Gruppe (n=12) und einer chronisch depressiven Gruppe (n=14) mit depressiver Symptomatik über 2 Jahre unterschieden.

Die Verlaufstypen im 6-Jahreszeitraum sind der Abbildung 1 zu entnehmen.

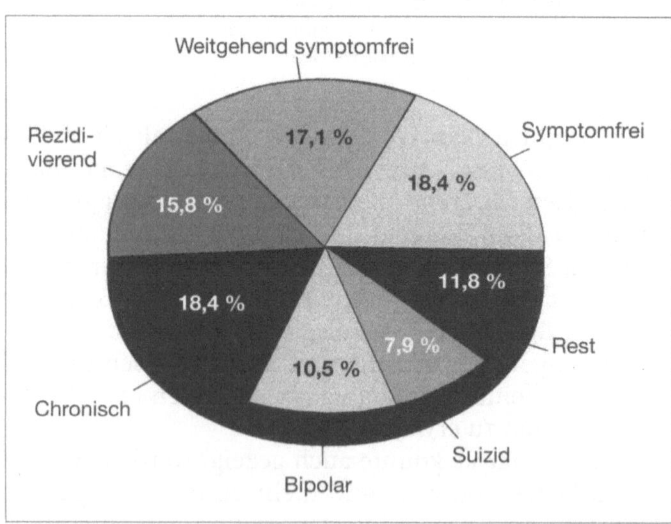

Abb. 1. Verlaufstypen im 6-Jahreszeitraum. Weitgehend symptomfrei: verlängerte Indexepisode, gelegentliche „minor depression" (< 2 Jahre); Rest: schizoaffektiv (n=2), Parkinson-Syndrom (n=1), verweigert (n=5), verstorben (n=1); chronisch; rezidivierend (Episoden > 2 Jahre) ohne Remission nach nächstem Rezidiv

Tabelle 7. Verlauf der sozialen Situation (SIS) bei Depressiven über sechs Jahre

	Zeitpunkt	Symptomfreier Verlauf (n=14)	Rezidivierende „major depression“ (n=12)	Chronischer Verlauf (n=15)	Signifikanz
Soziale Situation					
Objektive Belastung	T1	1,5	2,0	2,1	p<0,001
	T2	1,5	1,4	1,9	p<0,01
	T3	1,4	1,6	1,6	n.s.
Zurechtkommen	T1	1,9	2,0	2,2	n.s.
	T2	1,6	1,9	2,5	p<0,001
	T3	1,4	1,7	2,3	p<0,001
Zufriedenheit	T1	2,3	2,4	2,3	n.s.
	T2	1,9	2,3	2,6	p<0,01
	T3	1,7	2,0	2,5	p<0,001
Soziale Beziehungen					
Keine Freunde	T1	36%	25%	60%	n.s.
	T2	29%	0%	53%	p<0,05
	T3	29%	8%	47%	p<0,10
Keine Vertraute	T1	29%	17%	60%	p<0,10
	T2	57%	17%	73%	p<0,05
	T3	43%	42%	53%	n.s.
Keine Partner	T1	21%	50%	53%	n.s.
	T2	7%	42%	53%	p<0,05
	T3	14%	25%	53%	p<0,10

Statistische Vergleiche mittels einfaktorieller Varianzanalyse oder Chi-Quadrat-Test; Angaben in Mittelwerten oder Prozent. T1 = Indexperiode; T2 = nach 1 Jahr; T3 = nach 6 Jahren.

In der Indexperiode T1 findet sich bei den Patienten mit chronischem und rezidivierendem Verlauf eine höhere objektive Belastung (Wohnsituation, Einkommen, Freizeitmöglichkeiten). Während sie bei den Patienten mit rezidivierendem Verlauf schon nach 1 Jahr (T2) dem der Gruppe mit symptomfreiem Verlauf ähnelt, ist dies in der Gruppe mit chronischem Verlauf erst nach 6 Jahren (T3) der Fall.

Das Zurechtkommen mit der sozialen Situation unterscheidet sich in der Indexperiode (T1) zwischen den Verlaufsgruppen nicht. Während die Patienten mit sympomtfreiem und rezidivierendem Verlauf jedoch über die Jahre (T1, T3) zunehmend besser zurechtkommen, bleibt das Zurechtkommen in der Gruppe mit chronischem Verlauf ungünstiger.

Zum Zeitpunkt der Indexperiode (T1) sind alle Verlaufsgruppen mit der sozialen Situation vergleichbar zufrieden. Über die Zeit (T2, T3) werden die Patienten mit symptomfreiem und rezidivierendem Verlauf jedoch zufriedener, während das Ausmaß an Zufriedenheit bei den Patienten mit chronischem Verlauf unverändert bleibt.

Das Ausmaß an sozialen Beziehungen ist in der Gruppe mit chronischem Krankheitsverlauf geringer.

Die soziale Situation der Patienten wurde mit Hilfe der „Social Interview Schedule“ (SIS nach Clare u. Cairns 1987, s. Steiner 1989) beurteilt. Dieses halbstrukturierte Interview umfaßt 8 wesentliche Lebensbereiche, wobei, neben Wohn-, Arbeits- und Einkommenssituation, das Freizeitverhalten, die Sozialkontakte zu Freunden und Verwandten, die Partnerschaft und die Kindererziehung berücksichtigt werden. Dabei werden die objektiven Bedingungen sowie das Zurechtkommen mit der Situation (Management) und die Zufriedenheit mit der Situation beurteilt.

Tabelle 7 gibt einen Überblick zum Verlauf der sozialen Situation nach SIS bei depressiven Patienten mit unterschiedlichen Störungsverläufen (symptomfreier Verlauf, rezidivierende majore Depression, chronischer Verlauf). Die Ergebnisse zeigen, daß sich bei den Patienten mit chronischem und rezidivierendem Verlauf eine höhere objektive Belastung bereits in der Indexepisode findet, wobei sich die rezidivierenden Patienten der Gruppe mit symptomfreiem Verlauf bereits im ersten Jahr annähern, während die Gruppe mit chronischem Verlauf erst nach 6 Jahren ähnliche Belastungswerte zeigt wie die beiden anderen Gruppen. Beim Zurechtkommen mit der sozialen Situation, dem Management, verschlechtert sich die Situation der Gruppe mit chronischem Verlauf über Jahre hinweg zusehends. Auch die Zufriedenheit mit den sozialen Gegebenheiten nimmt bei den chronischen Patienten über die Jahre hinweg ab. Soziale Beziehungen sind in der Gruppe mit chronischem Verlauf durchweg weniger vorhanden.

Die folgenden Darstellungen zeigen die Ergebnisse im Detail. Tabelle 7 und 8 beschreiben die Untersuchungsgruppe nach Alter und Geschlecht. Symptomfreie depressive Patienten sind im Trend häufig Ersterkrankte.

Tabelle 8. Geschlecht und Alter in den Untersuchungsgruppen

	Symptomfrei (n=14)	Rezidivierend (n=12)	Chronisch (n=14)
Geschlecht			
- weiblich	50% (n=7)	83% (n=10)	64% (n=9)
- männlich	50% (n=7)	17% (n=2)	36 % (n=5)
Alter (x/SD) n.s.	45,7 (13,1)	44,6 (17,6)	52.5 (11.8)

Tabelle 9. Krankheitsverlauf bei Indexpersonen im 6-Jahres-Zeitraum

	Symptomfrei (n=14)	Rezidivierend (n=12)	Chronisch (n=14)
Ersterkrankungsalter (x/SD) n.s.	41,6 (14,5)	36,1 (17,9)	37,6 (18,2)
Phasenanzahl (x/SD) [1] n.s.	6,2 (3,1)	5,1 (5,6)	6,2 (4,5)
Dauer längste Phase (x/SD) (in Wochen)	25 (26,9)	20 (14,8)	59 (42,3)
Stationäre Aufnahme (x/SD) [1]	2,8 (1,8)	3,4 (4,8)	2,4 (1,8)
Ersterkrankte (%)	64%	25%	36%
Depressiver Wahn n.s.	29%	8%	7%
Suizidversuch % n.s.	36%	25%	21%

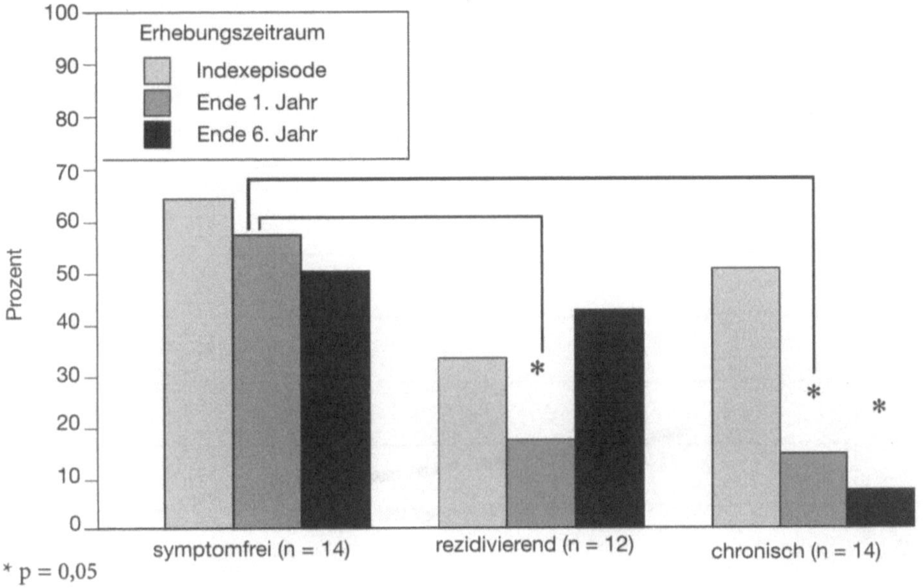

Abb. 2. Erwerbstätigkeit

Abbildung 2 zeigt das Vorliegen von Erwerbstätigkeit zu den 3 Erhebungszeitpunkten. Chronisch Kranke sind zum Ende des ersten Jahres und zum Ende des sechsten Katamnesejahres signifikant häufiger erwerbslos.

Nach SIS unterscheiden sich die 3 Gruppen hinsichtlich der objektiven Belastung in der aktuellen sozialen Situation am deutlichsten zum Ende des ersten Jahres und gleichen sich bis zum sechsten Jahr an (Abb. 3). Schwierigkeiten im Management der aktuellen sozialen Situation (Abb. 4) weisen vor allem die chronisch Depressiven am Ende des ersten und am Ende des sechsten Jahres auf, während zwischen den symptomfreien und den rezidivierenden Verläufen kein Unterschied besteht. Analog dazu sind die chronisch Depressiven auch am Ende des ersten sowie des sechsten Katamnesejahres signifikant unzufriedener (Abb. 5) mit ihrer sozialen Situation. Die Unzufriedenheit chronisch Depressiver findet ihren Niederschlag auch in fehlenden Partnerbeziehungen, deren Mangel sowohl in der Indexperiode als auch zum ersten und sechsten Katamnesejahr signifikant ist (Abb. 6). Chronisch Depressive sind im Vergleich zu den beiden anderen Gruppen am Ende des sechsten Jahres auch signifikant unzufriedener mit ihren Sozialkontakten (Abb. 7); ähnliches gilt für die Zufriedenheit mit den Freizeitaktivitäten; auch hier unterscheiden sich die chronisch Depressiven am Ende des sechsten Katamnesejahres signifikant von der Restgruppe (Abb. 8).

Wie Tabelle 10 zeigt, haben chronisch depressiv Kranke sechs Jahre nach Entlassung signifikant häufiger keinen Partner bzw. keine Freunde/Bekannte mehr, keinen Kontakt mehr zu Kindern bzw. sie leben alleine, und sie sind auch signifikant häufiger unzufrieden mit ihren Sozialkontakten und mit Interaktionen mit den Verwandten, mit denen sie zusätzlich auch schlecht zurechtkommen.

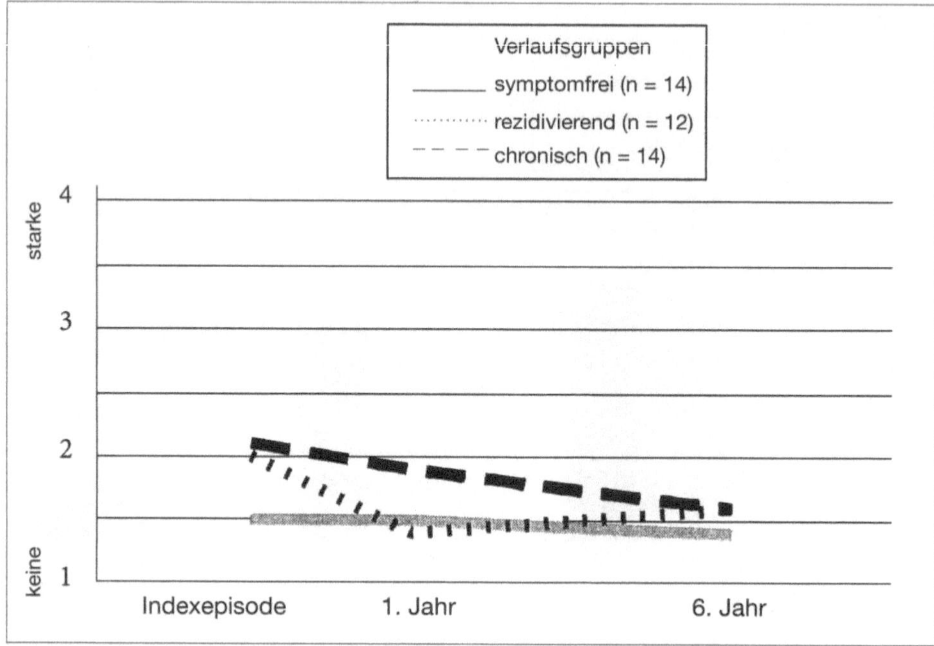

Abb. 3. Objektive Belastung in der aktuellen sozialen Situation (SIS)

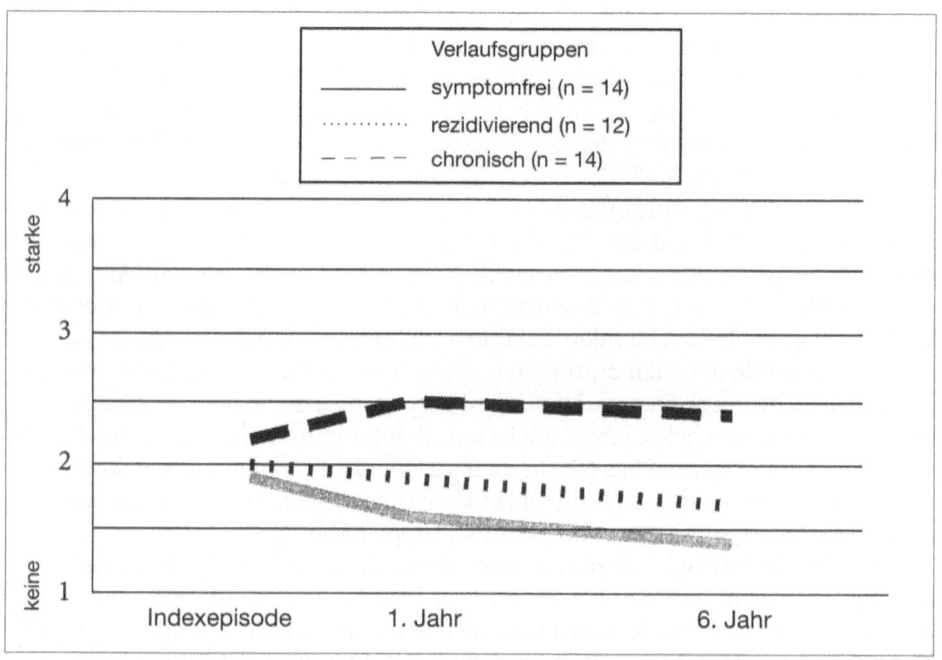

Abb. 4. Schwierigkeiten im Management der aktuellen Situation (SIS)

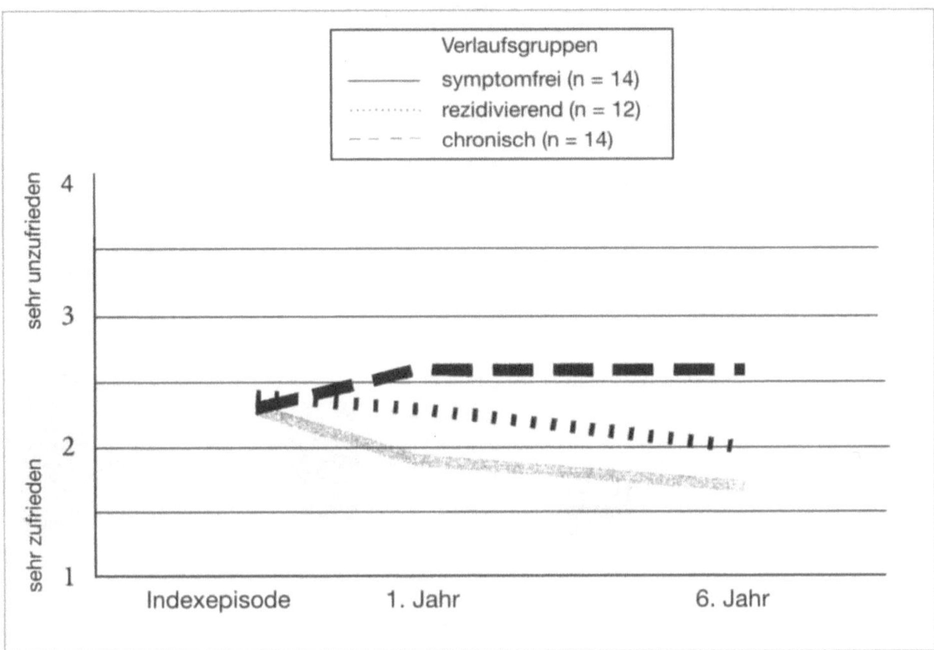

Abb. 5. Zufriedenheit mit der aktuellen sozialen Situation (SIS)

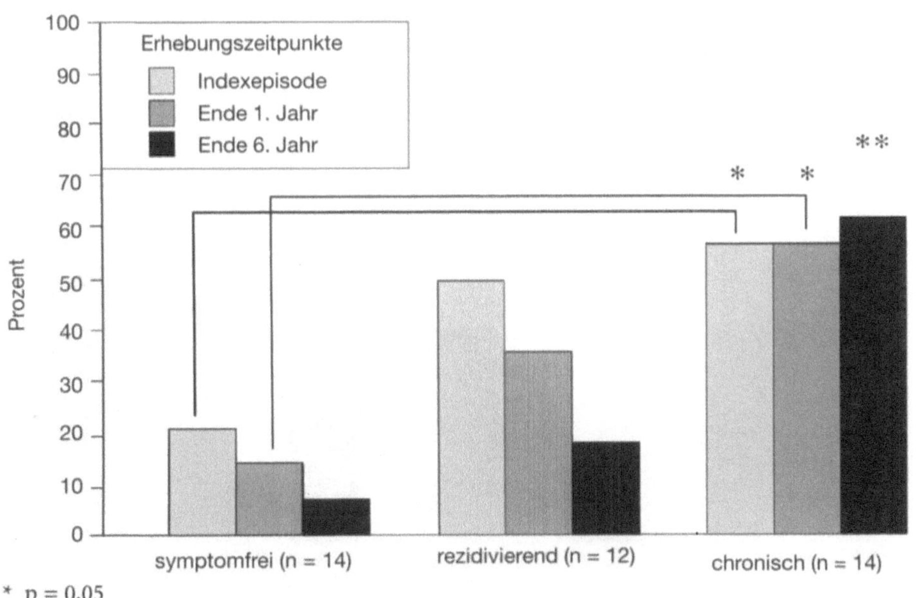

* p = 0,05

Abb. 6. Partnerbeziehung

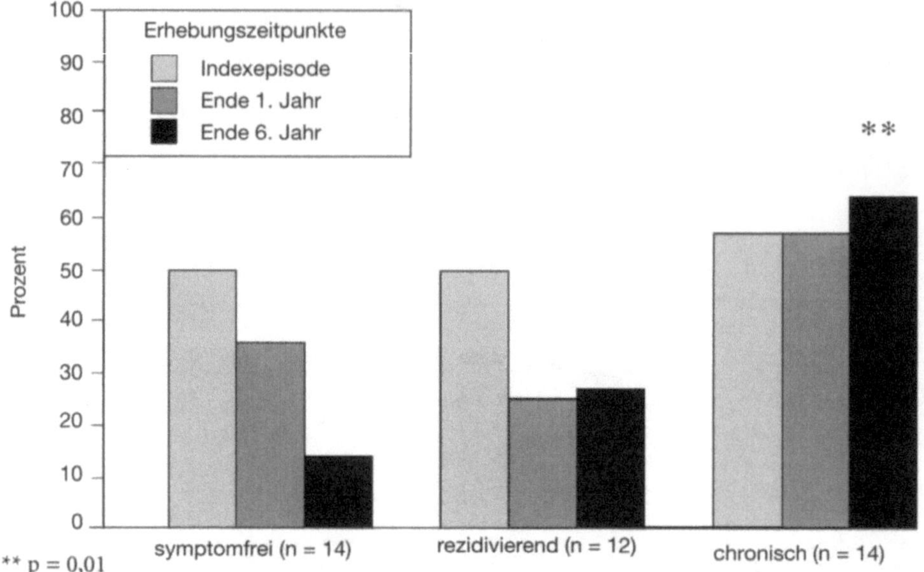

Abb. 7. Unzufrieden mit den eigenen Sozialkontakten

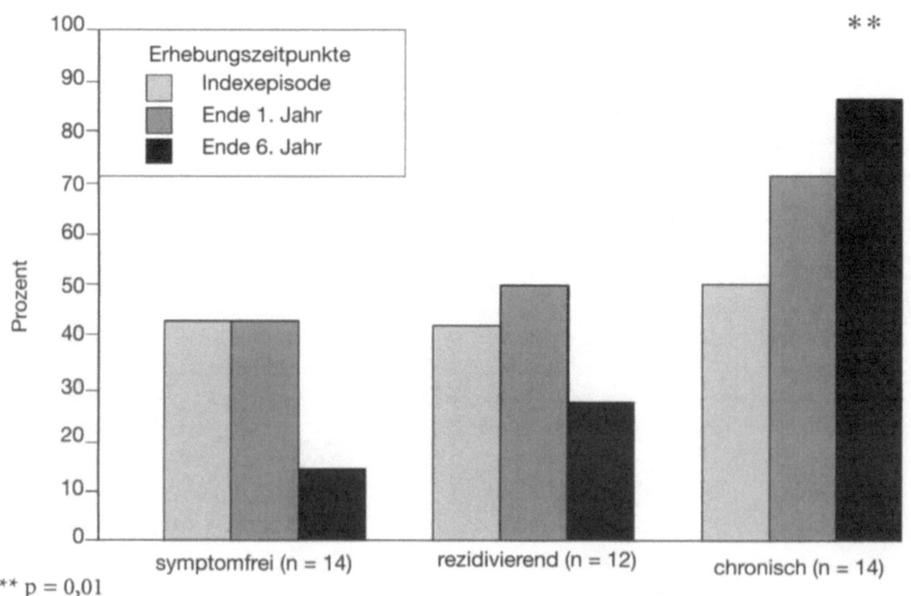

Abb. 8. Unzufrieden mit den eigenen Freizeitaktivitäten

Tabelle 10. Soziale Unterstützung und soziale Kontakte 6 Jahre nach Entlassung

Keine	Symptomfrei	Rezidivierend	Chronisch	Kein Kontakt zu	Symptomfrei	Rezidivierend	Chronisch
Partner	7%	18%	62%**	Nahen Verwandten	7%	8%	14%
Vertraute	43%	42%	50%	Arbeitskollegen	57%	40%	100%
Freunde/ Bekannte	29%	8%	50%*	Kinder (nicht zu Hause lebend)	64%	75%	100%*
				Alleine lebend	7%	9%	62%**

	Symptomfrei		Rezidivierend		Chronisch	
	Schlechtes Management	Unzufriedenheit	Schlechtes Management	Unzufriedenheit	Schlechtes Management	Unzufriedenheit
Interaktion mit Verwandten	14%	14%	0%	9%	43%*	50%
Sozialkontakte	21%	14%	33%	27%	64%*	64%
Partnerschaft: Interessen	7%	7%	0%	0%	20%	20%
Entscheidungen	7%	7%	0%	0%	60%	20%

* = 5%-Signifikanzniveau ** = 1%-Signifikanzniveau

10.3 Anmerkungen zu Präventionsstrategien

Faßt man die obigen Ergebnisse zusammen, ergibt sich folgendes Bild:
- Depressiv Kranke weisen bereits in der Vorgeschichte ein erhöhtes Ausmaß an *Belastungen* durch Lebensereignisse auf.
- Depressiv Kranke sind häufig von seiten ihrer Persönlichkeitsstruktur sowie von seiten der *„Vulnerabilitätsfaktoren"* im Sinne der oben angeführten Literatur vorbelastet.
- Die *soziale Situation* für depressiv Kranke weist üblicherweise ein höheres Ausmaß an objektiven Belastungen, ein geringeres Zurechtkommen mit den sozialen Situationen und ein höheres Ausmaß an Unzufriedenheit auf.
- Die genannten Faktoren, insbesondere die objektiven Belastungen, die Lebensereignisse und die gestörten oder nicht vorhandenen Beziehungen, spielen eine Rolle sowohl im Vorfeld einer Indexepisode wie auch für den weiteren Verlauf über mehrere Jahre hinweg.

Orientiert man sich an obigen Ausführungen zur Primär-, Sekundär- und Tertiärprävention, so wäre festzuhalten, daß im Vorfeld einer depressiven Indexepisode die genannten *psychosozialen Belastungen und Einschränkungen bereits ein Risikokennzeichen* für ein erhöhtes depressives Erkrankungsrisiko darstellen und sich ebenso auf den weiteren Verlauf auswirken. Fragt man vor diesem Hintergrund nun nach spezifischen Präventionsstrategien, so ist festzuhalten:

Strategien im Bereich der Primärprävention sind kaum möglich, außer man definiert bestimmte Risikogruppen anhand von Vulnerabilitätsfaktoren im Sinne von Brown und Harris bzw. Risikofaktoren, die sich durch eine erhöhte soziale Belastung, durch ein geringeres Zurechtkommen mit diesen und durch ein höheres Ausmaß an Unzufriedenheit mit der sozialen Situation auszeichnen. Da sich diese Faktoren sowohl auf die Auslösung einer Indexepisode wie auch auf den weiteren Verlauf auswirken, kommt ihnen sowohl im Bereich der späten Primär- bzw. der frühen Sekundärprävention wie auch im Bereich der Tertiärprävention Bedeutung zu. Was bedeutet dies nun für die alltägliche Versorgungspraxis:
- Die Depressionsbehandlung darf sich nicht nur auf biologisch-psychopharmakologische Aspekte als Domäne der Symptombehandlung reduzieren, sondern sie muß psychotherapeutische Strategien sowie sozialtherapeutische Ansätze umfassen.
- Psychotherapeutische Strategien sind heute, ähnlich wie psychopharmakologische Behandlungen, mittel- und längerfristig anzusetzen und nicht nur auf die aktuelle Depressionsbewältigung auszurichten.

Angestrebt werden muß eine bessere Bewältigung von Lebensereignissen, da diesen nicht ausgewichen werden kann, wobei in erster Linie an Verhaltenstherapie und interpersonelle Psychotherapie zu denken wäre, da hier relativ konkrete Handlungsanweisungen für die Bewältigung sozialer Situationen und für den Erwerb sozialer Kompetenz angeboten werden. Tiefenpsychologisch fundierte Psychotherapie, etwa im Sinne eines niederfrequenten Angebotes, zielt dann eher auf die Einsicht in die gewordene Persönlichkeitsstruktur mit dem Ziel, über eine verbesserte Einsicht, ein erneutes Erleben und Beleben traumatisierender Kindheits- und Jugenderfahrungen mehr Freiheitsgrade für die Bewältigung aktueller und zukünftiger Situationen zu erlangen.

- Konkrete sozialtherapeutisch/psychotherapeutische Arbeit ist zu leisten hinsichtlich der Bewältigung objektiver Belastungen im Bereich der Arbeits-, Wohn- und Umfeldsituation, wobei es um den Erwerb sozialer Kompetenz, um die Schaffung depressionsspezifischer Arbeitsplatzbedingungen (z. B. keine Schichtarbeit) und um Anpassung und Integration in vorhandene Beziehungsstrukturen geht.

Hier sind wiederum Angehörige und Familie, Partner, aber auch Ansprechpartner des engeren und weiteren Umfeldes einzubeziehen.

10.4 Zusammenfassung

Primärprävention im Sinne einer Verhinderung der Entstehung einer psychobiologischen Disposition zum späteren Erwerb einer depressiven Erkrankung ist kaum möglich, denn hier wird ein weites soziokulturelles und gesellschaftspolitisches sowie gesundheitspolitisches Feld berührt. Zu achten ist jedoch auf bestimmte Risikogruppen, die bekannterweise mit einem erhöhten Risiko an späteren depressiven Erkrankungen einhergehen, so z. B. Frauen mit typischen Vulnerabilitätssituationen, Frauen mit Mißbrauchserfahrungen in der Vorgeschichte, Menschen in bestimmten Lebenssituationen, z. B. vereinsamte kranke Männer im höheren Lebensalter, usw. Auch an Kinder, die in der Familie mit einem depressiven Elternteil aufwachsen, und an Familien mit belastenden Interaktionsstilen und chronisch emotionalen Überforderungssyndromen ist zu denken. Unter einem primär-/sekundärpräventiven Aspekt ist an die Bedeutung objektiver Belastungen und negativer Lebensereignisse im Vorfeld einer Indexepisode als Auslösungsfaktoren zu denken, die sich ebenfalls wieder auf den Verlauf, auf Rezidivierung und Verschlechterung depressiver Störungen auswirken können.

Damit ergibt sich für die Depressionsbehandlung unter präventiven Aspekten die Notwendigkeit der regelhaften Einbeziehung sozialtherapeutisch/sozialpädagogischer Aspekte, neben der klassischen Psychopharmako- und Psychotherapie.

Literatur

Ballus C (1989) Berufliche Aspekte des Depressiven. In: CIBA (Hrsg) Soziologische Aspekte der Depression. CIBA, Basel, Schweiz

Brown GW, Harris C (1978) Social origins of depression: A study of psychiatric disorders in women. Tavistock, London

Burton R (1621) Anatomie der Melancholie. 1. Auflage, Oxford 1621. Übersetzung nach der 6. verbesserten Auflage 1651. Deutscher Taschenbuch-Verlag, München

Durkheim E (1973) Der Selbstmord. Soziologische Texte. Luchterhand, Neuwied Darmstadt

Ernst C, Angst J, Klesse R, Zuberbühler HU (1996) Unipolar and bipolar disorder: Premorbid personality inpatients and in community samples. In: Mundt C, Goldstein MJ, Hahlweg K, Fiedler P (eds) Interpersonal factors in the origin and course of affective disorders. Gaskell, London, pp 89–100

Grünewald I (1994) Geschlechtsspezifische Unterschiede bei Depressiven. Dissertation Dr. hum. biol., Med. Fak. Universität Ulm, Ulm

Grünewald I (1997) Sexueller Mißbrauch – ein Tabuthema auf Depressionsstationen. In: Wolfersdorf M (Hrsg) Depressionsstationen/Stationäre Depressionsbehandlung. Springer, Berlin Heidelberg New York, S 64–68

Hammen C (1996) Stress families, and risk for depression. In: Mundt C, Goldstein MJ, Hahlweg K, Fiedler, P (eds) Interpersonal factors in the origin and course of affective disorders, Gaskell, London, pp 101–112

Keller F (1997a) Lebensstreßforschung bei Depressionen: Ergebnisse und Konsequenzen. In: Wolfersdorf M (Hrsg) Depressionsstationen/Stationäre Depressionsbehandlung. Springer, Berlin Heidelberg New York, S 252–262

Keller F (1997b) Belastende Lebensereignisse und der Verlauf von Depressionen. Waxmann, Münster

Monroe SM, Simons AD (1991) Diathesis-stress theories in the context of life stress research: Implications for depressive disorders. Psychol Bull 110: 406–425

Mundt C, Fiedler P, Ernst S, Backenstraß M (1996) Marital interaction in couples with a depressed or schizophrenic patient. In: Mundt C, Goldstein MJ, Hahlweg K, Fiedler, P (eds) Interpersonal factores in the origin and course of affective disorders. Gaskell, London, pp 240–256

Mundt C, Goldstein MJ, Hahlweg K, Fiedler P (eds) (1996) Interpersonal factors in the origin and course of affective disorders. Gaskell, London

Paykel ES (1994) Life events, social support and depression. Acta Psychiatr Scand (Suppl.) 377: 50–58

Rahn I (1996) Einführung in die Psychiatrie. Remscheidt, Publikation in Vorbereitung

Rome HP (1973) Das depressive Syndrom. Seine sozialpsychiatrischen Implikationen. In: Kielholz P (Hrsg) Die larvierte Depression. Huber, Bern Stuttgart Wien, S 14–27

Ruppe A (1996) Langzeitverlauf von Depressionen. Psychopathologische Faktoren als Risikofaktoren und Prädiktoren. Ergebnisse einer prospektiven Sechs-Jahres-Katamnese. Roderer, Regensburg

Ruppe A, Keller F, Wolfersdorf M (1997) Die psychosoziale Situation im nachstationären Verlauf Depressiver. Ergebnisse der Weissenauer Sechs-Jahres-Katamnese. In: Wolfersdorf M (Hrsg) Depressionsstationen/Stationäre Depressionsbehandlung. Springer, Berlin Heidelberg New York, S 236–251

Scott J (1992) Social and community approaches. In: Paykel ES (ed) Handbook of affective disorders. Guilford, New York London, pp 525–535

Steiner B (1989) Der Verlauf depressiver Erkrankungen unter besonderer Berücksichtigung sozialer Faktoren. Ergebnisse einer einjährigen prospektiven Katamnesestudie. Dissertation Dr. hum. biol., Med. Fakultät der Universität Ulm, Ulm

Steiner B, Keller F, Wolfersdorf M, Hautzinger M, Nostitz von E (1992) Zum Stellenwert unterschiedlicher psychosozialer Faktoren für den Verlauf depressiver Erkrankungen. In: Steiner B, Keller F, Wolfersdorf M (Hrsg) Katamnese-Studien in der Psychiatrie. Hogrefe, Göttingen Toronto Zürich, S 21–40

Wolfersdorf M (1995) Depressive Störungen. Phänomenologische Aspekte der Psychodynamik und -therapie. Psychotherapeut 40: 330–347

Wolfersdorf M (Hrsg) (1997) Depressionsstationen/Stationäre Depressionsbehandlung. Konzepte, Erfahrungen, Möglichkeiten heutiger Depressionsbehandlung. Springer, Berlin Heidelberg New York

Wolfersdorf M, Keller F, Steiner B, Hole G, Hautzinger M, Nostitz von E (1996) Psychosoziale Faktoren, Lebensereignisse und poststationärer Verlauf bei Depressiven. Ergebnisse einer 1-Jahres-Katamnese. In: Peters UH, Schifferdecker M, Krahl A (Hrsg) 150 Jahre Psychiatrie, Band 2. Martini, Köln, S 412–416

Zerssen von D (1996) „Melancholic“ and „manic“ types of personality as premorbid structures in affective disorders. In: Mundt C, Goldstein MJ, Hahlweg K, Fiedler P (eds) Interpersonal factors in the origin and course of affective disorders. Gaskell, London, pp 65–88

Zimmermann U (1997) Der Verlauf der psychosozialen Integration bei der Major Depression unter Berücksichtigung der Episodenanzahl. In: Wolfersdorf M (Hrsg) Depressionsstationen/Stationäre Depressionsbehandlung. Springer, Berlin Heidelberg New York, S 263–268

Diskussion zu Vortrag 10

Von Prof. Dr. M. Wolfersdorf

Kockott
Zumindest einige der von Ihnen aufgeführten psychosozialen Items, wie beispielsweise die Arbeitslosigkeit, könnten nicht nur Ursache, sondern auch Folge einer Depression sein. Die „Prävention“ der Depression wäre aber in diesem Fall im Grunde ihre Behandlung. Vielleicht sollte man daher die psychosozialen Faktoren differenzierter betrachten.

Wolfersdorf
Grundsätzlich stimme ich Ihnen zu. Wir konnten aber zeigen, daß belastende Lebensereignisse und objektiv schlechte Lebensbedingungen bereits bis zu einem Monat vor der ersten Episode zu finden sind. Paykel hat das ebenfalls schon vor Jahren zeigen können. Andererseits kann Arbeitslosigkeit natürlich auch eine Folge der Erkrankung sein, insbesondere bei langer Erkrankungsdauer. Mir ging es unter anderem darum, zu zeigen, daß auch solche Aspekte in dem Bündel der Faktoren eine Rolle spielen.

Siebert
Sind einige der Faktoren bei diesen Patienten nicht auch durch die depressive Sicht ihrer Lebenssituation bedingt? Selbst bei großer Zuwendung durch Ehepartner, Verwandte oder andere Mitmenschen klagen depressive Patienten oft über ihre Einsamkeit.

Wolfersdorf
Diesem Problem versuchte die Studie dadurch gerecht zu werden, daß in der SIS eine Bewertung des Ereignisses sowohl aus der subjektiven Sicht des Patienten als auch durch den Interviewer erfolgte.

11 Positronen-Emissions-Tomographie bei Demenz vom Alzheimer-Typ

W.-D. Heiss, B. Szelies

Wegen der diagnostischen Unsicherheit der aktuellen Klassifikationskriterien wird nach biologischen Markern für eine sichere Differenzierung der Alzheimer-Demenz (AD) von den vaskulären Demenzen (VD) und normalen altersabhängigen Veränderungen gesucht. Bei der AD führen progressiver Zellverlust, verminderte Zelldichte und Synapsenaktivität zu einer Verminderung von Glukosestoffwechsel und Durchblutung nach einem charakteristischen Muster vor allem im temporalen, parietalen und okzipitalen Assoziationskortex. Zur Früherkennung solcher Funktionsstörungen eignen sich daher funktionelle bildgebende Verfahren wie die Positronen-Emissions-Tomographie (PET). Diese scheint nach heutigem Wissensstand das beste Verfahren zur Quantifizierung des regionalen zerebralen Glukosestoffwechsels und damit zur Darstellung der die AD begleitenden metabolischen Veränderungen zu sein. Aus der Untersuchung des Glukosestoffwechsels mittels PET ergeben sich wichtige Hinweise auf die Ätiologie von Gedächtnis- und kognitiven Einbußen, wobei die direkte Beziehung zwischen Schweregrad der Demenz und regionaler Verminderung des Glukosestoffwechsels auch als quantifizierbarer Marker für therapeutische Studien herangezogen werden kann.

11.1 Einleitung

Da die operationalen Kriterien für die Klassifizierung der Alzheimerschen Erkrankung (Demenz vom Alzheimer-Typ, AD) und der vaskulären Demenzen (VD) mit Unsicherheiten in der Diagnose behaftet sind, besteht weiterhin der Bedarf an zusätzlichen diagnostischen Markern, insbesondere wenn vergleichbare Gruppen von Patienten für klinische oder therapeutische Studien ausgewählt werden sollen. Da die breite Überlappung morphologischer Veränderungen bei den Demenzen mit der altersbedingten Involution des Gehirns den Einsatz morphologischer bildgebender Verfahren – wie Computer-Tomographie (CT) und Magnet-Resonanz-Tomographie (MRT) – für die frühe Differentialdiagnose einschränken, sind funktionelle bildgebende Verfahren – wie die Positronen-Emissions-Tomographie (PET), die

Bayer-ZNS-Symposium, Bd. XIII
Frühdiagnostik und Frühbehandlung psychischer Störungen
Hrsg. J. Klosterkötter

Single-Photon-Emissions-Tomographie (SPECT) und funktionelle Magnet-Resonanz-Tomographie (fMRT) – notwendig, um frühe Funktionsänderungen bei Demenzen aufgrund der Kopplung zwischen Funktion, Stoffwechsel und Durchblutung zu erkennen. Bei AD sind der Glukosestoffwechsel und zu einem geringeren Grad auch die Durchblutung vor allem im temporalen, parietalen und okzipitalen Assoziationskortex vermindert. Später erst greift diese Veränderung auf den frontalen Kortex über, ohne aber die primären kortikalen Areale, die Basalganglien, den Thalamus, den Hirnstamm und das Zerebellum zu betreffen. Dieses charakteristische Muster kann klar von den mehr fleckförmigen Veränderungen bei vaskulären Demenzen unterschieden werden, bei denen multiple kleine ischämische Läsionen oder kleine Infarkte in strategisch wichtigen Strukturen kognitive Einbußen und Gedächtnisstörungen verursachen. Der Quotient des Stoffwechsels in typisch affizierten zu typisch nicht-affizierten Regionen erreicht eine hohe Sensitivität und Spezifität für die Klassifizierung von Patienten in die Gruppe der AD oder VD. Der Schweregrad der neuropsychologischen Defekte ist signifikant mit dem Ausmaß der metabolischen Störungen korreliert. Für die Differenzierung von AD von VD und von normalen altersabhängigen Veränderungen ist die PET zur Quantifizierung des Glukosestoffwechsels den mehr qualitativen Durchblutungsbestimmungen durch SPECT überlegen, wobei einer früheren Veränderung des Stoffwechsels eine Rolle zukommt. Außerdem kann die Empfindlichkeit der funktionellen Bildgebung für die Aufdeckung früher Veränderungen bei AD durch Stoffwechseluntersuchungen während Aktivierung durch komplexe Erkennungsaufgaben verbessert werden, wobei Patienten mit Demenz eine verminderte Reservekapazität des Gehirns zeigen, mit den Anforderungen einer komplexen Situation zurechtzukommen. Das charakteristische Muster für AD ist bei Patienten mit spätem Beginn der Erkrankung weniger deutlich ausgeprägt. Damit korrespondierend fanden sich auch bei Patienten mit dem Apolipoprotein E4-Gen eine mehr globale Stoffwechselveränderung und ein weniger deutlicher Zusammenhang lokalisierter Veränderungen mit dem Schweregrad der Demenz. Zusammenfassend ergeben sich somit aus der Untersuchung des regionalen Glukosestoffwechsels mittels PET wichtige Hinweise auf die Ätiologie von Gedächtnis- und kognitiven Einbußen, wobei die direkte Beziehung zwischen Schweregrad der Demenz und Verminderung des Glukosestoffwechsels auch als quantifizierbarer Marker für therapeutische Studien herangezogen werden kann.

Die üblichen aktuellen Klassifikationskriterien der AD beruhen auf dem klinischen Erscheinungsbild einer fortschreitenden Demenz im mittleren und höheren Lebensalter, dem Nachweis von kognitiven und Gedächtnisdefiziten mittels adäquater, heute weitgehend standardisierter neuropsychologischer Testverfahren sowie dem Ausschluß anderer Ursachen für die kognitiven und Persönlichkeitsveränderungen durch eine Anzahl von Laboruntersuchungen und bildgebenden Verfahren. Diese Kriterien erlauben nur die Zuordnung als „mögliche“ oder „wahrscheinliche“ AD, so daß eine Unsicherheit in der Genauigkeit der Diagnose bleibt. Es besteht weiterhin ein

Bedarf für sogenannte biologische Marker, insbesondere dann, wenn vergleichbare Patientenkollektive in klinische Therapiestudien einbezogen werden sollen. Da bei AD morphologisch strukturelle Veränderungen erst spät im Verlauf der Erkrankung auftreten und darüber hinaus eine breite Überschneidung dieser Veränderungen mit der physiologischen Alterung besteht, können kranielle Computertomographie und Magnet-Resonanz-Tomographie für die Differenzierung zwischen AD und normaler Alterung nur begrenzt herangezogen werden. Progressiver Zellverlust, verminderte Zelldichte und Synapsenaktivität führen jedoch zu einer Verminderung von Stoffwechsel und Durchblutung, so daß funktionelle bildgebende Verfahren, die diese Variablen sichtbar machen, hilfreich für die Früherkennung von AD-Patienten sein können. Die Bestimmung des regionalen zerebralen Glukosestoffwechsels ($rCMR_{glc}$) mittels Positronen-Emissions-Tomographie mit ^{18}F-2-Fluoro-2-Deoxy-D-Glukose (FDG) stellt heute das beste Verfahren dar, um metabolische Veränderungen, wie sie die AD begleiten, darzustellen.

11.2 Glukosestoffwechsel bei gesunden Probanden

Der lokale Glukosestoffwechsel ist in einzelnen Hirnregionen entsprechend der jeweiligen funktionellen Aktivität unterschiedlich (Heiss et al. 1985). Das Gesamtniveau hängt dabei sehr von inneren (Angst, Vigilanz) und äußeren (Beleuchtung, Umgebungsgeräusche) Bedingungen ab (Phelps et al. 1982), so daß die Ruhebedingungen für die Untersuchung definiert werden müssen. In den eigenen Studien, die mit Augenschluß in einem abgedunkelten Raum und bei geringen Umgebungsgeräuschen durch Geräte und Manipulation durchgeführt wurden, betrug die durchschnittliche Glukoseumsatzrate von 42 Normalpersonen (Alter 43 ± 19,1 Jahre, 14 Frauen, 28 Männer) 34,6 ± 3,83 mmol/100 g/min. Es fanden sich hochsignifikante regionale Unterschiede mit Werten zwischen 40 und 50 mmol/100 g/min im Striatum, dem oberen limbischen System, der Insel, dem Frontalkortex und der primären Sehrinde, zwischen 35 und 40 mmol/100 g/min in den übrigen grauen Strukturen der Hemisphären, zwischen 30 und 35 mmol/100 g/min im Kleinhirn und den Hippocampusstrukturen und unter 20 mmol/100 g/min im Marklager (Abb. 1). Die Befunde verschiedener PET-Labors zur Frage der Altersabhängigkeit des Hirnglukosestoffwechsels sind widersprüchlich. Eigene Untersuchungen bestätigen eine gewisse Altersabhängigkeit: Die globale Hirnglukosestoffwechselrate zeigte mit dem Lebensalter einen Rückgang, der trotz großer Variationsbreite statistisch signifikant ($p < 0,05$) war, jedoch weniger als 2% pro Dekade betrug. Einzelne Regionen waren von dieser altersabhängigen Verminderung unterschiedlich betroffen: Sie war besonders deutlich im Frontalkortex, der Insel, im oberen limbischen System und temporo-parietal und gering in der Zentralregion ausgeprägt, während eine Altersbeziehung im Stoffwechsel der subkortikalen Strukturen nicht nachweisbar war.

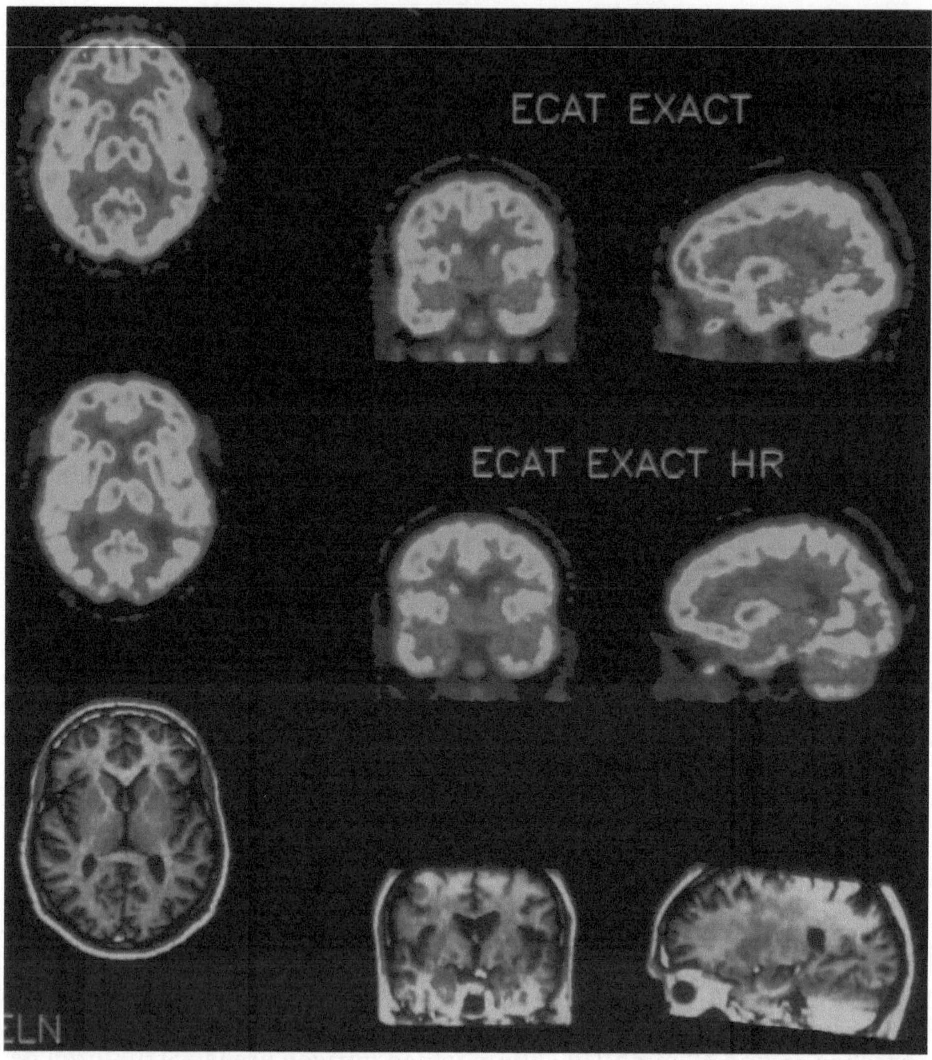

Abb. 1. Transversale, frontale und sagittale Schichten durch das Gehirn eines gesunden Probanden. Korrelation zwischen funktionellen Bildern (FDG-PET) und strukturellen Aufnahmen (MRT)

11.3 Glukosestoffwechsel bei AD

Bei Patienten mit AD ist der Glukosestoffwechsel des Gehirns ähnlich wie der Sauerstoffverbrauch und die Durchblutung proportional dem Schweregrad der Demenz vermindert, wobei die Stoffwechselminderung vor Auftreten atrophischer Veränderungen im CT nachweisbar und regional signifikant unterschiedlich ist. Die lokalen Verminderungen sind besonders im parieto-temporalen und frontalen Assoziationskortex häufig bds. ausgeprägt und betreffen in frühen Stadien der Erkrankung nicht den primären visuellen und sensomotorischen

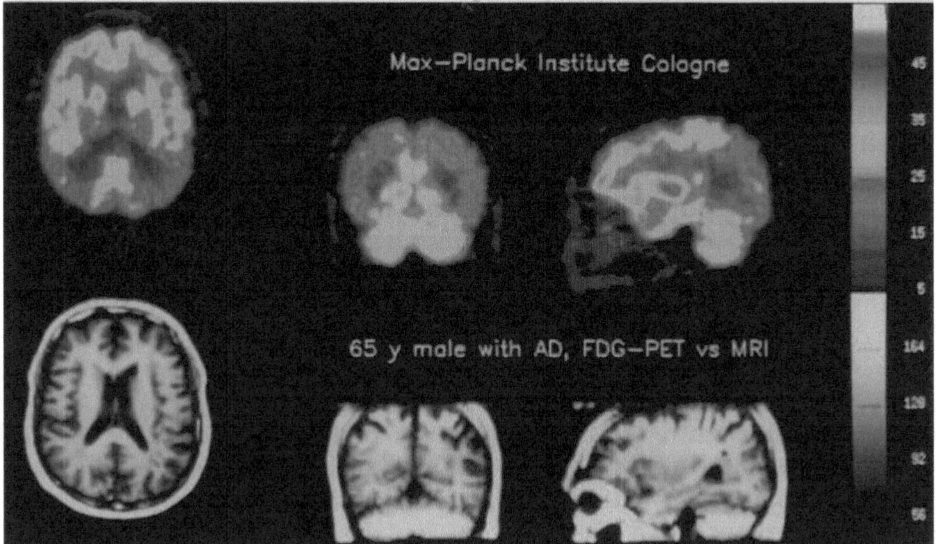

Abb. 2. Im Vergleich zu Abbildung 1 Korrelation von MRT und FDG-PET bei einem AD-Patienten. Es zeigt sich das charakteristische Stoffwechselmuster bei AD mit Stoffwechselminderung im temporo-parietalen und weniger im frontalen Assoziationskortex, welches durch MRT nicht erfaßt wird

Kortex sowie subkortikale Strukturen, das Kleinhirn und den Hirnstamm (Abb. 2). Dieses charakteristische Stoffwechselmuster ist seit mehr als einem Jahrzehnt bekannt und wurde von den verschiedenen Arbeitsgruppen vielfältig bestätigt (Benson et al. 1983, Cutler et al. 1985, DeLeon et al. 1983, Duara et al. 1986, Foster et al. 1983, Friedland et al. 1983, Heiss et al. 1989, Herholz 1995, Rapoport 1991, Szelies et al. 1986). Ein entsprechendes Stoffwechselmuster wird bei präseniler und seniler Form ebenso wie bei familiären AD-Patienten oder bei Down-Patienten, die im Erwachsenenalter eine Demenz entwickeln, beobachtet (Guze et al. 1992, Mielke et al. 1992a, Polinsky et al. 1987, Schapiro et al. 1988). Zwischen dem Schweregrad der Demenz und den regionalen Stoffwechselraten im temporo-parietalen Kortex besteht bei der quantitativen Analyse eine signifikante Korrelation. Die Stoffwechselstörung im temporo-parietalen Kortex ist aber nicht spezifisch für AD und kann auch bei anderen Demenzformen auftreten. Sie wird ebenfalls bei der primären progredienten Aphasie beschrieben (Chawluk et al. 1986, Kempler et al. 1990, Salmon et al. 1989). Erst das Stoffwechselmuster bei AD mit Störung im temporo-parietalen und frontalen Assoziationskortex, im Gegensatz zu dem weitgehend ungestörten Stoffwechsel im primär visuellen Kortex, Striatum und Kleinhirn, bedingt die relative diagnostische Spezifität. Ein entsprechendes Muster wird darüber hinaus lediglich beim Parkinson-Demenz-Komplex berichtet (Kuhl et al. 1985). Klinisch führt hier jedoch die extrapyramidale Bewegungsstörung.

Bei Frühformen der AD mit leichter Gedächtnisstörung oder milder Demenz können geringfügige funktionelle Veränderungen der Aufdeckung im PET entgehen, wenn nicht Relationen der Stoffwechselraten zwischen verschiedenen Hirnregionen herangezogen werden, die normale Fälle von solchen mit leicht gestörten Stoffwechselraten besser diskriminieren können. Hierzu wurden von verschiedenen Arbeitsgruppen unterschiedliche Referenzregionen herangezogen, wie sensomotorischer Kortex, primärer visueller Kortex, Kleinhirn, Basalganglien oder Hirnstamm (Haxby et al. 1988, Minoshima et al. 1995). Grundsätzlich erscheinen Quotienten, die das Stoffwechselmuster und nicht nur die Störung in einer umschriebenen Region berücksichtigen, geeigneter für die diagnostische Differenzierung der AD. Unsere Arbeitsgruppe bildete eine metabolische Ratio aus Stoffwechselraten von bevorzugt von der Störung betroffenen Regionen (temporo-parietal und fronto-lateral) dividiert durch die Raten weniger betroffener Regionen (Kleinhirn, Stammganglien, primärer sensomotorischer und visueller Kortex; Herholz et al. 1990).

Bei Patienten mit „wahrscheinlicher" AD (NINCDS-ARDRA) (n = 19) mit leichter bis mittelschwerer Demenz (Mini Mental Score 14,5 ± 7,3) war die $rCMR_{glc}$ im temporo-parietalen Assoziationskortex zumindestens einseitig erniedrigt und lag in den meisten Fällen im Gyrus lentiformis, primär visuellen und sensomotorischen Kortex, bezogen auf das Gesamtstoffwechselniveau, im Normbereich. Mittels dieser Ratio gelang eine vollständige Trennung der AD-Patienten von den gesunden Kontrollen. Unter Anwendung der „receiver operating characteristic" (ROC) nach Swets (1988) als aussagekräftigste statistische Prozedur konnte die hohe Sensitivität und Spezifität der Ratio für die Differenzierung der AD von Gesunden und anderen Demenzformen bei 85% der Probanden (n = 56) erzielt werden, mit 92%iger Sensitivität und 80%iger Spezifität. Die hohe diagnostische Wertigkeit dieses Quotienten wurde darüber hinaus im Rahmen einer Europäischen Kooperation an einem umfassenden Datenpool verifiziert (Herholz et al. 1993).

Dieses typische Muster der regionalen Stoffwechselstörung ist besonders bei präseniler AD ausgeprägt, wohingegen senile AD mit spätem Beginn einen allgemein verminderten Glukosestoffwechsel aufweisen, und die Störungen im Assoziationskortex nicht so deutlich abgehoben sind. Dies konnte in einer Vergleichsuntersuchung der Stoffwechselmuster von präsenilen und senilen AD-Patienten nachgewiesen werden (Mielke et al. 1992a), in der die mittleren metabolischen Quotienten (berechnet aus den Stoffwechselraten von bei AD typischerweise betroffenen Arealen zu den üblicherweise nicht veränderten Hirnregionen) bei einem Kontrollkollektiv mit 1,05 ± 0,04 bestimmt wurde. Dieser Quotient stand nicht in Beziehung zum Alter. Bei präsenilen AD-Patienten (57,9 ± 2,9 Jahre) lag der metabolische Quotient bei 0,82 ± 0,1, in der Gruppe der senilen AD (71,5 ± 4,2 Jahre) bei 0,90 ± 0,1. Dies weist auf eine mehr generalisierte Schädigung des Gehirns bei seniler Demenz und eine mehr lokalisierte Störung bei präseniler AD hin.

11.4 Glukosestoffwechsel bei AD im Verlauf

Bei 25 Patienten mit „wahrscheinlicher" AD (NINCDS-ARDRA) wurde die FDG-PET im Verlauf (6–27 Monate) in Verbindung mit der klinischen Beurteilung untersucht. Der globale Stoffwechsel nahm signifikant ab (p=0,02). Die Abnahme war regional im Assoziationskortex temporo-parietal (p=0,002), frontal (p=0,01), parietal superior (p=0,01) und okzipital (p=0,03) am deutlichsten und bestand regional darüber hinaus auch im Thalamus (p=0,04). Die Änderungen wurden im primär visuellen und sensomotorischen Kortex, Basalganglien, Kleinhirn und Hirnstamm nicht signifikant (Abb. 3). Die regionalen Änderungen temporo-parietal, frontal und okzipital korrelierten mit der klinischen Verschlechterung (MMS) (temporo-parietal: r = 0,49, p = 0,01; frontal: r = 0,40, p = 0,05; okzipital: r = 0,44, p = 0,03). Zwischen Stoffwechselbefund und Alter der Patienten, Beginn der Erkrankung, Geschlecht, Familienanamnese sowie Krankheitsdauer bestand keine signifikante Beziehung (Mielke et al. 1994a).

In einer prospektiven Multi-Center-Studie im Rahmen der „Concerted Action on PET" des Biomed-Programms der Europäischen Gemeinschaft (Herholz et al. 1998) wurden 195 Patienten mit leichten Gedächtnisstörungen (40% mögliche, 60% wahrscheinliche AD) in 6 Zentren über im Mittel 2 1/2 Jahre verfolgt und die Stoffwechselveränderung am Beginn des Beobachtungszeitraumes in Beziehung zur Verschlechterung im Verlauf gesetzt. Die Abnahme

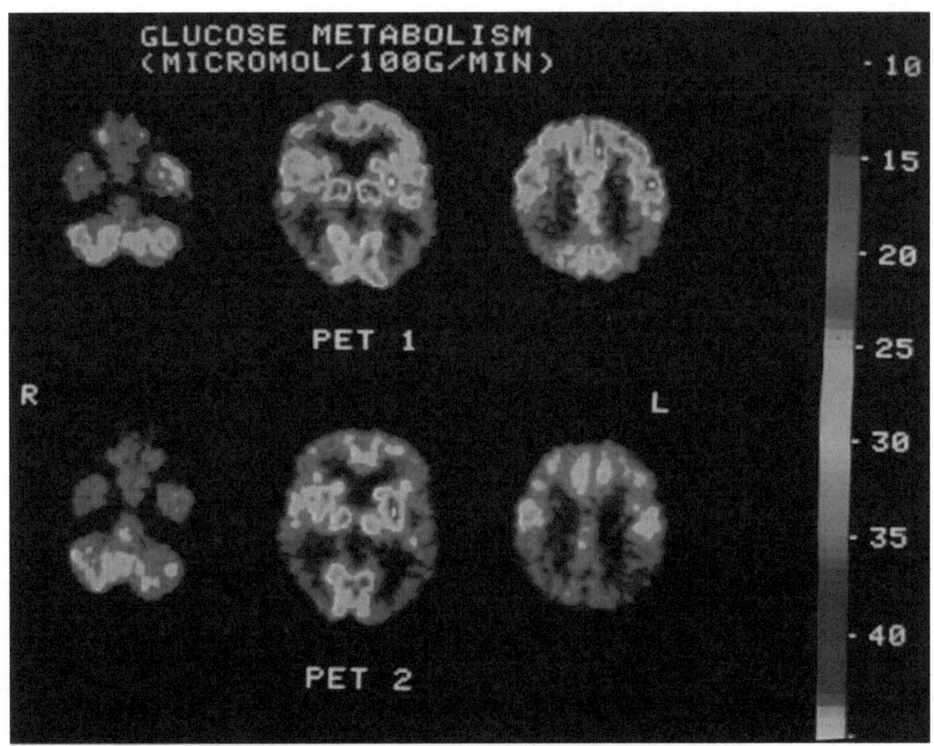

Abb. 3. Zunehmende Stoffwechselminderung im Verlauf eines Jahres bei einem AD-Patienten mit leichter bis mittelgradiger Demenz

im „Mini Mental State Examination Score“ (MMSE) über den Beobachtungszeitraum war signifikant zur metabolischen Rate bei der Erstuntersuchung korreliert (rho = -0,37, p = 0,001). Dies wies darauf hin, daß die Patienten, die bei der Erstuntersuchung deutliche Veränderungen im Glukosestoffwechsel zeigten, sich im Verlauf rascher verschlechterten, auch wenn die anfängliche kognitive Beeinträchtigung vergleichbar war. Dies traf auch bei Patienten zu, bei denen die Ausgangsbeeinträchtigung noch sehr gering war (MMSE ≥ 24). Hier fand sich eine besonders deutliche Beziehung zwischen metabolischem Quotienten bei der Erstuntersuchung und der Verschlechterung im MMSE im Verlauf (rho = -0,67, p < 0,001).

11.5 Glukosestoffwechsel und Differentialdiagnose

Die frühe klinische differentialdiagnostische Zuordnung primärer degenerativer Demenzen ist schwierig, wenn nicht sekundäre Demenzen oder Multisystemdegenerationen bestehen, die die Abgrenzung erlauben, wie z. B. Parkinson-Demenz-Komplex, Chorea-Huntington oder Steele-Richardson-Olszewski. Hier kann die Positronen-Emissions-Tomographie wertvolle Befunde ergeben.

11.5.1 Frontale Demenzen

Über die eher seltene Picksche Erkrankung bestehen nur wenige Mitteilungen mit histologisch gesicherter Diagnose und PET (Kamo et al. 1987). Salmon und Franck (1989) berichten über einen Patienten mit zunächst langsam progredienter Aphasie und im Verlauf Entwicklung einer Demenz. Im PET bestand ein schwerer Hypometabolismus bds. frontal. Friedland et al. (1993) beschrieben einen klinisch ähnlichen Verlauf mit frontaler und vorderer temporaler Stoffwechselstörung. Bei fortgeschrittenem Krankheitsbild mit Persönlichkeitsveränderungen und Verhaltensauffälligkeiten werden ausgeprägte bilaterale frontale und temporale Stoffwechselminderungen als Indikator für die Picksche Erkrankung beobachtet (Szelies und Karenberg 1986).

Weniger ausgeprägte Stoffwechselstörungen bestehen bei frontaler Demenz mit progressiver frontaler Gliose, die häufiger beobachtet wird als die Picksche Erkrankung (Benson 1993, Brun 1993). Chase et al. (1987) beschrieben bei 13 Patienten mit primär degenerativer Demenz 5 Patienten mit Persönlichkeitsstörung und auffälligem Sozialverhalten, bei denen regionale Stoffwechselminderungen im frontalen Kortex bestanden, ohne daß eine histologische Sicherung erfolgte. Leichte bis mittelgradige Stoffwechselminderungen sind ein unspezifisches Zeichen und werden auch bei einer Reihe anderer Erkrankungen beschrieben, wie chronischem Alkoholismus (Gilman et al. 1990), Schizophrenie (Buchsbaum et al. 1992) und Steele-Richardson-Olszewski (Blin et al. 1990, Foster et al. 1988, Karbe et al. 1992).

11.5.2 *Vaskuläre Demenzen*

Vaskuläre Demenzen (VD) weisen vielfältige Ätiologien auf (Erkinjuntti u. Hachinski 1993). Klinisch sind sie oftmals nur schwierig von primär degenerativen Demenzen abgrenzbar, so daß kraniale CT und MRT zum Nachweis ischämischer Läsionen herangezogen werden müssen. Bei VD werden globale und multifokale CMR_{glc} beschrieben (Benson et al. 1983). „White matter lesions" im MRT können mit mehr oder weniger ausgeprägten globalen Durchblutungs- und Stoffwechselminderungen einhergehen, während fokale Minderungen auch im Sinne der Inaktivierung nur bei ausgedehnteren subkortikalen Läsionen im darübergelegenen Kortex auftreten. Unsere Arbeitsgruppe konnte zeigen, daß bei beiden Formen der Demenz, VD und AD, eine signifikante Beziehung zwischen dem Volumen der hypometabolen Region und dem Schweregrad der Demenz besteht. Im Gegensatz zu der AD sind bei VD jedoch auch Stammganglien, Kleinhirn und Hirnstamm von der Stoffwechselminderung betroffen (Mielke et al. 1992b).

11.5.3 *Major Depression*

Eine wichtige Differentialdiagnose der frühen AD ist die „major depression". Kumar et al. (1993) berichten über Stoffwechselminderungen in den meisten neokortikalen Regionen ohne regionale Unterschiede bei Depression, während Guze et al. (1991) unter Berücksichtigung von hippokampalem und frontalem Stoffwechsel signifikante regionale Unterschiede ermittelten. Frontale Minderungen wurden bei Depression auch von Baxter et al. (1989) beschrieben.

11.6 Glukosestoffwechsel und Neuropathologie

Die Lokalisation der metabolischen Störung korrespondiert mit der Lokalisation der pathologischen Veränderungen (Mielke et al. 1996). Ergebnisse aus systematischen Post-mortem-Untersuchungen im Vergleich zu intra vitam erhobenen PET-Stoffwechselbefunden liegen bisher nur als Einzelfallbeschreibung oder bei kleinen Gruppen vor. McGeer et al. (1986) berichteten über einen AD-Patienten, der zunächst mittels PET und später post mortem untersucht wurde. Dabei zeigte sich, daß die Regionen mit ausgeprägten Stoffwechselminderungen denen mit höchstem Neuronenverlust, Gliose und Verlust der laminären Strukturen entsprachen. Die eher unspezifische Verteilung der Plaques in neokortikalen Regionen, ebenso wie in den Basalganglien und dem Kleinhirn, weist wenig Bezug zu den regionalen Stoffwechselminderungen, wie sie die AD begleiten, auf. DeCarli et al. (1991) fanden eine signifikante Beziehung zwischen $rCMR_{glc}$ und der Dichte der Neurofibrillenbündel bei Prä- und Post-mortem-Untersuchungen. Im Assoziationskortex, der die niedrigsten Stoffwechselraten aufwies, war die Neurofibrillendichte am höchsten, während sie umgekehrt im primären Kortex, welcher relativ höhere Stoffwechselraten zeigte, am geringsten ausgebildet war. Die Annahme der besonderen Bedeutung der Neurofibrillenbündel bei der Ausbildung einer Demenz steht im Einklang mit der Hypothese, daß die AD-typische Demenz bei älteren Down-Patienten erst nach Auftreten einer größeren Dichte der Neurofibrillenbündel manifest wird (Wisniewski et al. 1985).

Die Interpretation von Stoffwechselbefunden bei vorliegender Atrophie ist eingeschränkt. Chawluk et al. (1987) und Tanna et al. (1991) beschreiben, daß der globale Stoffwechsel aufgrund von Partial-Volumen-Effekten bei AD zu niedrig beurteilt werden kann. Alavi et al. (1993) kommen zu dem Schluß, daß Atrophie-korrigierte Stoffwechselbefunde bei AD relativ konstant seien. Auch bei Verwendung von hochauflösenden PET-Scannern ist die Bestimmung des hochparietalen $rCMR_{glc}$ durch Partial-Volumen-Effekte behaftet. Die üblichen Korrekturen für die kortikale Atrophie gelten als ungenau, so daß eine exakte Beziehung zwischen Atrophie bzw. Kortexdichte und $rCMR_{glc}$ zur Zeit nicht herstellbar ist. Hochparietale Schichten sollten für die Beurteilung von intakter oder gestörter Stoffwechsellage nicht unkritisch herangezogen werden. Im Gegensatz dazu ist der $rCMR_{glc}$ temporo-parietal sowie im hinteren Anteil der mittleren Temporalwindung und des Gyrus angularis diagnostisch sehr empfindlich. Nach Atrophiekorrektur besteht hier weiterhin eine Beziehung zwischen Stoffwechselniveau und Schweregrad der Demenz (Slansky et al. 1995).

11.7 Glukosestoffwechsel und Neuropsychologie

Außer dem Zusammenhang zwischen globalem Glukosestoffwechselniveau und dem Schweregrad der Demenz konnte zwischen neuropsychologischen Testergebnissen und der Lokalisation des verminderten Glukosestoffwechsels eine Beziehung nachgewiesen werden (Mielke et al. 1994a). Im Vordergrund stehende Sprachstörungen korrelieren mit linksseitigen Stoffwechselminderungen, während rechts betonte Störungen des Glukosestoffwechsels eine Beziehung zu visuo-konstruktiven Defiziten aufweisen (Foster et al. 1983, Haxby et al. 1985). Diese Asymmetrien treten bereits in sehr frühen Stadien der Erkrankung auf (Haxby et al. 1990) und bleiben im Verlauf trotz fortschreitender Demenz und Absinkens des Stoffwechselniveaus weitgehend unverändert (Grady et al. 1986). Erst beim Übergang in eine schwere Demenz ändert sich neben dem allgemeinen Stoffwechselniveau auch die Relation der einzelnen Regionen zueinander mit besonderer Verschlechterung temporo-parietal, so daß sich die Asymmetrien ausgleichen (Jagust et al. 1988). Weiterhin wurde eine Beziehung zwischen dem Stoffwechsel im visuellen Assoziationskortex und der Verarbeitung von visueller Information bei AD-Patienten beobachtet (de Micheli et al. 1992, Mielke et al. 1995). Der Stoffwechsel im primär visuellen Kortex bleibt von der Stoffwechselminderung weitgehend verschont (Abb. 4). Asymmetrien parietal sind mit Störungen im Sprachverständnis, Rechnen und konstruktiven Fähigkeiten korreliert, während frontaler Hypo-

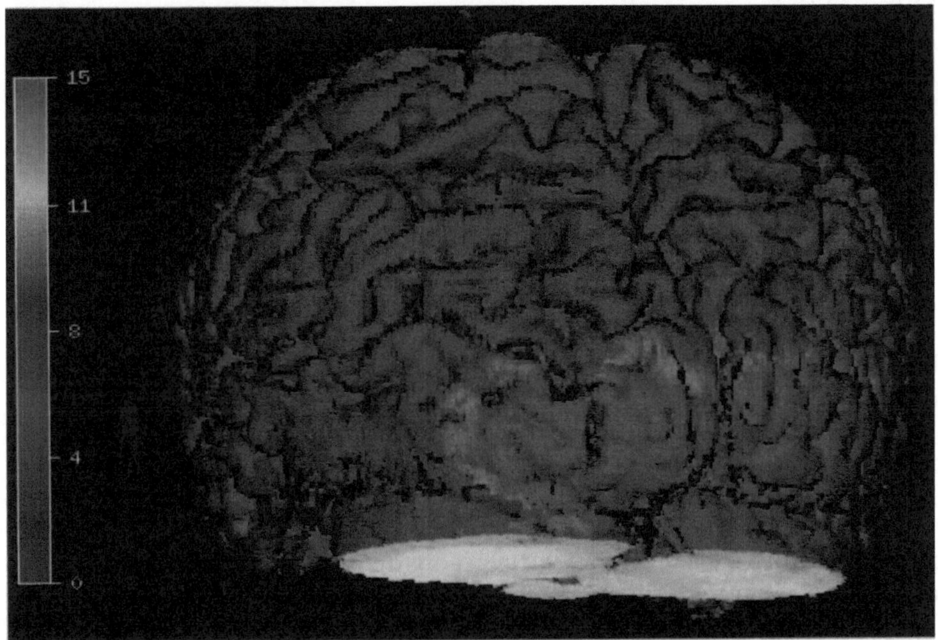

Abb. 4. 3D-Darstellung von MRT und superponierter Glukoseaktivierung durch fortlaufende visuelle Wiedererkennungsaufgabe bei Patienten mit ausgeprägter progressiver Aphasie im Rahmen der Alzheimerschen Erkrankung. Auffallend ist die deutlich verminderte Stoffwechselaktivierung der linken Hemisphäre während der Wiedererkennungsaufgabe

metabolismus von Aufmerksamkeitsstörungen und Beeinflussung des Sprachflusses begleitet ist (Haxby et al. 1988). Bei reinem Überwiegen amnestischer Ausfälle werden keine Asymmetrien des Stoffwechsels beschrieben. Stoffwechselstörungen der hippocampalen Strukturen als früheste Veränderung bei AD werden mittels PET nicht sicher erfaßt. Es ergeben sich jedoch Hinweise darauf, daß diskrete neokortikale Stoffwechselabweichungen der klinischen Manifestation der Demenz bereits vorausgehen (Grady et al. 1988). Das metabolische Korrelat für die Gedächtnisstörung, die als Frühsymptom bei AD auftritt, ist mittels PET schwierig zu erfassen. Patienten mit globaler Amnesie weisen einen verminderten $rCMR_{glc}$ im Thalamus und mesialen Kortex auf (Heiss et al. 1992, Kuwert et al. 1993). Perani et al. (1993) wiesen bei Störungen des episodischen Gedächtnisses bei globaler Amnesie und AD Stoffwechselstörungen hippocampal, im Cingulum und im basalen frontalen Kortex nach; $rCMR_{glc}$ des frontalen, temporalen und parietalen Kortex waren nur bei den AD-Patienten verändert. In den meisten FDG-PET-Studien bei AD-Patienten sind die Veränderungen im hippocampalen Stoffwechsel weit geringer ausgebildet nachweisbar als die Veränderungen im neokortikalen Assoziationskortex (Fukuyama et al. 1991, Slansky et al. 1995), dies gilt auch unter Nutzung hochauflösender PET-Scanner und 3D-Rekonstruktionsverfahren.

11.8 Aktivierungsstudien

Aktivierungsstudien wurden bei AD u. a. durchgeführt, um zu untersuchen, inwieweit ungestörter Kortex besser als gestörter Kortex aktiviert werden kann, um auf diese Weise ggf. ein Stoffwechselmuster zu verstärken oder um die Reservekapazität des Gehirns zu ermitteln.

Ausgehend von der charakteristischen Stoffwechselstörung im temporo-parieto-okzipitalen Assoziationskortex, welcher bei Vorgängen der visuellen Information und Verarbeitung beteiligt ist, wurde von unserer Gruppe eine kontinuierliche Wiedererkennungsaufgabe entwickelt, welche an die individuelle Leistungsfähigkeit angepaßt wird. Hierbei sollen insbesondere diese betroffenen Regionen aktiviert werden, um somit die Reservekapazität auf spezifische Anforderungen zu quantifizieren.

Die $rCMR_{glc}$ wurde in Ruhe und unter Stimulation bei 21 Patienten mit wahrscheinlicher AD (65,4 ± 7,21 Jahre) gemessen und mit Daten von 9 alterskorrelierten gesunden Probanden (62,5 ± 7,4 Jahre) verglichen (Kessler et al. 1991). Die AD-Patienten wurden bei einem GDS (Global Deterioration Scale) zwischen 3 und 6 als leicht bis mittelgradig dement klassifiziert (Reisberg et al. 1982). Die kontinuierliche visuelle Wiedererkennungsaufgabe führte in der Kontrollgruppe zu einem Anstieg der globalen Stoffwechselrate um 6,6 ± 5,5 mmol/100 g/min (21 ± 18 % des Ausgangswertes von 31,7 ± 4,34 mmol/100 g/min), in der AD-Gruppe fiel die Änderung der metabolischen Raten unter Aktivierung signifikant geringer aus (1,5 ± 3,0 mmol/100 g/min = 5,7 ± 11,1% der Ruhewerte von 29,7 ± 4,69 mmol/100 g/min, p = 0,023). Entsprechend dem Testdesign war die Aktivierung der $rCMR_{glc}$ am deutlichsten im visuellen und temporo-parietalen Assoziationskortex ausgebildet. Bei der Komplexität der Aufgabe waren darüber hinaus weitere Hirnstrukturen in unterschiedlicher Ausprägung von der Stoffwechselsteigerung betroffen.

Neben dem globalen Stoffwechselanstieg wurde bei den AD-Patienten ein geringerer regionaler Anstieg temporo-parietal im Vergleich zu der Kontrollgruppe beschrieben (Abb. 5). Der geringere Anstieg temporo-parietal in der AD-Gruppe lag proportional zu dem geringeren Ausgangswert in der Ruhemessung bei den AD-Patienten im Vergleich zur Kontrollgruppe (Kessler et al. 1991). Ähnliche Befunde wurden auch von anderen Arbeitsgruppen beschrieben (Duara et al. 1992). Buchsbaum et al. (1991) verwandten eine olfaktorische Gedächtnisaufgabe um die hippocampalen Strukturen zu stimulieren. Dabei lagen die $rCMR_{glc}$ im mesialen temporalen Kortex bei Gesunden unter Aktivierung höher als in Ruhe. Bei den AD-Patienten fielen die Raten unter Aktivierung niedriger aus als bei den stimulierten Gesunden. Miller et al. (1987) sahen bei AD-Patienten eine abnorme Lateralisierung der Stoffwechselaktivierung im Temporallappen bei einem verbalen Gedächtnistest. Diese Aktivierungsstudien zeigen die Störung der synaptischen Funktion, wie sie auch von DeKosky und Scheff (1990) in Biopsien von Alzheimer-Patienten beobachtet wurde, und sind ein Substrat für die verminderte Reservekapazität des Gehirns, höheren Anforderungen nachzukommen.

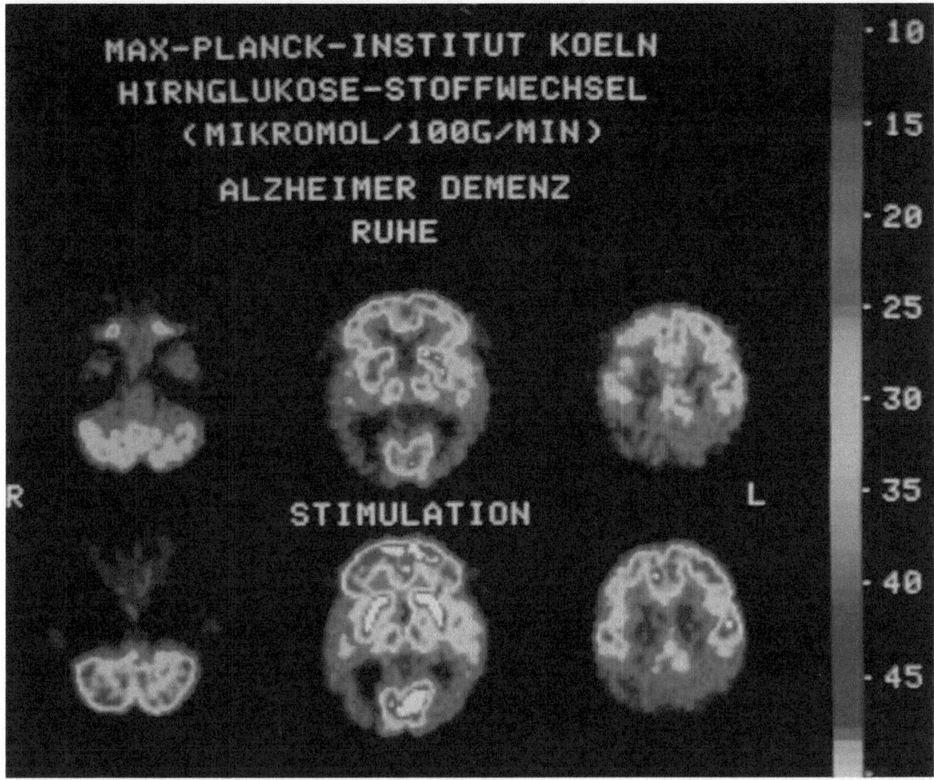

Abb. 5. FDG-PET in Ruhe (oben) und unter Aktivierung mit visueller Wiedererkennungsaufgabe (unten). Die mangelhafte Aktivierung in typischerweise bei AD gestörten Regionen temporoparietal betont das Stoffwechselmuster bei AD

11.9 Glukose-PET und andere Imaging-Verfahren

Die Positronen-Emissions-Tomographie ist aufwendig und steht nur begrenzt zur Verfügung. Andere Verfahren, wie MRT, SPECT, Mapping von elektrophysiologischen Daten, wie EEG und P300, sind in ihrem Stellenwert bei AD vielfältig definiert. Direkte Vergleiche dieser Verfahren mit PET-Befunden liegen nur vereinzelt vor.

11.9.1 MRT

In einer Vergleichsstudie mit 26 Patienten mit der Diagnose „wahrscheinliche" AD (NINCDS-ARDRA) wurden FDG-PET und MRT aufeinanderfolgend durchgeführt. Es wurde eine enge Beziehung zwischen Demenzschweregrad und Erweiterung des 3. Ventrikels und der Temporalhörner einerseits ($r = 0{,}61$, $p < 0{,}001$), sowie zwischen den $rCMR_{glc}$ temporo-parietal und dem Schweregrad der Demenz andererseits ($r = 0{,}67$, $p < 0{,}001$) nachgewiesen. Gleichzeitig

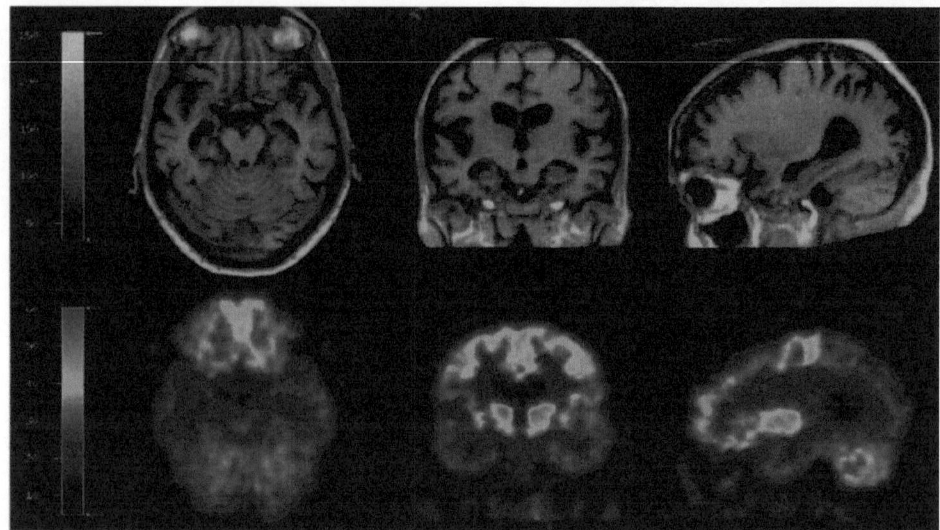

Abb. 6. Deutliche Hippocampus-Atrophie mit Erweiterung der Ventrikel im MRT sowie ausgeprägte Glukosestoffwechselminderung temporal bis parietal im FDG-PET sind charakteristisch für AD

waren der mesiale temporale Stoffwechsel sowie die Erweiterung der temporoparietalen Sulci weniger streng mit dem Demenzgrad korreliert. Die Ergebnisse weisen darauf hin, daß MRT und PET verläßlich geeignet sind, Beziehung zum Schweregrad der Demenz herzustellen, wobei sich jedoch die jeweiligen Meßparameter unterscheiden. Das MRT gibt deutliche strukturelle Veränderungen im Hirnstamm und temporo-mesial wider, während das FDG-PET die Funktionsstörung im neokortikalen Assoziationskortex widerspiegelt (Abb. 6) (Slansky et al. 1995).

11.9.2 HMPAO- SPECT

Gemmel et al. (1990) wiesen bei AD- (n = 8) und VD- (n = 10) Patienten eine gute Beziehung zwischen den Ergebnissen der HMPAO-SPECT-Untersuchung und dem rCBF mittels C^{15}-O_2-PET nach. Messa et al. (1994) verglichen Ergebnisse bei AD-Patienten (n = 21) und gesunden Probanden (n = 10) unter Verwendung einer hochauflösenden SPECT-Kamera mit nur leicht geringerer diagnostischer Sensitivität des SPECT im Vergleich zum FDG-PET. Unsere Arbeitsgruppe konnte zeigen, daß sich FDG-PET und HMPAO-SPECT nur unwesentlich bzgl. der differentialdiagnostischen Möglichkeiten bei AD (n = 20) im Vergleich zu einer Kontrollgruppe (n = 13) unterscheiden. Beide Verfahren erfaßten die temporo-parietale Funktionsstörung etwa gleich gut (Mielke et al. 1994b). Bei der Differenzierung zwischen VD und AD war das FDG-PET durch die Erfassung auch kleiner funktionell pathologischer Veränderungen dem SPECT allerdings deutlich überlegen.

11.9.3 EEG-Mapping und PET

In einer vergleichenden Studie beider Methoden in einer Gruppe von Patienten mit „wahrscheinlicher" AD (n = 42), die an einer leichten bis schweren Demenz litten (GDS 4,14 ±0,95) konnten wir zeigen, daß beide Verfahren in etwa gleicher Weise eine korrekte Klassifikation in Abgrenzung zu gesunden Probanden erlauben (relative globale Theta-Power 86%, $rCMR_{glc}$ temporoparietal 87%). Beide Parameter korrelierten signifikant mit dem Schweregrad der Demenz (r=0,54 bzw. -0,53). Die Veränderungen der EEG-Leistung in den verschiedenen Bändern zeigen allerdings anders als das PET kein topographisches Muster, sondern weisen die Veränderungen ohne regionale Betonung auf. Die gleiche Sensitivität beider Technologien legt nahe, daß jeweils unterschiedliche Aspekte der bei AD zugrundeliegenden Störungen wiedergegeben werden. Während das FDG-PET das charakteristische Muster auch der strukturellen Veränderungen bei AD spiegelt, trifft das nicht in gleichem Maße für das EEG-Mapping zu (Szelies et al. 1992). In einer weiteren Untersuchung, unter Einbeziehung von AD- (n=24) und VD- (n=19) Patienten, wurden diese Zusammenhänge bestätigt und erweitert. Wiederum zeigte die relative Theta-Leistung eine gute Korrelation zum Schweregrad der Demenz. Das EEG-Mapping war jedoch im Vergleich zum PET weniger geeignet, die Demenzformen voneinander zu trennen (Szelies et al. 1994).

11.9.4 P300-Mapping und PET

Die P300 als ereigniskorreliertes Potential ist bei Demenzen verändert und zeigt eine Beziehung zum Schweregrad der Demenz (Polich 1991). Zusammenhänge zwischen Demenzform, Schweregrad und Topographie der Amplituden der P300 werden kontrovers diskutiert, auch ist die Generierung des Potentials neokortikal und/oder im limbischen System ungesichert. In einer vergleichenden PET- und P300-Studie sahen Marsh et al. (1990) eine Beziehung zwischen der Verlängerung der P300-Latenz und dem Hypometabolismus parietal. In einer AD-Studie (n=45) mit leichter und mittelgradiger Demenzausprägung untersuchten wir den $rCMR_{glc}$ mittels PET und das P300-Mapping (Szelies et al. 1995). Die P300-Latenz und die metabolische Ratio wiesen eine signifikante Beziehung zum Schweregrad der Demenz auf (r=-0,33 bzw. r=0,75). Dieser Zusammenhang bestand nicht für die Amplituden der P300 und dem Demenzschweregrad. Während zwischen P300-Latenz und metabolischer Ratio eine signifikante Beziehung nachweisbar war, bestand diese nicht zwischen $rCMR_{glc}$ und korrespondierenden Amplituden. Es kann davon ausgegangen werden, daß beide Verfahren unterschiedliche Mechanismen der Erkrankung widerspiegeln. Die P300-Amplituden werden von vielfältigen Faktoren, wie Aufmerksamkeit, Ereigniserwartung und subkortikalen Netzwerkprozessen, beeinflußt und geben damit nicht wie das FDG-PET eine direkte topographische Beziehung zu lokalisierten strukturellen und metabolischen Veränderungen wieder.

11.10 Beurteilung von Medikamenteneffekten

Der Effekt therapeutischer Interventionen bei dementiellen Syndromen ist schwer zu beurteilen, da die Progredienz der degenerativen Erkrankungen oft langsam oder schubartig erfolgt oder von Phasen ohne merkbare Verschlechterung unterbrochen ist. Interindividuelle Vergleiche sind durch die unterschiedliche Krankheitsdynamik sehr schwierig. Da Stoffwechselstörungen besonders bei AD charakteristisch verteilt sind und mit Schweregrad und Dauer der Erkrankung korrelieren, und da die funktionelle Aktivität sich in Stoffwechselwerten widerspiegelt, können solche Messungen evtl. zur Beurteilung von Medikamenteneffekten brauchbar sein. Anhand von Stoffwechseluntersuchungen können dann therapeutische Effekte in relativ kurzer Zeit objektiviert werden, innerhalb der sich klinische Verbesserungen oder die verzögerte Progredienz der Ausfälle noch nicht abzeichnen.

Anwendungen der PET zur Objektivierung von Medikamenteneffekten sind noch selten und waren bisher nur auf kleine Patientengruppen beschränkt. Bei 8 Patienten mit AD stark unterschiedlichen Schweregrades wurde im Verlauf von 6–12 Wochen der Glukosestoffwechsel unter Therapie mit einem muscarinergen Cholinagonisten bestimmt (Szelies et al. 1986). Unter der Therapie nahm in diesem Zeitraum die globale Stoffwechselrate ab, es zeigte sich aber ein Ausgleich des für AD typischen heterogenen Stoffwechselmusters mit besonderer Reduktion der bei der Ausgangsmessung leicht erhöhten Werte (sensomotorischer und visueller Kortex) und eine nur geringe Beeinflussung der typisch erniedrigten Werte parieto-okzipital bis temporal. Bei Patienten, die sich unter dieser Therapie klinisch stabilisierten und in einigen Funktionen bessere Leistungen boten, war dieser Effekt besonders deutlich ausgeprägt; diese von der Therapie profitierende Gruppe hatte ursprünglich geringer von der Norm abweichende regionale Glukosestoffwechselraten und stellte auch die mit geringerem Schweregrad der AD dar. Diese Studie weist auf die Wichtigkeit eines frühen Therapiebeginns vor hochgradigen Zelluntergängen hin und läßt auf die metabolische Entkopplung zwischen einzelnen Hirnregionen als funktionelles Substrat der spezifischen Symptome schließen.

In einer weiteren Studie wurde untersucht, ob Piracetam, das in Kombination mit Azetylcholinvorläufern Gedächtnisleistungen verbessert, eine Stoffwechselwirkung bei AD ausübt. Von 16 Patienten mit dementiellem Syndrom entsprachen 9 den Kriterien für AD. Unter Piracetam-Behandlung nahmen in der AD-Gruppe die Glukosestoffwechselwerte im frontalen, zentralen, parieto-okzipitalen, visuellen, auditiven und cingulären Kortex, in Basalganglien und Thalamus zu, während sich in der Nicht-AD-Gruppe keine signifikanten Änderungen zeigten. Die Unterschiede des Behandlungseffektes zwischen AD- und Nicht-AD-Gruppen waren statistisch signifikant. Unterstützend für diese Ergebnisse waren Verbesserungen von 5 AD-Patienten während der kurzen Behandlungsphase bzgl. ihrer klinischen Ausfälle und ihrer Leistungen in Tests (Heiss et al. 1988).

Phosphatidylserin bewirkt als bedeutsames Phospholipid des Gehirns neben einer Vielzahl neurochemischer Effekte eine membranstabilisierende

Wirkung. Klinische Studien beschreiben unter Phosphatidylseringabe eine Verbesserung der kognitiven Leistungen bei AD-Patienten (Amaducci 1988, Crook et al. 1992).

Ausgehend von eigenen Ergebnissen mit Phosphatidylserin (Klinkhammer et al. 1990), dem Nachweis der nootropen Wirkung von Pyritinol bei AD (Cooper und Magnus 1980) sowie der Annahme, daß kognitives Training den Effekt medikamentöser Therapien auf den Hirnstoffwechsel stabilisieren könne (Yesavage et al. 1981), führten wir eine vierarmige kontrollierte Studie bei 70 Patienten mit der klinischen Diagnose „wahrscheinliche" AD (NINCDS-ARDRA) über 6 Monate durch. 17 Patienten erhielten ausschließlich soziale Unterstützung, 18 Patienten ausschließlich kognitives Training, 18 Patienten kognitives Training und Phosphatidylserin und 17 Patienten kognitives Training und Pyritinol. Neben ausführlichen wiederholten neuropsychologischen Testbatterien wurden vor und nach Therapie FDG-PET und EEG-Mapping durchgeführt. Dabei konnte gezeigt werden, daß insbesondere Phosphatidylserin auf verschiedene Bereiche der Hirnfunktion einen positiven Einfluß hat, und sich unter Phosphatidylserin Ruhe- und aktivierter Stoffwechsel in einigen Regionen im Vergleich zu den anderen Gruppen besserte. Die Verbesserung der neuropsychologischen Leistungen war zwischen der 8. und 16. Studienwoche am deutlichsten und fiel zum Ende der Behandlungsperiode wieder ab. Es wurde diskutiert, daß die symptomatische Therapie vorwiegend Kurzzeiteffekte zeigte, die im Verlauf durch den Krankheitsprogress selbst wiederum überdeckt werden können (Heiss et al. 1994).

Ein weiteres Beispiel für den Einsatz von PET zur experimentellen Prüfung von Medikamenteneffekten bei AD ist eine kontrollierte randomisierte Studie mit Propentofyllin (Mielke et al. 1998), das als Adenosin-Rezeptor-Hemmer und Glutamat-Antagonist neuroprotektiv (Andine et al. 1990) und über eine Freisetzung von „Nerve Growth Factor" (NGF) neurotrophisch wirkt (Shinoda et al. 1990). In der Verum-Gruppe ($n = 13$) fand sich nach 3 Monaten eine signifikante Zunahme der Stoffwechselreaktion während der Gedächtnisleistung („repeated measurement" ANOVA, $p=0{,}02$) als Hinweis auf eine verbesserte Kapazität des Gehirns, auf Anforderungen anzusprechen. Während in der Kontrollgruppe ($n=15$) der MMSE-Score abnahm ($p=0{,}02$), blieb die Verum-Gruppe unverändert. Diese Ergebnisse, die auf eine neurotrophische Wirkung von Propentofyllin in gedächtnisrelevanten Hirnarealen hinweisen, fanden in den Resultaten einer Europäischen Multi-Center-Studie (Marcusson et al. 1995) die klinisch relevante Bestätigung. Diese Beispiele von Studien der Arbeitsgruppe in Köln, die mit den Erfahrungen anderer Untersuchungen (Nordberg et al. 1992) übereinstimmen, belegen die Wertigkeit von experimentellen Therapiestudien, in denen bei kleinen Patientenkollektiven die Wirkung von Pharmaka auf quantifizierbare Variable (z. B. Glukosestoffwechsel) überprüft wird, und die als Marker in Beziehung zu klinisch relevanten Hirnleistungen stehen. Die Wertigkeit der Ergebnisse dieser experimentellen klinischen Studien müßte dann in kontrollierten Therapiestudien bewiesen werden.

Literatur

Alavi A, Newberg AB, Souder E, Berlin JA (1993) Quantitative analysis of PET and MRI data in normal aging and Alzheimer's disease – atrophy weighted total brain metabolism and absolute whole-brain metabolism as reliable discriminators. J Nucl Med 34: 1681–1687

Amaducci L (1988) Phosphatidylserine in the treatment of Alzheimer's disease: Results of a multicenter study. Psychopharmacol Bull 24: 130–134

Andine P, Rudolphi KA, Fredholm BB, Hagberg H (1990) Effect of propentofylline (HWA 285) on extracellular purines and excitatory amino acids in CA1 of rat hippocampus during transient ischaemia. Br J Pharmacol 100: 814–818

Baxter LR Jr, Schwartz JM, Phelps ME, Mazziotta JC, Guze BH, Selin CE, Gerner RH, Sumida RM (1989) Reduction of prefrontal cortex glucose metabolism common to three types of depression. Arch Gen Psychiatry 46: 243–250

Benson DF (1993) Progressive frontal dysfunction. Dementia 4: 149–153

Benson DF, Kuhl DE, Hawkins RA, Phelps ME, Cummings JL, Tsai SY (1983) The fluorodeoxyglucose 18F scan in Alzheimer's disease and multi-infarct dementia. Arch Neurol 40: 711–714

Blin J, Baron JC, Dubois B, Pillon B, Cambon H, Cambier J, Agid Y (1990) Positron emission tomography study in progressive supranuclear palsy. Brain hypometabolism pattern and clinicometabolic correlations. Arch Neurol 47: 747–752

Brun A (1993) Frontal-lobe degeneration of non-Alzheimer type revisited. Dementia 4: 126–131

Buchsbaum MS, Kesslak JP, Lynch G, Chui H, Wu J, Sicotte N, Hazlett E, Teng E, Cotman CW (1991) Temporal and hippocampal metabolic rate during an olfactory memory task assessed by positron emission tomography in patients with dementia of the Alzheimer type and controls – preliminary studies. Arch Gen Psychiatry 48: 840–847

Buchsbaum MS, Haier RJ, Potkin SG, Nuechterlein K, Bracha HS, Katz M, Lohr J, Wu J, Lottenberg S, Jerabek PA, Trenary M, Tafalla R, Reynolds C, Bunney WE Jr (1992) Frontostriatal disorder of cerebral metabolism in never-medicated schizophrenics. Arch Gen Psychiatry 49: 935–942

Chase TN, Burrows GH, Mohr E (1987) Cortical glucose utilization patterns in primary degenerative dementias of the anterior and posterior type. Arch Gerontol Geriatr 6: 289–297

Chawluk JB, Mesulam MM, Hurtig H, Kushner M, Weintraub S, Saykin A, Rubin N, Alavi A, Reivich M (1986) Slowly progressive aphasia without generalized dementia: studies with positron emission tomography. Ann Neurol 19: 68–74

Chawluk JB, Alavi A, Dann R, Hurtig HI, Bais S, Kushner MJ, Zimmerman RA, Reivich M (1987) Positron emission tomography in aging and dementia: effect of cerebral atrophy. J Nucl Med 28: 431–437

Cooper AJ, Magnus RV (1980) A placebo-controlled study of pyritinol (Enzephabol) in dementia. Pharmatherapeutica 2: 317–322

Crook T, Petrie W, Wells C, Massari DC (1992) Effects of phosphatidylserine in Alzheimer's disease. Psychopharmacol Bull 28: 61–66

Cutler NR, Haxby JV, Duara R, Grady CL, Moore AM, Parisi JE, White J, Heston L, Margolin RM, Rapoport SI (1985) Brain metabolism as measured with positron emission tomography: serial assessment in a patient with familial Alzheimer's disease. Neurology 35: 1556–1561

DeCarli C, Atack JR, Ball MJ, Kaye JA, Grady CL, Fewster P, Pettigrew KD, Rapoport SI, Schapiro MB (1991) The relation between neurofibrillary tangle density and regional cerebral metabolic rates for glucose in Alzheimer's disease. Ann Neurol 30: 247–248

DeKosky ST, Scheff WS (1990) Synapse loss in frontal cortex biopsies in Alzheimer's disease: Correlation with cognitive severity. Ann Neurol 27: 457–464

DeLeon MJ, Ferris SH, George AE, Reisberg B, Christman DR, Kricheff II, Wolf AP (1983) Computed tomography and positron emission transaxial tomography evaluations of normal aging and Alzheimer's disease. J Cereb Blood Flow Metab 3: 391–394

Duara R, Grady C, Haxby J, Sundaram M, Cutler NR, Heston L, Moore A, Schlageter N, Larson S, Rapoport SI (1986) Positron emission tomography in Alzheimer's disease. Neurology 36: 879–887

Duara R, Barker WW, Chang J, Yoshii F, Loewenstein DA, Pascal S (1992) Viability of neocortical function shown in behavioral activation state. PET studies in Alzheimer's disease. J Cereb Blood Flow Metab 12: 927–934

Erkinjuntti T, Hachinski VC (1993) Rethinking vascular dementia. Cerebrovasc Dis 3: 3–23
Foster NL, Chase TN, Fedio P, Patronas NJ, Brooks RA, DiChiro G (1983) Alzheimer's disease: Focal cortical changes shown by positron emission tomography. Neurology 33: 961–965
Foster NL, Gilman S, Berent S, Morin EM, Brown MB, Koeppe RA (1988) Cerebral hypometabolism in progressive supranuclear palsy studied with positron emission tomography. Ann Neurol 24: 399–406
Friedland RP, Budinger TF, Ganz E, Yano Y, Mathis CA, Koss B, Ober BA, Huesman RH, Derenzo SE (1983) Regional cerebral metabolic alterations in dementia of the Alzheimer type: Positron emission tomography with (18F)fluorodeoxyglucose. J Comput Assist Tomogr 7: 590–598
Friedland RP, Koss E, Lerner A, Hedera P, Ellis W, Dronkers N, Ober BA, Jagust WJ (1993) Functional imaging, the frontal lobes, and dementia. Dementia 4: 192–203
Fukuyama H, Harada K, Yamauchi H, Miyoshi T, Yamaguchi S, Kimura J, Kameyama M, Senda M, Yonekura Y, Konishi J (1991) Coronal reconstruction images of glucose metabolism in Alzheimer's disease. J Neurol Sci 106: 128–134
Gemmel HG, Evans NTS, Besson JAO, Roeda D, Davidson J, Dodd MG, Sharp PF, Smith FW, Crawford JR, Newton RH, Kulkarni V, Mallard JR (1990) Regional cerebral blood flow imaging: a quantitative comparison of technetium-99m-HMPAO SPECT with (CO_2)O-15 PET. J Nucl Med 31: 1595–1600
Gilman S, Adams K, Koeppe RA, Berent S, Kluin KJ, Modell JG, Kroll P, Brunberg JA (1990) Cerebellar and frontal hypometabolism in alcoholic cerebellar degeneration studies with positron emission tomography. Ann Neurol 28: 775–785
Grady CL, Haxby JV, Schlageter NL, Berg G, Rapoport SI (1986) Stability of metabolic and neuropsychological asymmetries in dementia of the Alzheimer type. Neurology 36: 1390–1392
Grady CL, Haxby JV, Horwitz B, Sundaram M, Berg G, Schapiro M, Friedland RP, Rapoport SI (1988) Longitudinal study of the early neuropsychological and cerebral metabolic changes in dementia of the Alzheimer type. J Clin Exp Neuropsychol 10: 576–596
Guze BH, Baxter LR, Schwartz JM, Szuba MP, Mazziotta JC, Phelps ME (1991) Changes in glucose metabolism in dementia of the Alzheimer type compared with depression – a preliminary report. Psychiatry Res 40: 195–202
Guze BH, Hoffman JM, Mazziotta JC, Baxter LRJr, Phelps ME (1992) Positron emission tomography and familial Alzheimer's disease: a pilot study. J Am Geriatr Soc 40: 120–123
Haxby JV, Duara R, Grady CL, Cutler NR, Rapoport SI (1985) Relations between neuropsychological and cerebral metabolic asymmetries in early Alzheimer's disease. J Cereb Blood Flow Metab 5: 193–200
Haxby JV, Grady CL, Koss E, Horwitz B, Schapiro M, Friedland RP, Rapoport SI (1988) Heterogeneous anterior-posterior metabolic patterns in dementia of the Alzheimer type. Neurology 38: 1853–1863
Haxby JV, Grady CL, Koss E, Horwitz B, Heston L, Schapiro M, Friedland RP, Rapoport SI (1990) Longitudinal study of cerebral metabolic asymmetries and associated neuropsychological patterns in early dementia of the Alzheimer type. Arch Neurol 47: 753–760
Heiss W-D, Beil C, Herholz K, Pawlik G, Wagner R, Wienhard K (1985) Atlas der Positronen-Emissions-Tomographie des Gehirns. Springer, Berlin-Heidelberg-New York-Tokyo
Heiss W-D, Hebold I, Klinkhammer P, Ziffling P, Szelies B, Pawlik G, Herholz K (1988) Effect of piracetam on cerebral glucose metabolism in Alzheimer's disease as measured by PET. J Cereb Blood Flow Metab 8: 613–617
Heiss W-D, Herholz K, Pawlik G, Hebold I, Klinkhammer P, Szelies B (1989) PET findings in dementia disorders. Contributions to differential diagnosis and objectivizing of therapeutic effects. Keio J Med 38: 111–135
Heiss W-D, Pawlik G, Holthoff V, Kessler J, Szelies B (1992) PET correlates of normal and impaired memory functions. Cerebrovasc Brain Metab Rev 4: 1–27
Heiss W-D, Kessler J, Mielke R, Szelies B, Herholz K (1994) Long-term effects of phosphatidylserine, pyritinol, and cognitive training in Alzheimer's disease. Dementia 5: 88–98
Herholz K (1995) FDG PET and differential diagnosis of dementia. Alzheimer Dis Assoc Disord 9: 6–16

Herholz K, Adams R, Kessler J, Szelies B, Grond M, Heiss W-D (1990) Criteria for the diagnosis of Alzheimer's disease with positron emission tomography. Dementia 1: 156–164
Herholz K, Perani D, Salmon E, Franck F, Fazio F, Heiss W-D, Comar D (1993) Comparability of FDG PET studies in probable Alzheimer's disease. J Nucl Med 34: 1460–1466
Herholz K, Halber M, Nordberg A, Salmon E, Perani D, Heiss W-D. (for the EC Study Group) (1998) A multi-center study of the diagnostic value of FDG PET in possible Alzheimer's disease. In press
Jagust WJ, Friedland RP, Budinger TF, Koss E, Ober B (1988) Longitudinal studies of regional cerebral metabolism in Alzheimer's disease. Neurology 38: 909–912
Kamo H, McGeer PL, Harrop R, McGeer EG, Calne DB, Martin WRW, Pate BD (1987) Positron emission tomography and histopathology in Pick's disease. Neurology 37: 439–445
Karbe H, Grond M, Huber M, Herholz K, Kessler J, Heiss W-D (1992) Subcortical damage and cortical dysfunction in progressive supranuclear palsy demonstrated by positron emission tomography. J Neurol 239: 98–102
Kempler D, Metter EJ, Riege WH, Jackson CA, Benson DF, Hanson WR (1990) Slowly progressive aphasia - 3 cases with language, memory, CT and PET data. J Neurol Neurosurg Psychiatry 53: 987–993
Kessler J, Herholz K, Grond M, Heiss W-D (1991) Impaired metabolic activation in Alzheimer's disease: A PET study during continuous visual recognition. Neuropsychologia 29: 229–243
Klinkhammer P, Szelies B, Heiss W-D (1990) Effect of phosphatidylserine on cerebral glucose metabolism in Alzheimer's disease. Dementia 1: 197–201
Kuhl DE, Metter EJ, Benson DF, Ashford JW, Riege WH, Fujikawa DG, Markham CH, Mazziotta JC, Maltese A, Dorsey DA (1985) Similarities of cerebral glucose metabolism in Alzheimer's and Parkinsonian dementia. J Cereb Blood Flow Metab 5 (Suppl. 1): 169-170
Kumar A, Newberg A, Alavi A, Berlin J, Smith R, Reivich M (1993) Regional cerebral glucose metabolism in late-life depression and Alzheimer's disease – a preliminary positron emission tomography study. Proc Natl Acad Sci USA 90: 7019–7023
Kuwert T, Hömberg V, Steinmetz H, Unverhau S, Langen K-J, Herzog H, Feinendegen LE (1993) Posthypoxic amnesia: regional cerebral glucose consumption measured by positron emission tomography. J Neurol Sci 118: 10–16
Marcusson, J. European Propentofylline Study Group (1995) HWA 285 for the treatment of dementia – results of a 12 months clinical trial. J Cereb Blood Flow Metab 15 (Suppl. 1): 107
Marsh JT, Schubarth G, Brown WS, Riege W, Strandburg R, Dorsey D, Maltese A, Kuhl D (1990) PET and P300 relationships in early Alzheimer's disease. Neurobiol Aging 11: 471–476
McGeer PL, Kamo H, Harrop R, Li DKB, Tuokko H, McGeer EG, Adam MJ, Ammann W, Beattie BL, Calne DB, Martin WRW, Pate DB, Rogers SG, Ruth TJ, Sayre CI, Stoessl AJ (1986) Positron emission tomography in patients with clinically diagnosed Alzheimer's disease. Can Med Assoc J 134: 597–607
Messa C, Perani D, Lucignani G, Zenorini A, Zito F, Rizzo G, Grassi F, del Sole A, Franceschi M, Gilardi MC, Fazio F (1994) High-resolution technetium-99m-HMPAO SPECT in patients with probable Alzheimer's disease: comparison with fluorine-18-FDG PET. J Nucl Med 35: 210–216
Micheli E de, Pietrini P, Grady CL, Haxby JV, Salerno J, Gonzales-Aviles A, Schapiro MB (1992) Alzheimer's disease with prominent visual impairment: a longitudinal PET study of cerebral glucose metabolism. Neurobiol Aging 13 (Suppl. 1): 14
Mielke R, Herholz K, Grond M, Kessler J, Heiss W-D (1992a) Differences of regional cerebral glucose metabolism between presenile and senile dementia of Alzheimer type. Neurobiol Aging 13: 93–98
Mielke R, Herholz K, Grond M, Kessler J, Heiss W-D (1992b) Severity of vascular dementia is related to volume of metabolically impaired tissue. Arch Neurol 49: 909–913
Mielke R, Herholz K, Grond M, Kessler J, Heiss W-D (1994a) Clinical deterioration in probable Alzheimer's disease correlates with progressive metabolic impairment of association areas. Dementia 5: 36–41
Mielke R, Pietrzyk U, Jacobs A, Fink GR, Ischimiya A, Kessler J, Herholz K, Heiss W-D (1994b) HMPAO SPET and FDG PET in Alzheimer's disease and vascular dementia: comparison of perfusion and metabolic pattern. Eur J Nucl Med 21: 1052–1060

Mielke R, Kessler J, Fink G, Herholz K, Heiss W-D (1995) Dysfunction of visual cortex contributes to disturbed processing of visual information in Alzheimer's disease. Int J Neurosci 82: 1-9

Mielke R, Schröder R, Fink GR, Kessler J, Herholz K, Heiss W-D (1996) Regional cerebral glucose metabolism and postmortem pathology in Alzheimer's disease. Acta Neuropathol 91: 174-179

Mielke R, Ghaemi M, Kessler J, Kittner B, Szelies B, Herholz K, Heiss W-D (1998) Activation PET demonstrates neurotrophic properties of propentofylline in Alzheimer's disease. J Neurol Sci 154: 76-82

Miller JD, deLeon MJ, Ferris SH, Kluger A, George AE, Reisberg B, Sachs HJ, Wolf AP (1987) Abnormal temporal lobe response in Alzheimer's disease during cognitive processing as measured by 11C-2-deoxy-D-glucose and PET. J Cereb Blood Flow Metab 7: 248-251

Minoshima S, Frey KA, Koeppe RA, Foster NL, Kuhl DE (1995) A diagnostic approach in Alzheimer's disease using three-dimensional stereotactic surface projections of fluorine-18-FDG PET. J Nucl Med 36: 1238-1248

Nordberg A, Lilja A, Lundqvist H, Hartvig P, Amberla K, Viitanen M, Warpman U, Johansson M et al. (1992) Tacrine restores cholinergic nicotinic receptors and glucose metabolism in Alzheimer patients as visualized by positron emission tomography. Neurobiol Aging 13: 747-758

Perani D, Bressi S, Cappa SF, Vallar G, Alberoni M, Grassi F, Caltagirone C, Cipolotti L, Franceschi M, Lenzi GL, Fazio F (1993) Evidence of multiple memory systems in the human brain. A (18F)FDG PET metabolic study. Brain 116: 903-919

Phelps ME, Mazziotta JC, Huang SC (1982) Study of cerebral function with positron computed tomography. J Cereb Blood Flow Metab 2: 113-162

Polich J (1991) P300 in the evaluation of aging and dementia. Electroenceph Clin Neurophysiol 42 (Suppl.): 304-323

Polinsky RJ, Noble H, Di Chiro G, Nee LE, Feldman RG, Brown RT (1987) Dominantly inherited Alzheimer's disease: cerebral glucose metabolism. J Neurol Neurosurg Psychiatry 50: 752-757

Rapoport SI (1991) Positron emission tomography in Alzheimer's disease in relation to disease pathogenesis: A critical review. Cerebrovasc Brain Metab Rev 3: 297-335

Reisberg B, Ferris SH, DeLeon MJ, Crook T (1982) The global deterioration scale for assessment of primary degenerative dementia. Am J Psychiatry 139: 1136-1139

Salmon E, Franck G (1989) Positron emission tomographic study in Alzheimer's disease and Pick's disease. Arch Gerontol Geriatr (Suppl. 1): 241-247

Salmon E, Sadzot B, Maquet P, Dive D, Franck G (1989) Slowly progessive aphasia syndrome – a positron emission tomographic study. Acta Neurol (Belg) 89: 242-245

Schapiro MB, Ball MJ, Grady CL, Haxby JV, Kaye JA, Rapoport SI (1988) Dementia in Down's syndrome: cerebral glucose utilization, neuropsychological assessment, and neuropathology. Neurology 38: 938-942

Shinoda I, Furukawa Y, Furukawa S (1990) Stimulation of nerve growth factor synthesis/secretion by propentofylline in cultured mouse astroglial cells. Biochem Pharmacol 39: 1813-1816

Slansky I, Herholz K, Pietrzyk U, Kessler J, Grond M, Mielke R, Heiss W-D (1995) Cognitive impairment in Alzheimer's disease correlates with ventricular width and atrophy-corrected cortical glucose metabolism. Neuroradiology 37: 270-277

Swets JA (1988) Measuring the accuracy of diagnostic systems. Science 240: 1285

Szelies B, Karenberg A (1986) Störungen des Glukosestoffwechsels bei Pick'scher Erkrankung. Fortschr Neurol Psychiatr 54: 393-397

Szelies B, Herholz K, Pawlik G, Beil C, Wienhard K, Heiss W-D (1986) Zerebraler Glukosestoffwechsel bei präseniler Demenz vom Alzheimer-Typ – Verlaufskontrolle unter Therapie mit muskarinergem Cholinagonisten. Fortschr Neurol Psychiatr 54: 364-373

Szelies B, Grond M, Herholz K, Kessler J, Wullen T, Heiss W-D (1992) Quantitative EEG mapping and PET in Alzheimer's disease. J Neurol Sci 110: 46-56

Szelies B, Mielke R, Herholz K, Heiss W-D (1994) Quantitative topographical EEG compared to FDG PET for classification of vascular and degenerative dementia. Electroenceph Clin Neurophysiol 91: 131-139

Szelies B, Mielke R, Grond M, Heiss W-D (1995) P300 in Alzheimer's disease: relationships to dementia severity and glucose metabolism. J Neurol Sci 130: 77–81

Tanna NK, Kohn MI, Horwich DN, Jolles PR, Zimmerman RA, Alves WM, Alavi A (1991) Analysis of brain cerebrospinal fluid volumes with MR imaging – impact on PET data correction for atrophy. 2. Aging and Alzheimer dementia . Radiology 178: 123–130

Wisniewski KE, Wisniewski HM, Wen GY (1985) Occurrence of neuropathological changes and dementia of Alzheimer's disease in Down's syndrome. Ann Neurol 17: 278–282

Yesavage JA, Westphal J, Rush L (1981) Senile dementia: Combined pharmacologic and psychologic treatment. J Am Geriatr Soc 29: 164–171

Diskussion zu Vortrag 11

Von Prof. Dr. W.-D. Heiss

Huber

Herr Heiss, sehen Sie zur Zeit oder für die nähere Zukunft außer PET noch einen anderen Weg zur Früherkennung der Alzheimerschen Erkrankung? Mit klinischen und psychopathologischen Mitteln ist es ja leider nicht möglich, und PET ist noch nicht sehr verbreitet und relativ teuer.

Heiss

PET ist durchaus nicht so schwer zugänglich wie Sie vermuten und auch nicht sehr teuer. Es gibt in Deutschland zur Zeit 37 PET-Maschinen, zum Jahresende wahrscheinlich 50. Das heißt, im näheren Umkreis eines jeden Patienten, für den eine entsprechende Indikation besteht, gibt es auch die Möglichkeit einer PET-Untersuchung. Sie kostet nur etwa das Doppelte einer Kernspintomographie. Aber wahrscheinlich ist es vernünftiger, relativ früh einmal eine PET-Untersuchung durchzuführen, als CT, Kernspintomographie, SPECT usw. Bei einem Patienten mit leichten Gedächtniseinbußen liefert die PET-Untersuchung zwar keinen Beweis, aber doch einen relativ guten zusätzlichen Anhaltspunkt zur Beantwortung der Frage, ob sich ein Morbus Alzheimer entwickelt oder nicht.

Mundt

Sie haben die Differentialdiagnose zur vaskulären Demenz erwähnt. Nun gibt es bei den Demenzen etwa 30 % Depressionen, und gerade in den Frühstadien ist es klinisch oft sehr schwer zu unterscheiden, was reversibel ist und was nicht. Ist eine PET-Untersuchung in diesen Fällen hilfreich?

Heiss

Mehrere amerikanische Untersucher haben gezeigt, daß es bei Depression eher zu einer diffusen Verminderung des Stoffwechsels kommt, wobei regionale Störungen eher frontal lokalisiert sind. Die für die Demenz typische parieto-okzipital-temporale Beeinträchtigung des Stoffwechsels ist bei der Depression nicht zu erwarten. Dadurch lassen sich beide Erkrankungen ganz gut differenzieren.

12 Ansätze zur Frühbehandlung bei degenerativen Hirnerkrankungen

K. Herholz

Trotz eines besseren Verständnisses von Pathogenese und Pathophysiologie degenerativer Erkrankungen des Gehirns haben sich bislang kaum unmittelbare, klinisch nutzbare therapeutische Ansatzpunkte gezeigt. Die Effektivität einer pharmakologischen Frühbehandlung solcher Erkrankungen, insbesondere der Demenz vom Alzheimer-Typ (DAT) und des M. Parkinson, im Sinne einer Neuroprotektion ist weiterhin nicht eindeutig belegt. Vorbeugende Maßnahmen betreffen in erster Linie die Nahrungsmittelauswahl, bei der auf einen hohen Anteil an Radikalfängern, hauptsächlich Vitamin E, geachtet werden sollte. Bei M. Parkinson scheinen insbesondere MAO-B-Hemmer (Selegilin) und Amantadin den Krankheitsverlauf günstig beeinflussen zu können; jedoch ist die verlaufsbeeinflussende von einer symptomatischen Wirkung bisher nicht sicher abzugrenzen. Zur Frühbehandlung des M. Alzheimer kommen neben Selegilin, hochdosiertem Vitamin E und Gingko-biloba-Extrakt auch nichtsteroidale Antiphlogistika und eine Östrogensubstitution (bei Frauen) in Betracht; allerdings fehlen weiterhin aussagefähige Daten sowohl über den Zeitpunkt des Behandlungsbeginns als auch zur Wirkungs-Nebenwirkungs-Relation, so daß auch hier noch keine eindeutigen Empfehlungen möglich sind.

12.1 Einleitung

Degenerative Erkrankungen des Gehirns gehen mit irreversiblem Verlust an Neuronen einher. Die Verhinderung oder Verzögerung der Progression stellt deshalb das letztliche Ziel aller Bemühungen um eine frühzeitige Behandlung dar. Es stellt sich deshalb die Frage, inwieweit die Fortschritte im Verständnis der Pathogenese und Pathophysiologie degenerativer Erkrankungen uns diesem Ziel näher gebracht haben.

Die häufigste degenerative Erkrankung des Gehirns in den wohlhabenden Industrieländern ist die Demenz vom Alzheimer-Typ, deren Häufigkeit (Prävalenz) mit steigendem Lebensalter steil ansteigt, in der Altergruppe 65–74 Jahre: 2%, 75–84 Jahre: 11%, 85 Jahre und älter: 35% (Graham et al. 1997). Erst in jüngerer Zeit zeichnen sich Behandlungsansätze ab, die durch konkrete pathophysiologische Modelle gestützt werden können. Die zweithäufigste

Bayer-ZNS-Symposium, Bd. XIII
Frühdiagnostik und Frühbehandlung psychischer Störungen
Hrsg. J. Klosterkötter

Erkrankung ist der M. Parkinson. Seine Pathophysiologie ist schon seit den Pionierarbeiten von Hornykiewicz (1966) besser bekannt, so daß auch die sich darauf stützenden Therapieformen länger und besser untersucht sind.

In der folgenden Übersicht sollen zunächst kurz die pathologischen und pathophysiologischen Grundlagen der beiden Erkrankungen dargestellt werden. Anschließend gehe ich auf die aktuellen Modellvorstellungen zur Pathogenese ein, soweit sie bereits zu Therapieversuchen mit klinischer Prüfung geführt haben.

12.2 Morbus Parkinson

Der Untergang der dopaminergen Zellen der Substantia nigra, die dem M. Parkinson zugrunde liegt, beginnt geraume Zeit vor den ersten klinischen Symptomen, die wahrscheinlich erst in Erscheinung treten, wenn 60–70% der Neurone degeneriert sind. Eine Studie mit Positronenemissionstomographie (PET) und ^{18}F-DOPA hat gezeigt, daß der normale altersbedingte Verlust der Dopamin-Synthese-Leistung des Gehirns mit 0,3% pro Jahr wesentlich langsamer verläuft als bei M. Parkinson mit 1,7% pro Jahr (Vingerhoets et al. 1994a). Zusammen mit weiteren PET- und neuropathologischen Daten spricht dies dafür, daß die asymptomatische Vorlaufzeit mehrere Jahre beträgt (Koller u. Montgomery 1997).

Bezüglich der Ätiologie und Pathogenese der Erkrankung ist eine familiäre Häufung zwar belegt und auch ein Kandidatengen (kodiert das präsynaptische Nerv-Terminal-Protein α-Synuclein auf Chromosom 4) identifiziert worden (Polymeropoulos et al. 1997), aber epidemiologische Studien haben auch wiederholt deutliche Hinweise auf durch Lebensstil und Umweltfaktoren bedingte Ursachen gefunden (De Rijk et al. 1997, Hellenbrand et al. 1966a, Hellenbrand et al. 1966b, Logroscino et al. 1996, Morens et al. 1996, Seidler et al. 1996). Als Risikofaktoren gilt eine hohe Aufnahme von Kohlenhydraten (Mono- und Disaccharide) und tierischen Fetten. Potentiell schützenden Einfluß haben hohe Aufnahme von β-Karotin, der Vitamine C und E und Nikotinsäure (Niacin, enthalten in Kaffee und alkoholischen Getränken). Unter den Umweltgiften sind Pestizide als Risikofaktor identifiziert worden, während Rauchen einen schützenden Einfluß hat. Die Befunde stellen sich jedoch nicht in allen epidemiologischen Studien einheitlich dar.

In jüngerer Zeit war 1-Methyl-4-Phenyl-1,2,3,6-Tetrahydropyridin (MPTP) als ein spezifisch auf dopaminerge Zellen wirksames Toxin identifiziert worden. Es löst sowohl beim Menschen (entdeckt bei Heroinsüchtigen als Kontamination der Droge) als auch im Primaten-Tierversuch Parkinson-Symptome aus, und die Erkrankung ist auch nach Beendigung der Exposition noch progredient (Vingerhoets et al. 1994b). Auch bei asymptomatischen, geringfügig Exponierten ist bereits eine Verminderung der Dopaminsynthese nachzuweisen (Calne et al. 1985). MPTP wird durch die Monoaminoxidase-B (MAO-B) zu MPP^{+}, dem eigentlichen Toxin, metabolisiert. Daran knüpfen sich

Spekulationen, daß andere Pyridine, die in der Umwelt reichlich vorhanden sind (sowohl in Pestiziden, in Tee und Tabakrauch, sowie als natürlicher Bestandteil von Lebensmitteln), vergleichbare Stoffwechselwege gehen können und z. T. als Toxine wirken, aber auch durch kompetitive Hemmung von Toxinen günstigen Einfluß nehmen können (Snyder u. D'Amato 1985). Die volle toxische Wirkung hat MPP^+ nur in Gegenwart von Stickstoffmonoxid (NO, nitric oxide) (Przedborski et al. 1996), das physiologische Funktionen als Neurotransmitter und Gefäßdilatator hat und durch die neuronale NO-Synthetase (nNOS) gebildet wird.

Möglicherweise entsteht die toxische Wirkung von MPP^+ in Kombination mit NO durch eine Hemmung der mitochondrialen Atmungskette und Freisetzung hochreaktiver Sauerstoffradikale, insbesondere OH°, evtl. auch NO°. Auch Autooxidation und der enzymatische Abbau via MAO-B des Neurotransmitters Dopamin selbst mit Bildung von H_2O_2 kann vor allem in der Gegenwart von Eisen zur Freisetzung von Sauerstoffradikalen führen (Przuntek et al. 1992). Ein wichtiger physiologischer Schutzmechanismus ist die Inaktivierung von H_2O_2 durch Glutathion, katalysiert durch die Glutathion-Peroxidase, sowie die Superoxid-Dismutase (SOD). Bei Versagen der Schutzmechanismen schädigen Sauerstoffradikale die Zellen durch Peroxidation von Membranlipiden, DNA und Proteinen.

An die Sauerstoff-Radikal-Hypothese knüpfen sich mehrere therapeutische Überlegungen. Es ist postuliert worden, daß die therapeutische Gabe von L-DOPA, das im Gehirn zu Dopamin dekarboxyliert und schließlich u. a. durch MAO-B abgebaut wird, aufgrund der Bildung von H_2O_2 die Progression der Krankheit beschleunigen könnte (Lees 1995). Es gibt mehrere retrospektive klinische Studien, die diese Hypothese zu stützen scheinen, weil Patienten mit längerer L-DOPA-Gabe schwerer behindert waren und häufiger On-off-Effekte hatten als solche, bei den die L-DOPA-Therapie erst später im Verlauf begonnen wurde. Andere Studien hingegen kamen zu dem Schluß, daß es sich dabei um einen Selektionseffekt handeln dürfte (Patienten mit von Anfang an schwereren Symptomen bei gleicher Krankheitsdauer erhalten früher L-DOPA). Eine doppelblinde Vergleichstudie zwischen L-DOPA und Bromocriptin zur Frühbehandlung des M. Parkinson wurde wegen höherer Mortalität in der L-DOPA-Gruppe vorzeitig abgebrochen (Przuntek et al. 1992). Allerdings bleibt der Zusammenhang zwischen diesem bisher nicht reproduziertem Befund (andere Studien berichten über eine niedrigere Mortalität von L-DOPA-behandelten Patienten im Vergleich zu unbehandelten Patienten) und der hypothetischen Neurotoxizität von L-DOPA unklar. Eine britische Studie fand eine höhere Mortalität bei Kombinationstherapie (L-DOPA + Selegilin) als mit L-DOPA alleine (Lees 1995). Insgesamt erlauben die Daten diesbezüglich keinen definitiven Schluß und dürften am ehesten darauf hinweisen, daß eine individuell angepaßte und dosierte Medikation zur nebenwirkungsarmen Parkinson-Behandlung erforderlich ist. Es erscheint vernünftig, v. a. bei relativ jungen Patienten, L-DOPA nicht in der Frühbehandlung, sondern erst dann einzusetzen, wenn Dopaminagonisten keinen ausreichenden Effekt mehr erzielen (Przuntek et al. 1996).

Ebenfalls an die Sauerstoff-Radikal-Hypothese knüpft eine postulierte neuroprotektive Wirkung des MAO-B-Hemmers Selegilin (Syn.: Deprenyl) an, da eine Hemmung dieses Dopaminabbauweges die Entstehung von H_2O_2 reduzieren und eine Aktivierung MPTP-ähnlicher Toxine verhindern sollte. Dies wurde in einer umfangreichen prospektiven Studie, der DATATOP-Studie (Parkinson Study Group 1993) an 800 Patienten mit beginnendem M. Parkinson im Vergleich mit dem Sauerstoff-Radikalfänger α-Tocopherol (Vitamin E) eingehend untersucht. Bei den Selegilin-behandelten Patienten wurde der Zeitpunkt, zu dem eine L-DOPA-Gabe notwendig wurde, signifikant später erreicht. Eine eingehende Analyse der Daten und weitere Beobachtung der Selegilin-behandelten Patienten ergab jedoch, daß auch ein milde symptomatische Wirkung von Selegilin den beobachteten Effekt erklären kann, und eine neuroprotektive Wirkung nicht bewiesen werden konnte (Parkinson Study Group 1996). Zahlreiche Studien belegen einen günstigen Effekt von Selegilin in der Kombinationstherapie mit einer deutlichen Reduktion der erforderlichen L-DOPA-Dosis.

Aufgrund der oben dargelegten biochemischen Mechanismen könnte eine neuroprotektive Wirkung möglicherweise auch mit Sauerstoff-Radikalfängern, insbesondere dem bereits erwähnten α-Tocopherol (Vitamin E) erzielt werden. Im Gegensatz zu manchen oben referierten epidemiologischen Studien hat die DATATOP-Studie hierzu ein negatives Ergebnis erbracht. Antioxidative Wirkungen wurden in vitro auch für einige Dopaminagonisten beschrieben (Olanow 1997). Es ist jedoch noch fraglich, ob dies von klinischer Relevanz ist. Lisurid, Pergolid und Cabergolin haben zudem als Ergotamin-Derivate u. a. das Langzeit-Nebenwirkungsrisiko fibrosierender Bindegewebserkrankungen. Neue, nicht von Ergotamin abgeleitete Dopamin-Agonisten (Pramipexol, Ropirinol) befinden sich in der klinischen Prüfung. Bereits heute möglich ist die Frühbehandlung mit Amantadin, die im Vergleich mit unbehandelten Patienten mit einer langfristigen günstigen Beeinflussung der Symptomatik einhergeht (Uitti et al. 1996). Der Hauptgrund für Empfehlungen zum Einsatz von Amantadin oder Selegilin in der Frühbehandlung v. a. junger Parkinson-Patienten (Tabelle 1) liegt in der Verzögerung bzw. der Reduktion der L-DOPA-Gabe (Geerts et al. 1996).

Tabelle 1. Medikamente (mit Anfangsdosierung) zur Frühbehandlung des M. Parkinson

Besonders geeignete, zugelassene Medikamente:
- Amantadin (z. B. PK-Merz Tbl., 1–2 × 100 mg tgl.)
- Selegilin (z. B. Movergan Tbl., 1–2 × 5 mg tgl.)

Bei stärkerer Symptomatik:
- L-DOPA (z. B. Madopar Kps., 2–3 × 62,5 mg, Nacom Tbl., 2–3 × 100 mg)
- Bromocriptin (z. B. Pravidel Kps., initial 1,25 mg abends, mit Steigerung)

In klinischer Prüfung:
- Lisurid, Pergolid, Cabergolin (für Kombinationsbehandlung mit L-DOPA zugelassen)
- Pramipexol, Ropirinol

12.3 Demenz vom Alzheimer-Typ (DAT)

Obwohl bis heute nicht klar ist, ob es sich bei dem klinischen Bild der DAT (progrediente Gedächtnisstörung mit Beeinträchtigung weiterer kognitiver Funktionen bei weitgehender Erhaltung der primären motorischen und sensorischen Funktionen) um eine Erkrankung mit einheitlicher Pathogenese handelt, stellen sich klinisch und pathologisch die wesentlichen Befunde einheitlich dar. Die früher in Deutschland übliche Unterscheidung zwischen einem Morbus Alzheimer mit überwiegend präsenilem Beginn und einer senilen „arteriosklerotischen" Demenz des höheren Lebensalters entspricht nicht mehr dem Stand der Wissenschaft. Unabhängig vom Manifestationsalter finden sich bei DAT im gesamten Gehirn neuritische Plaques in großer Zahl, die hauptsächlich aus Aβ-Amyloid bestehen und von dystrophischen Neuriten umgeben sind. Das Aβ-Amyloid ist ein abnormes Abbauprodukt des Amyloid-Precursor-Proteins (APP), das ein normaler Membranbestandteil des Gehirns ist. Der abnorme Abbauprozeß und die pathologische Ablagerung kann beschleunigt werden durch Mutationen des APP-Gens, das auf dem Chromosom 21 lokalisiert ist, und wahrscheinlich auch durch weitere seltene genetische Formen der DAT, die durch Mutationen von Präsenilin-1 und -2 bedingt sind. Auch der wesentlich häufigere genetische prädisponierende Faktor, die Expression des Apolipoprotein-E4-Allels, begünstigt wahrscheinlich die Aβ-Amyloid-Ablagerung. Unmittelbare, klinisch nutzbare therapeutische Ansatzpunkte ergeben sich jedoch aus diesen pathophysiologischen Prozessen, die wahrscheinlich hauptsächlich auf Interaktionen verschiedener Proteasen beruhen, bisher nicht.

Ein weiteres pathologisches Charakteristikum sind Veränderungen des neuronalen Zytoskeletts mit Ablagerung fibrillärer Elemente (engl. neurofibrillary tangles), die schließlich zum Absterben der betroffenen Neurone führen. Im Gegensatz zu den neuritischen Plaques zeigen sie ein ausgeprägtes topographisches Verteilungsmuster. Zu Beginn der Erkrankung finden sie sich nur in Strukturen des mesialen temporalen Kortex (Subiculum, entorhinaler Kortex, Hippocampus). In dieser Phase bestehen allenfalls leichte Gedächtnisstörungen, die auch bei anderen Erkrankungen auftreten können und noch nicht die klinische Diagnosestellung erlauben. Im weiteren Verlauf wird dann auch der neokortikale temporale, parietale und frontale Assoziationskortex betroffen (Braak u. Braak 1991). Schweregrad und Lokalisation dieser Veränderungen korrelieren wesentlich besser mit den klinischen Symptomen und lokalen Durchblutungs- und Stoffwechselveränderungen, die mit SPECT oder PET dargestellt werden können (siehe Beitrag Heiss) als die Plaques. Ihre Rolle in der Pathogenese ist jedoch noch unklar; ihre Entstehung geht mit einer abnormen Phosphorylierung des Intermediärfilament-Proteins τ einher (Trojanowski et al. 1995). Möglicherweise trägt der neuronale Untergang im temporomesialen Kortex aufgrund seiner ausgedehnten axonalen und neuritischen Projektionsbahnen zu einer funktionellen Störung mit schließlicher Bildung neuritischer Plaques in anderen Teilen des Gehirns bei.

Mit dem Benzothiazol-Derivat Sabeluzole befindet sich ein Medikament in klinischer Prüfung, das eine Stabilisierung des Zytoskeletts bewirken und so das Fortschreiten der Erkrankung verlangsamen soll (Geerts et al. 1996, Uberti et al. 1997). Bei Alzheimer-Patienten im Vergleich zu Placebo über ein Jahr gegeben, bewirkte es eine Stabilisierung einiger kognitiver Testparameter, der Nachweis einer neuroprotektiven Wirkung konnte jedoch bisher nicht geführt werden (Mohr et al. 1997).

Eine Schädigung des oxidativen Stoffwechsels durch Akkumulation mitochondrialer Schäden wird auch bei DAT diskutiert. Stützende Befunde sind die vermehrte Lipidperoxidation sowie die vermehrte Freisetzung von freien Radikalen durch Aβ-Amyloid in vitro (Kaufmann et al. 1996). In Betracht kommt wiederum die Gabe von α-Tocopherol (Vitamin E) und Selegilin. Für beide Substanzen wurde eine Verzögerung der Krankheitsprogression (definiert durch Tod, Aufnahme in ein Pflegeheim oder schwere Demenz) um etwa ein halbes Jahr demonstriert (Sano et al. 1997). Vitamin E wurde dabei in hoher Dosierung (2 × 1000 IU tgl.) verabreicht. Die Kombination beider Substanzen war nicht stärker wirksam als jede Substanz einzeln. Für einen bereits seit längerer Zeit im Handel befindlichen Extrakt aus Gingko biloba (Egb 761, Tebonin forte) wurde in vitro gezeigt, daß einige Bestandteile (die Flavonoide Myricetin und Quercetin) wirksame Radikal-Fänger sind. Eine Doppelblindstudie nach aktuellen US-Standards bei 309 DAT-Patienten über 52 Wochen demonstrierte, daß die kognitiven Funktionen in diesem Zeitraum unter Verum stabil blieben und daß sich dies signifikant von Placebo unterschied, wo ein deutlicher Abfall zu verzeichnen war (LeBars et al. 1997).

Aus mehreren epidemiologischen Studien, einschließlich einer großen prospektiven Studie (Baltimore Study of Aging; Stewart et al. 1997), ergeben sich Hinweise darauf, daß der Langzeitgebrauch (2 Jahre oder mehr) von nichtsteroidalen Antiphlogistika mit einer um 60% reduzierten Inzidenz von DAT einhergeht. Dieser protektive Effekt wird in Zusammenhang gebracht mit der Hemmung entzündlicher Prozesse (Aktivierung von Komplement, Mikroglia, Zytokinen und Akute-Phase-Proteinen), die bei der Entstehung neuritischer Plaques mitbeteiligt sind. Für nicht antiphlogistisch wirksame Analgetika, wie Paracetamol, war ein Schutzeffekt nicht zu erkennen, für eine kürzer dauernde Einnahme bzw. Langzeiteinnahme in niedriger Dosierung (Aspirin aus vaskulärer Indikation) bestand ein geringerer protektiver Effekt. Eine Doppelblindstudie hat ebenfalls einen protektiven Effekt von 100–150 mg Indomethacin täglich gezeigt, allerdings mit erheblichen Nebenwirkungen, so daß dieser therapeutsiche Ansatz v. a. im Hinblick auf das Wirkungs-Nebenwirkungsverhältnis noch nicht definitiv beurteilbar ist (Rogers et al. 1993). Von besonderem Interesse ist die Entwicklung von Antiphlogistika, die spezifisch die Cyclooxygenase-Isoform 2 hemmen, da diese v. a. im Neokortex und in limbischen Strukturen exprimiert wird, die besonders von DAT betroffen sind (Kaufmann et al. 1996).

Steroide haben zahlreiche zentralnervöse Wirkungen. Neben einem evtl. günstigen antiphlogistischen Effekt von Glucocorticoiden gibt es auch Befunde, die auf neurotoxische Wirkung v. a. in höherer Dosierung hinweisen (Behl et al. 1997). Östrogen-Substitution bei menopausalen Frauen scheint die Inzidenz von DAT zu reduzieren (Paganini-Hill u. Henderson 1996). Jedoch ist auch hier das langfristige Wirkungs-Nebenwirkungs-Verhältnis noch nicht sicher abzuschätzen.

Ein Mechanismus, dessen Beteiligung bei nahezu allen degenerativen Erkrankungen des ZNS vermutet wird, ist eine Überstimulation der Rezeptoren für N-Methyl-D-Aspartat (NMDA) durch den exzitatorischen Neurotransmitter Glutamat oder verwandte Substanzen. Es ist umfangreich experimentell belegt, daß dies v. a. im Hippocampus neuronale Degeneration auslösen kann, die mit verstärktem Calcium-Einstrom einhergeht. Mehrere NMDA-Antagonisten, die v. a. im Hinblick auf einen neuroprotektiven Effekt bei Ischämie geprüft wurden, haben sich jedoch entweder selbst als neurotoxisch erwiesen (z. B. MK-801, Syn. Dizocilpine) (Matsumoto et al. 1995) oder waren mit starken sedierenden und halluzinogenen Nebenwirkungen (Übelkeit, Somnolenz, Agitation und Halluzinationen) behaftet (z. B. Dextrorphan) (Albers et al. 1995). In der klinischen Prüfung für den ischämischen Insult befindet sich Lubeluzole, ein NMDA-Antagonist der die NO-vermittelte Toxizität reduziert (Maiese et al. 1997), und Aptiganel (Muir et al. 1997). Ferner gibt es Hinweise dafür, daß das Nootropikum und Antispastikum Memantine eine NMDA-antagonisierende Wirkung hat (Chen et al. 1992).

Die Integrität und Funktionsfähigkeit von Neuronen hängt von der Gegenwart neurotropher Faktoren ab. Am besten untersucht im Hinblick auf ein mögliches therapeutisches Potential ist NGF (nerve growth factor), der insbesondere auch in den cholinergen Neuronen des basalen Vorderhirns exprimiert wird, die bei DAT stark betroffen sind. Die systemische Gabe ist jedoch wegen der Blut-Hirn-Schranke, die eine zerebrale Aufnahme verhindert, nicht sinnvoll, auch von einer intraventrikulären Gabe sind keine wirksamen Konzentrationen im Hirngewebe zu erwarten. Hoffnungen knüpfen sich deshalb an Substanzen, die die Ausschüttung oder Wirkung von NGF verstärken (Yamada et al. 1997), wie z. B. Propentofyllin (Marcusson et al. 1997) und Idobenone (Weyer et al. 1997), die sich in klinischer Prüfung befinden. Auch das ACTH-Analog Ebiratide hat im Tierexperiment neurotrophe Wirkung gezeigt (Matsumoto et al. 1995).

Konkrete Ansatzpunkte zu einer vorwiegend symptomatisch orientierten Therapie bei DAT ergeben sich aus dem erheblichen cholinergen Defizit, das durch die Degeneration der cholinergen Neurone des basalen Vorderhirns (N. basalis magnocellularis Meynert) verursacht wird. Es ist klinisch und experimentell gut belegt, daß durch eine Stimulation zentraler muscarinerger Rezeptoren die Gedächtnisleistung sowohl bei Normalpersonen als auch bei DAT-Patienten verbessert werden kann, während die Stimulation nicotinerger Rezeptoren die Aufmerksamkeit steigern kann (Cummings u. Kaufer 1996). Zahlreiche muscarinerge Agonisten befinden sich derzeit in der klinischen Prüfung, u. a. AF102B, Memric, Milameline und Xanomeline (Bodick et al. 1997). Von besonderem Interesse sind dabei auch experimentelle Befunde, die über die symptomatische Wirkung hinaus eine günstige Beeinflussung der APP-Prozessierung (Eckols et al. 1995, Pittel et al. 1996), der τ-Phosphorylierung (Sadot et al. 1996) und der NGF-Wirkung (Gurwitz et al. 1995) beschreiben, die den Verlauf der Erkrankung günstig beeinflussen könnten.

Auch die Gabe physiologischer Vorläufer des Acetylcholins zur Förderung der endogenen Neurotransmitterproduktion wurde wiederholt versucht. Am bekanntesten ist die Gabe von Phosphatidylcholin (Syn.: Lecithin), das sich jedoch in Doppelblindstudien als nicht wirksam erwiesen hat. Auch für die verwandte Substanz Phosphatidylserin konnte eine anhaltende Wirkung nicht nachgewiesen werden (Heiss et al. 1994). Citicoline (CDP-Cholin, ein Coenzym der Lecithin-Synthese) (Secades u. Frontera 1995) und Acetylcarnitin befinden sich noch in klinischer Prüfung. Ein verwandter Ansatz wird mit Linopirdine verfolgt, das die Acetylcholinfreisetzung begünstigen soll (Rockwood et al. 1997).

Am weitesten in der praktischen klinischen Anwendung fortgeschritten ist die Möglichkeit, die synaptische Verfügbarkeit von Acetylcholin durch Hemmung der Acetylcholinesterase (AchE) zu erhöhen. Seit einigen Jahren verfügbar ist dafür Tacrin (Cognex), dessen günstige Wirkung auf kognitive Funktionen in mehreren Studien nachgewiesen wurde (Davis u. Powchik 1995, Knopman et al. 1996). Eine erhebliche Limitierung in der praktischen Anwendung stellt jedoch die hohe Rate von Nebenwirkungen dar, die z. T. durch periphere Cholinesterase-Hemmung (gastrointestinale Beschwerden, Übelkeit, Schwitzen, Schwindel) zu erklären sind, aber auch eine hepatische Toxizität einschließen. Die Anwendung erfordert deshalb schrittweise eine Aufdosierung bis zu einer individuell tolerablen Dosis und v. a. anfangs eine engmaschige Überwachung der Laborwerte.

Seit kurzem ist mit Donepezil (Aricept) ein AchE-Hemmer mit höherer Spezifität und dementsprechend günstigerem Nebenwirkungsprofil verfügbar, der eine signifikante dosisabhängige Verbesserung einiger kognitiver Funktionen bewirkt (Rogers et al. 1996). Bei einer empfohlenen Dosis von 1 × 5–10 mg täglich ist lediglich bei etwa 10% der Patienten mit wesentlichen Nebenwirkungen (v. a. Übelkeit, Diarrhoe) zu rechnen. Weitere AchE-Hemmer, darunter das bereits als Antihelminthikum gebräuchliche Metrifonat (Becker et al. 1996, Cummings et al. 1997), ferner Exelon (ENA713, dessen cholinerger Mechanismus noch nicht vollständig geklärt ist) (Anand et al. 1996), der Chrysanthemen-Extrakt Galanthamin (in Österreich zugelassen) (Rainer 1997), Suronacrine und Velnacrine befinden sich in der klinischen Prüfung. Es ist somit damit zu rechnen, daß bezüglich der symptomatischen Therapie in absehbarer Zeit eine Auswahl von Präparaten zur Verfügung stehen wird, so wie wir es in der Parkinson-Behandlung bereits seit längerer Zeit kennen. Inwieweit die neuen Präparate im Vergleich zu herkömmlichen Nootropika, wie z. B. Piracetam, das eine allgemeine Steigerung des zerebralen Glukosemetabolismus bewirkt (Heiss et al. 1988), einen wesentlichen Vorteil bieten, ist jedoch noch nicht sicher einzuschätzen. Ihr pharmakologischer Ansatzpunkt ist besser charakterisiert und die klinischen Prüfungen entsprechen meist besser den aktuellen Standards. Direkte Vergleichsstudien liegen jedoch bisher nicht vor und die Tatsache, daß die Milderung des cholinergen Defizits nur eines unter zahlreichen Neurotransmitter-Defiziten bei DAT beeinflußt, stellt eine klare Limitierung der zu erwartenden Wirkung dar.

12.4 Zusammenfassung

Die Effektivität einer pharmakologischen Frühbehandlung degenerativer Erkrankungen des Gehirns, insbesondere von DAT und M. Parkinson, im Sinne einer Neuroprotektion ist bisher nicht eindeutig belegt. Vorbeugende Maßnahmen betreffen vor allem die Nahrungsmittelauswahl, bei der ein hoher Anteil an Radikalfängern, insbesondere Vitamin E, wahrscheinlich günstig ist. Für einige Medikamente gibt es Hinweise, daß sie den Krankheitsverlauf günstig beeinflussen können. Dies sind bei M. Parkinson vor allem MAO-B-Hemmer (Selegilin) und Amantadin, wobei die symptomatische von einer verlaufsbeeinflussenden Wirkung bisher nicht sicher abzugrenzen ist. Bei M. Alzheimer kommen neben Selegilin, Vitamin E in hoher Dosierung und Gingko-biloba-Extrakt auch nichtsteroidale Antiphlogistika und Östrogensubstitution (bei Frauen) in Betracht, wobei bisher keine definitiv aussagefähigen Daten zum Zeitpunkt des Behandlungsbeginns und zur Wirkungs-Nebenwirkungs-Relation vorliegen. Deshalb sind eindeutige Empfehlungen noch nicht möglich.

Klarer stellt sich die Situation bei der symptomatischen Therapie dar. Bei M. Parkinson kommt eine breite Auswahl wirksamer Medikamente in Betracht. Der Behandlungsbeginn wird durch eine beginnende Behinderung bestimmt, da zu diesem Zeitpunkt auch unvermeidliche Nebenwirkungen in Kauf genommen werden können. Bei stärkerer Symptomatik ist nach wie vor L-DOPA (in fixer Kombination mit Decarboxylasehemmern) das wirkungsvollste Medikament, während bei leichter Symptomatik Selegilin oder Amantadin ausreichend sein können. Bei DAT konkurrieren traditionelle Nootropika mit neueren AchE-Inhibitoren und Cholinagonisten, die besser charakterisierte Wirkungen, aber auch stärkere Nebenwirkungen aufweisen.

Literatur

Albers GW, Atkinson RP, Kelley RE, Rosenbaum DM (1995) Safety, tolerability, and pharmacokinetics of the N-methyl-D-aspartate antagonist dextrorphan in patients with acute stroke. Stroke 26 (2): 254–258

Anand R, Gharabawi G, Enz A (1996) Efficacy and safety results of the early phase studies with exelon(TM) (ENA-713) in Alzheimers disease – An overview. J Drug Dev Clin Pract 8 (2): 109–116

Becker RE, Colliver JA, Markwell SJ, Moriearty PL, Unni LK, Vicari S (1996) Double-blind placebo-controlled study of metrifonate, an acetylcholinesterase inhibitor, for Alzheimer disease. Alzheimer Dis Assoc Disord 10 (3): 124–131

Behl C, Lezoualc, Trapp T, Widmann M, Skutella T, Holsboer F (1997). Glucocorticoids enhance oxidative stress-induced cell death in hippocampal neurons in vitro. Endocrinology 138 (1): 101–106

Bodick NC, Offen WW, Levey AI, Cutler NR, Gauthier SG, Satlin A, Shannon HE, Tollefson GD, Rasmussen K, Bymaster FP, et al. (1997) Effects of xanomeline, a selective muscarinic receptor agonist, on cognitive function and behavioral symptoms in Alzheimer disease. Arch Neurol 54 (4): 465–473

Braak H, Braak E (1991) Neuropathological stageing of Alzheimer-related changes. Acta Neuropathol 82 (4): 239–259

Calne DB, Langston JW, Martin WR, Stoessl AJ, Ruth TJ, Adam MJ, Pate BD, Schulzer M (1985) Positron emission tomography after MPTP: observations relating to the cause of Parkinson's disease. Nature 317 (6034): 246–248

Chen HS, Pellegrini JW, Aggarwal SK, Lei SZ, Warach S, Jensen FE, Lipton SA (1992) Open-channel block of N-methyl-D-aspartate (NMDA) responses by memantine: therapeutic advantage against NMDA receptor-mediated neurotoxicity. J Neurosci 12 (11): 4427–4436

Cummings JL, Kaufer D (1996) Neuropsychiatric aspects of Alzheimers disease – The cholinergic hypothesis revisited. Neurology 47 (4): 876–883

Cummings J, Bieber F, Mas J, et al. (1997) Metrifonate in Alzheimer's disease: Results of a dose-finding study. In: Iqbal K, Winblad B, Nishimura H, Takeda M, Wisniewski HM (eds) Alzheimer's Disease: Biology, Diagnosis and Therapeutics. Wiley, Chichester, pp 665–669

Davis KL, Powchik P (1995) Tacrine. Lancet 345 (8950): 625–630

De Rijk MC, Breteler MB, Denbreeijen JH, Launer LJ, Grobbee DE, Vandermeche FA, Hofman A (1997) Dietary antioxidants and Parkinson disease – The Rotterdam study. Arch Neurol 54 (6): 762–765

Eckols K, Bymaster FP, Mitch CH, Shannon HE, Ward JS, Delapp NW (1995) The muscarinic M1 agonist xanomeline increases soluble amyloid precursor protein release from Chinese hamster ovary-M1 cells. Life Sci 57 (12): 1183–1190

Geerts H, Nuydens R, Dejong M, Cornelissen F, Nuyens R, Wouters L (1996) Sabeluzole stabilizes the neuronal cytoskeleton. Neurobiol of Aging 17 (4): 573–581

Graham JE, Rockwood K, Beattle BL, Eastwood R, Gauthier S, Tuokko H, McDowell I (1997) Prevalence and severity of cognitive impairment with and without dementia in an elderly population. Lancet 349: 1793–1796

Gurwitz D, Haring R, Pinkaskramarski R, Stein R, Heldman E, Karton Y, Fisher A (1995) NGF-dependent neurotrophic-like effects of AF102B, an M1 muscarinic agonist, in PC12M1 cells. Neuroreport 6 (3): 485–488

Heiss WD, Hebold I, Klinkhammer P, Ziffling P, Szelies B, Pawlik G, Herholz K (1988) Effect of piracetam on cerebral glucose metabolism in Alzheimer's disease as measured by positron emission tomography. J Cereb Blood Flow Metab 8 (4): 613–617

Heiss WD, Kessler J, Mielke R, Szelies B, Herholz K (1994) Long-term effects of phosphatidylserine, pyritinol, and cognitive training in Alzheimer's disease. A neuropsychological, EEG, and PET investigation. Dementia 5 (2): 88–98

Hellenbrand W, Boeing H, Robra BP, Seidler A, Vieregge P, Nischan P, Joerg J, Oertel WH, Schneider E, Ulm G (1996a) Diet and Parkinson's disease. II: A possible role for the past intake of specific nutrients. Results from a self-administered food-frequency questionnaire in a case-control study. Neurology 47 (3): 644–650

Hellenbrand W, Seidler A, Boeing H, Robra BP, Vieregge P, Nischan P, Joerg J, Oertel WH, Schneider E, Ulm G (1996b) Diet and Parkinson's disease. I: A possible role for the past intake of specific foods and food groups. Results from a self-administered food-frequency questionnaire in a case-control study. Neurology 47 (3): 636–643

Hornykiewicz O (1966) Dopamine (3-hydroxytyramine) and brain function. Pharmacol Rev 18 (2): 925–964

Kaufmann WE, Worley PF, Pegg J, Bremer M, Isakson P (1996) COX-2, a synaptically induced enzyme, is expressed by excitatory neurons at postsynaptic sites in rat cerebral cortex. Proc Natl Acad Sci USA 93 (6): 2317–2321

Knopman D, Schneider L, Davis K, Talwalker S, Smith F, Hoover T, Gracon S (1996) Long-term tacrine (Cognex) treatment: effects on nursing home placement and mortality. Tacrine Study Group. Neurology 47 (1): 166–177

Koller WC, Montgomery EB (1997) Issues in the early diagnosis of Parkinsons-disease. Neurology 49 (Suppl 1): 10–25

LeBars PL, Katz MM, Berman N, Itil TM, Freedman AM, Schatzberg AF (1997) A placebo-controlled, double-blind randomized trial of an extract of ginkgo biloba for dementia. J Am Med Assoc 278 (16):1327–1332

Lees AJ (1995) Comparison of therapeutic effects and mortality data of levodopa and levodopa combined with selegiline in patients with early, mild Parkinson's disease. Parkinson's Disease Research Group of the United Kingdom. BMJ 311 (7020): 1602–1607

Logroscino G, Marder K, Cote L, Tang MX, Shea S, Mayeux R (1996) Dietary lipids and antioxidants in Parkinson's disease: a population-based, case-control study. Ann Neurol 39 (1): 89–94

Maiese K, TenBroeke M, Kue I (1997) Neuroprotection of lubeluzole is mediated through the signal transduction pathways of nitric oxide. J Neurochem 68 (2): 710–714

Marcusson J, Rother M, Kittner B, Rossner M, Smith RJ, Babic T, Folnegovicsmalc V, Möller HJ, Labs KH (1997) A 12-month, randomized, placebo-controlled trial of propentofylline (HWA 285) in patients with dementia according to DSM III-R. Dement Geriatr Cogn Disord 8 (5): 320–328

Matsumoto T, Tsuda S, Nakamura S (1995) The neurotrophic effects of ebiratide, an analog of ACTH(4–9), on cultured septal cells and aged rats. J Neural Transm Gen Sect 100 (1): 1–15

Mohr E, Nair NV, Sampson M, Murtha S, Belanger G, Pappas B, Mendis T (1997) Treatment of Alzheimers disease with sabeluzole - Functional and structural correlates. Clinical Neuropharmacology 20 (4): 338–345

Morens DM, Grandinetti A, Waslien CI, Park CB, Ross GW, White LR (1996) Case-control study of idiopathic Parkinson's disease and dietary vitamin E intake. Neurology 46 (5): 1270–1274

Muir KW, Grosset DG, Lees KR (1997) Effects of prolonged infusions of the NMDA antagonist aptiganel hydrochloride (CNS 1102) In normal volunteers. Clin Neuropharmacol 20 (4): 311–321

Olanow CW (1997) Attempts to obtain neuroprotection in Parkinsons-disease. Neurology 49 (Suppl 1): 26- 33

Paganini-Hill A, Henderson VW (1996) Estrogen replacement therapy and risk of Alzheimer disease. Arch Inter Med 156 (19):2213–2217.

Parkinson Study Group (1993) Effects of tocopherol and deprenyl on the progression of disability in early Parkinson's disease. The Parkinson Study Group. N Engl J Med 328 (3): 176–183

Parkinson Study Group (1996) Impact of deprenyl and tocopherol treatment on Parkinson's disease in DATATOP patients requiring levodopa. Parkinson Study Group. Ann Neurol 39 (1): 37–45

Pittel Z, Heldman E, Barg J, Haring R, Fisher A (1996) Muscarinic control of amyloid precursor protein secretion in rat cerebral cortex and cerebellum. Brain Res 742 (1–2): 299–304

Polymeropoulos MH, Lavedan C, Leroy E, Ide SE, Dehejia A, Dutra A, Pike B, Root H, Rubenstein J, Boyer R, et al. (1997) Mutation in the alpha-synuclein gene identified in families with Parkinson's disease. Science 276 (5321): 2045–2047

Przedborski S, Jackson-Lewis V, Yokoyama R, Shibata T, Dawson VL, Dawson TM (1996) Role of neuronal nitric oxide in 1-methyl-4-phenyl-1,2,3,6-tetrahydropyridine (MPTP)-induced dopaminergic neurotoxicity. Proc Natl Acad Sci USA 93 (10): 4565–4571

Przuntek H, Welzel D, Blumner E, Danielczyk W, Letzel H, Kaiser HJ, Kraus PH, Riederer P, Schwarzmann D, Wolf H (1992) Bromocriptine lessens the incidence of mortality in L-dopa-treated Parkinsonian patients: prado-study discontinued. Eur J Clin Pharmacol 43 (4): 357–363

Przuntek H, Welzel D, Gerlach M, Blumner E, Danielczyk W, Kaiser HJ, Kraus PH, Letzel H, Riederer P, Überla K (1996) Early institution of bromocriptine in Parkinson's disease inhibits the emergence of levodopa-associated motor side effects. Long-term results of the PRADO study. J Neural Transm Gen Sect 103 (6): 699–715

Rainer M (1997) Clinical studies with galanthamine. Drugs of Today 33 (4): 273–279

Rockwood K, Beattie BL, Eastwood MR, Feldman H, Mohr E, Prysephillips, Gauthier S (1997) A randomized, controlled trial of linopirdine in the treatment of Alzheimers disease. Can J Neurol Sci 24 (2): 140–145

Rogers J, Kirby LC, Hempelman SR, Berry DL, McGeer PL, Kaszniak AW, Zalinski J, Cofield M, Mansukhani L, Willson P (1993) Clinical trial of indomethacin in Alzheimer's disease. Neurology 43 (8): 1609–1611

Rogers SL, Friedhoff LT, Apter JT, Richter RW, Hartford JT, Walshe TM, Baumel B, Linden RD, Kinney FC, Doody RS, et al. (1996) The efficacy and safety of donepezil in patients with Alzheimers disease – Results of a multicentre, randomized, double-blind, placebo-controlled trial. Dementia 7 (6): 293–303

Sadot E, Gurwitz D, Barg J, Behar L, Ginzburg I, Fisher A (1996) Activation of M(1) muscarinic acetylcholine receptor regulates tau phosphorylation in transfected pc12 cells. J Neurochem 66 (2): 877–880

Sano M, Ernesto C, Thomas RG, Klauber MR, Schafer K, Grundman M, Woodbury P, Growdon J, Cotman DW, Pfeiffer E, et al. (1997) A controlled trial of selegiline, alpha-tocopherol, or both as treatment for Alzheimers disease. N Engl J Med 336 (17): 1216–1222

Secades JJ, Frontera G (1995) CDP-choline – Pharmacological and clinical review. Methods Find Exp Clin Pharmacol 17 (Suppl B): 1–54

Seidler A, Hellenbrand W, Robra BP, Vieregge P, Nischan P, Joerg J, Oertel WH, Ulm G, Schneider E (1996) Possible environmental, occupational, and other etiologic factors for Parkinson's disease: a case-control study in Germany. Neurology 46 (5): 1275–1284

Snyder SH, D'Amato RJ (1985) Predicting Parkinson's disease. Nature 317 (6034): 198–199

Stewart WF, Kawas C, Corrada M, Metter EJ (1997) Risk of Alzheimer's disease and duration of NSAID use. Neurology 48 (3): 626–632

Trojanowski JQ, Shin RW, Schmidt ML, Lee VM (1995) Relationship between plaques, tangles, and dystrophic processes in Alzheimer's disease. Neurobiol Aging 16 (3): 335–340

Uberti D, Rizzini C, Galli P, Pizzi M, Grilli M, Lesage A, Spano P, Memo M (1997) Priming of cultured neurons with sabeluzole results in long-lasting inhibition of neurotoxin-induced tau expression and cell death. Synapse 26 (2): 95–103

Uitti RJ, Rajput AH, Ahlskog JE, Offord KP, Schroeder DR, Ho MM, Prasad M, Rajput A, Basran P (1996) Amantadine treatment is an independent predictor of improved survival in Parkinson's disease. Neurology 46 (6):1551–1556

Vingerhoets FJ, Snow BJ, Lee CS, Schulzer M, Mak E, Calne DB (1994a) Longitudinal fluorodopa positron emission tomographic studies of the evolution of idiopathic parkinsonism. Ann Neurol 36 (5): 759–764

Vingerhoets FJ, Snow BJ, Tetrud JW, Langston JW, Schulzer M, Calne DB (1994b) Positron emission tomographic evidence for progression of human MPTP-induced dopaminergic lesions. Ann Neurol 36 (5):765–770

Weyer G, Babejdolle RM, Hadler D, Hofmann S, Herrmann WM (1997) A controlled study of 2 doses of idebenone in the treatment of Alzheimers-disease. Neuropsychobiology 36 (2): 73–82

Yamada K, Nitta A, Hasegawa T, Fuji K, Hiramatsu M, Kameyama T, Furukawa Y, Hayashi K, Nabeshima T (1997) Orally active ngf synthesis stimulators – Potential therapeutic agents in Alzheimers disease. Behav Brain Res 83 (1–2): 117–122

Diskussion zu Vortrag 12

Von Prof. Dr. K. Herholz

Ronge
Hat der anticholinerge Effekt der trizyklischen Antidepressiva einen negativen Einfluß auf die Entwicklung der Alzheimerschen Demenz?

Herholz
Diese Frage ist immer wieder diskutiert worden. Alle dazu vorliegenden Studien sind letztlich zu dem Schluß gekommen, daß es keine negativen Auswirkungen gibt, wenn die Indikation korrekt ist. Wenn also bei einem Alzheimer-Patienten zugleich eine medikationspflichtige Depression besteht und eine Therapie mit trizyklischen Antidepressiva indiziert erscheint, dann ergibt sich daraus eher eine günstige Beeinflussung der Symptomatik. Bisher liegen keinerlei Hinweise dafür vor, daß eine Therapie mit Trizyklika den Verlauf der Alzheimer-Erkrankung negativ beeinflußt.

Huber
Auf welche konkreten Befunde stützt sich die Aussage, daß die ersten neurohistopathologisch faßbaren Veränderungen im Gehirn schon drei bis fünf Jahre – einige Autoren sprechen sogar von bis zu dreißig Jahren – vor Beginn der ersten klinischen Demenzsymptome auftreten? Analoges gilt übrigens auch für die Schizophrenie: Prodrome bestehen bei schizophrenen Patienten bereits drei bis fünf Jahre vor der ersten psychotischen Episode.

Ein allgemein als gewichtig angesehenes Argument lautet: Wenn schon bei der ersten psychotischen Episode morphologische Veränderungen bestehen – beispielsweise Ventrikelerweiterungen – die später nicht weiter fortschreiten, dann muß es sich um eine Entwicklungsstörung handeln. Für die Alzheimersche Erkrankung gilt das natürlich nicht, denn die damit verbundenen morphologischen Veränderungen sind ja sehr wohl progredient. Aber es gibt ja noch andere hirnatrophische Prozesse, wie etwa von Beringer und Mallison beschrieben, die ebenfalls nicht mehr fortschreiten.

Herholz
Beim Morbus Alzheimer gibt es Hinweise auf sehr frühe hippocampale Veränderungen, die bereits im vierten bis fünften Lebensjahrzehnt auftreten. Natürlich kann der Pathologe nicht entscheiden, ob diese Patienten später auch eine Demenz entwickeln würden. Man muß also extrapolieren. Bei Dementen finden sich diese Veränderungen allerdings in sehr viel ausgeprägterer Form.

Es gibt aber noch weitere Hinweise: Beispielsweise zeigt die Kernspintomographie in einem relativ frühen Verlaufsstadium eine Atrophie der temporomesialen Strukturen, die zwar kein spezifischer, wohl aber ein sensitiver Marker für den Morbus Alzheimer ist. In entsprechenden Risikopopulationen ist sie sogar ein relativ guter Prädiktor. Auch PET-Untersuchungen zeigen bei vielen Patienten, bei denen die Symptomatik gerade erst beginnt, deutliche Stoffwechselveränderungen, die wahrscheinlich im selben Zusammenhang zu interpretieren sind.

Fuhrmann
Sie erwähnten, daß sich in der Therapie der Demenz hinsichtlich der neuroprotektiven Wirkung eine gewisse Hoffnung an die NMDA-Antagonisten knüpft. NMDA-Rezeptoren sind aber auch für das Gedächtnis von Bedeutung. Gibt es Hinweise dafür, daß man diese Neuroprotektion möglicherweise mit einer schlechteren Gedächtnisleistung bezahlt?

Herholz
NMDA-Antagonisten finden in der Therapie degenerativer Erkrankungen zunehmendes Interesse. Auch ein bereits in der Praxis befindlicher therapeutischer Ansatz bei Alzheimer-Demenz stützt sich auf diese Substanzen. Ein Problem sind allerdings ihre sedierenden, teils auch halluzinogenen Nebenwirkungen sowie Gedächtniseinbußen. Deshalb werden die klinischen Studien auch nicht bei der Alzheimer-Demenz durchgeführt, sondern überwiegend im Bereich der Schlaganfallforschung.

13 Biochemische und genetische Möglichkeiten zur Früherkennung der Alzheimer-Krankheit

A. KURZ, N. LAUTENSCHLAGER, M. RIEMENSCHNEIDER

Der neurodegenerative Prozeß der Alzheimer-Krankheit scheint sich bereits im Prä-Demenz-Stadium durch verschiedene Methoden nachweisen zu lassen: Neben einer planimetrischen und volumetrischen Bestimmung des Hippocampus durch Magnetresonanztomographie sowie der Messung des Glukosestoffwechsels durch Positronenemissionstomographie kommt dabei der Früherkennung anhand von biologischen Markern eine Rolle zu. Lange bevor sich die klinischen Symptome mit multiplen kognitiven Störungen, beträchtlichen Einschränkungen der Alltagskompetenz und Verhaltensänderungen einstellen, können Alzheimer-Patienten mit sehr leichtgradigen kognitiven Defiziten sowohl von gleichaltrigen gesunden Kontrollpersonen als auch von Patienten mit Demenzen anderer Ursache anhand der Tau-Protein-Konzentration und der Aspartat-Aminotransferase-Aktivität im Liquor mit hoher Trennschärfe abgegrenzt werden. Der Nachweis von pathogenen Genmutationen bleibt hingegen auf sehr wenige Familien begrenzt und erlaubt weder eine Aussage über den sicheren Ausbruch der Krankheit noch über den wahrscheinlichen Krankheitsbeginn.

13.1 Einleitung

Der neurodegenerative Prozeß der Alzheimer-Krankheit beginnt nicht in dem Augenblick, wo die ersten klinischen Symptome erkennbar werden. Nach heutigem Wissen setzen die histopathologischen Veränderungen schon Jahrzehnte zuvor in der entorhinalen Rinde und in den angrenzenden Strukturen des Hippocampus ein (Braak u. Braak 1996). Aus dieser Perspektive kennzeichnet das Syndrom der Demenz bereits ein fortgeschrittenes Stadium des Krankheitsprozesses. Wenn sich das typische klinische Bild mit multiplen kognitiven Störungen, Einschränkungen der Alltagskompetenz und Verhaltensänderungen eingestellt hat, beträgt die mittlere Überlebenswahrscheinlichkeit der Patienten nur noch 6 Jahre (Jost u. Grossberg 1995).

Eine Früherkennung der Alzheimer-Krankheit in ihrem Prä-Demenz-Stadium ist aus mehreren Gründen erstrebenswert. Sie würde den Betroffenen und ihren Familienangehörigen eine bessere Planung der Zukunft ermöglichen. Solange die Einschränkungen von Gedächtnis und Aufmerksamkeit

Bayer-ZNS-Symposium, Bd. XIII
Frühdiagnostik und Frühbehandlung psychischer Störungen
Hrsg. J. Klosterkötter

noch geringgradig sind, könnten kognitive Ersatz- und Umwegstrategien den Patienten helfen, ihre Leistungsfähigkeit länger aufrecht zu erhalten. Darüber hinaus würden Patienten im Prä-Demenz-Stadium am meisten von Behandlungsverfahren profitieren, die auf eine Verzögerung des biologischen Krankheitsverlaufs gerichtet sind (Aisen u. Davis 1997).

Die Kaskade pathologischer Vorgänge läßt mehrere Ansatzpunkte für eine Früherkennung anhand von biologischen Markern erkennen. Der Untergang von Nervenzellen und von synaptischen Verbindungen in den Strukturen des tiefen Temporallappens führt zu einer Schrumpfung des Hippocampus, der möglicherweise (De Leon et al. 1997) mit hochauflösender Magnetresonanztomographie planimetrisch und volumetrisch nachgewiesen werden kann. Der Ausfall funktionsfähiger Nervenzellen kommt in einer Asymmetrie des temporalen Stoffwechsels im Positronenemissionstomogramm zum Ausdruck (De Santi et al. 1995). Es gibt aber auch biochemische und genetische Möglichkeiten der Früherkennung, die in der folgenden Übersicht dargestellt werden.

13.2 Biochemische Marker

Als besonders interessanter Kandidat für einen biologischen Marker der Alzheimer-Krankheit hat sich in jüngster Zeit das Tau-Protein herausgestellt. Tau ist ein kleines phosphoryliertes Protein, das an neuronale Mikrotubuli angelagert ist und diese zellulären Strukturen stabilisiert. Bei der Alzheimer-Krankheit wird Tau durch ein Ungleichgewicht zwischen zellulären Kinasen und Phosphatasen übermäßig phosphoryliert, was die Bindungsfähigkeit an Mikrotubuli beeinträchtigt. In der Folge werden dimere Komplexe gebildet. Sie stellen vermutlich den Ausgangspunkt für die paarigen helikalen Filamente dar, aus denen die charakteristischen Neurofibrillenbündel überwiegend bestehen. Diese schränken den Stofftransport innerhalb der Zelle zunehmend ein und führt schließlich zum Absterben der Zelle. Beim Untergang von Neuronen kommt es zur Freisetzung der zytosolischen Fraktion von Tau in den Extrazellulärraum und in den Liquor. Dort kann das Protein mit empfindlichen Meßverfahren qualitativ bestimmt werden.

Eine weitere biochemische Anomalie der Alzheimer-Krankheit ist die Störung der Glukoseverwertung. Sie zwingt die Nervenzellen dazu, alternative Energiequellen wie glukogene Aminosäuren zu nutzen, vor allem Glutamat. Diese Verschiebung des Energiestoffwechsels ist möglicherweise begleitet von einer Aktivitätssteigerung der zugehörigen Enzyme, vor allem der Aspartat-Aminotransferase (AST), die ebenfalls im Liquor gemessen werden kann.

Wir haben diese beiden potentiellen biochemischen Marker der Alzheimer-Krankheit bei 58 Patienten mit Alzheimer-Krankheit, bei 21 Patienten mit anderen Demenzursachen, aber vergleichbarem klinischem Schweregrad und bei 30 kognitiv gesunden Kontrollpersonen bestimmt. Das Syndrom der Demenz wurde durch die Kriterien der ICD-10 definiert (Dilling et al. 1994), die Alzheimer-Krankheit durch die Kriterien der NINCDS-ADRDA-Arbeitsgruppe

(McKhann et al. 1984). Von den Alzheimer-Patienten waren 23 kognitiv nur sehr leichtgradig eingeschränkt. Sie erreichten im Mini-Mental-Status-Test (MMST) (Kessler et al. 1990) einen Wert von 25 Punkten oder mehr. Bei 35 weiteren Alzheimer-Patienten waren die kognitiven Störungen leicht bis mittelgradig; sie hatten MMST-Werte unter 25 Punkten (Tabelle 1). Der Liquor der kognitiv gesunden Kontrollpersonen wurde im Rahmen einer Myelographie bei Verdacht auf Diskusprolaps gewonnen. Die Tau-Protein-Konzentration wurde mittels eines „enzyme-linked immunosorbent assay" (ELISA) bestimmt, die Aktivität der AST durch eine optimierte kinetische UV-Methode.

Tabelle 1. Beschreibung von Patienten und Kontrollpersonen

Merkmal	Alzheimer-Krankheit, sehr leichtgradig	Alzheimer-Krankheit, leicht- bis mittelgradig	Andere Demenzursachen	Kontrollpersonen
n	23	35	21	30
Mittleres Alter	68,9	68,3	65	64,4
Mittlerer MMST-Wert	25,9	17,6	21,3	29,3

Tabelle 2 zeigt die Tau-Protein-Konzentrationen und AST-Aktivitäten der untersuchten Gruppen. Die mittlere Tau-Konzentration war bei den sehr leichtgradigen (600 ng/l) und bei den leicht- bis mittelgradigen (728 ng/l) Alzheimer-Patienten nicht signifikant verschieden, aber gegenüber Patienten mit anderen Demenzursachen (316 ng/l) und den Kontrollpersonen (173 ng/l) deutlich erhöht ($p < 0{,}001$). Der Unterschied der Tau-Konzentration war auch zwischen den Patienten mit anderen Demenzursachen und den Kontrollpersonen signifikant ($p < 0{,}001$). Aus diesen Ergebnissen geht hervor, daß die Bestimmung der Tau-Konzentration zwar die Alzheimer-Krankheit schon in den frühesten klinischen Stadien vom normalen Alter abgrenzen kann, jedoch zur Differentialdiagnose von Demenzursachen nicht optimal geeignet ist. Zwischen der Tau-Protein-Konzentration und dem Schweregrad der Demenz bestand bei den Alzheimer-Patienten kein signifikanter Zusammenhang. Die fehlende Beziehung könnte bedeuten, daß die Tau-Konzentration anzeigt, wie aktiv der neurodegenerative Prozeß zum Zeitpunkt der Untersuchung ist, aber nicht welchen Grad er erreicht hat. Dafür spricht einerseits, daß im Krankheitsver-

Tabelle 2. Tau-Protein und Aspartat-Aminotransferase im Liquor

Merkmal	Alzheimer-Krankheit, sehr leichtgradig	Alzheimer-Krankheit, leicht- bis mittelgradig	Andere Demenzursachen	Kontrollpersonen
Tau [ng/l]	600,0	727,5	315,6	172,6
AST [U/l]	9,9	10,3	6,7	5,8

lauf die Tau-Konzentration im Liquor von Alzheimer-Patienten nicht kontinuierlich ansteigt (Isoe et al. 1996) und daß bei der Creutzfeldt-Jakob-Krankheit mit einem rapiden Nervenzellverlust extrem hohe Tau-Konzentrationen gemessen werden.

Eine andere Konstellation ergab sich für die AST-Aktivitäten. Hier zeigte sich kein signifikanter Unterschied zwischen Patienten mit anderen Demenzursachen und Kontrollpersonen. Die AST-Aktivität in den beiden Alzheimer-Gruppen lag im Vergleich signifikant höher (p<0,001). Auch sie war unabhängig vom Schweregrad der Demenz. Durch die Kombination der beiden biologischen Marker gelang die Unterscheidung zwischen der Alzheimer-Krankheit in den frühesten klinischen Stadien und anderen Demenzursachen mit einer hohen Trennschärfe (Riemenschneider et al., 1997).

13.3 Genetische Marker

Das E4-Allel des Apolipoprotein-E-Gens auf Chromosom 19 ist der einzige bisher gesicherte genetische Risikofaktor für die Alzheimer-Krankheit. Die Allele E2, E3 und E4 sind normale Varianten eines Polymorphismus auf Chromosom 19. ApoE ist ein polymorphes Glykoprotein, das am Cholesterin-Transport beteiligt ist. Die Allelfrequenz von E4 beträgt bei unseren Alzheimer-Patienten 0,31, bei kognitiv gesunden gleichaltrigen Kontrollpersonen dagegen 0,10 (Kurz u. Müller 1997) (Tabelle 3).

Tabelle 3. ApoE-Allelfrequenzen von Alzheimer-Patienten und gesunden Kontrollen

ApoE-Allel	Patienten n = 308	Kontrollen n = 105	Chi-quadrat p
E2	0,05	0,12	< 0,01
E3	0,64	0,78	< 0,01
E4	0,31	0,10	< 0,01

Aus dieser Überrepräsentation errechnet sich für Träger eines E4-Allels ein relatives Risiko von 4, für E4-homozygote Personen sogar von 8. Das E4-Allel ist jedoch keine notwendige Bedingung für die Entstehung der Alzheimer-Krankheit, denn mehr als die Hälfte aller Patienten haben dieses Allel nicht geerbt, sind also aufgrund von anderen Ursachen erkrankt. Das E4-Allel ist auch keine hinreichende Bedingung, denn es gibt Träger des Allels, die ein sehr hohes Alter erreichen, ohne Krankheitszeichen aufzuweisen. Auch ist die Häufung des E4-Allels nicht krankheitsspezifisch. Erhöhte Allelfrequenzen fanden sich bei der Creuzfeldt-Jacob-Krankheit, bei den zerebrovaskulär verursachten Demenzen, bei der Pick-Krankheit und bei der Lewy-Körper-Krankheit. Auf keinen Fall eignet sich die Bestimmung des ApoE-Genotyps als prädiktiver Test zur Schätzung des Krankheitsrisikos bei symptomfreien Personen (American College of Medical Genetics 1995).

Bei Patienten mit leichten kognitiven Störungen ohne körperliche Krankheitszeichen könnte der Nachweis des E4-Allels aber dazu beitragen, Frühfälle der Alzheimer-Krankheit herauszufinden. Um dies nachzuprüfen, wurden an der Mayo-Klinik 66 Patienten mit leichten kognitiven Störungen nachuntersucht. Eine Kaplan-Meier-Analyse zeigte, daß von den E4-negativen Patienten nach 3 Jahren etwa ein Drittel eine manifeste Demenz entwikkelt hatten, während dies bei den E4-positiven Patienten in mehr als der Hälfte der Fall war (Petersen et al. 1995).

In einigen wenigen Familien sind Mutationen an 3 Stellen des Genoms Ursache einer nach Mendelschen Regeln vererbten Alzheimer-Krankheit. Es handelt sich um das APP-Gen auf Chromosom 21 sowie um die Gene Präsenilin 1 auf Chromosom 14 und Präsenilin 2 auf Chromosom 1 (Tabelle 4). Das Vorhandensein dieser pathogenen Mutationen ist in der Regel mit einem Krankheitsbeginn vor dem 60. Lebensjahr verbunden (Lovestone 1996).

Tabelle 4. Zur Alzheimer-Krankheit führende Mutationen

Betroffenes Gen	Chromosom	Protein	Krankheits-beginn [Jahre]	Anteil an Krankheitsfällen
APP-Gen	21	APP	43–62	< 1 %
Präsenilin 1	14	S 182	33–60	5–10 %
Präsenilin 2	1	STM 2	44–77	2–3 %

Nach den vorliegenden Erkenntnissen haben alle bisher bekannten Mutationen, die zur Alzheimer-Krankheit führen, eine gemeinsame pathologische Endstrecke. Sie besteht in einer Verschiebung des Amyloidstoffwechsels in Richtung auf die vermehrte Produktion und/oder Ablagerung von βA4. Die beschriebenen Mutationen gehen in der Regel mit einer vollständigen Penetranz von 100% einher. Lediglich in einer Präsenilin-1-Familie ist ein Mutationsträger bekannt, der zwei Standardabweichungen über dem familientypischen Manifestationsalter keinerlei Symptome aufweist.

In jüngster Zeit sind Kopplungsanalysen zur Eingrenzung von Krankheitsgenen für die spät beginnende Variante der Alzheimer-Krankheit durchgeführt worden. Interessante Regionen fanden sich auf den Chromosomen 4, 6 ,12 und 20. Die stärkste Kopplung ergab sich für einen nahe dem Zentromer gelegenen Lokus auf Chromosom 12. Der Einfluß dieses Gens scheint in Familien am stärksten zu sein, wo das Apolipoprotein E als genetischer Risikofaktor die geringste Rolle spielt (Pericak-Vance et al. 1997).

Bei Patienten mit einer früh beginnenden Form der Alzheimer-Krankheit, die aufgrund ihrer Familienvorgeschichte einen autosomal dominanten Erbgang aufweist, kann nach den beschriebenen Mutationen auf den Chromosomen 21, 14 und 1 gesucht werden. Findet sich bei erkrankten Familienmitgliedern eine der genannten Mutationen, so besteht grundsätzlich die Möglichkeit, diese Mutation auch bei gesunden Angehörigen nachzuweisen. Der Nachweis einer Mutation bedeutet aber keineswegs, daß die Krankheit mit Sicherheit ausbrechen wird, da die Frage der Penetranz noch nicht geklärt ist. Ferner sind bei gesunden Mutationsträgern einer Familie keine Aussagen über den wahrscheinlichen Krankheitsbeginn möglich.

13.4 Zusammenfassung

Der neurodegenerative Prozeß, der den klinischen Symptomen der Alzheimer-Krankheit zugrunde liegt, läßt sich sehr wahrscheinlich mit biologischen Markern nachweisen, bevor er das Stadium der Demenz mit multiplen kognitiven Leistungseinbußen und deutlicher Beeinträchtigung von Alltagsfunktionen erreicht. Neben der Volumtrie des Hippocampus und der Messung des Glukosestoffwechsels eignen sich hierfür biochemische Parameter im Liquor. Die Bestimmung der Tau-Protein-Konzentration und der Aspartat-Aminotransferase-Aktivität im Liquor erlaubt es, Alzheimer-Patienten mit sehr leichtgradigen kognitiven Defiziten sowohl von gleichaltrigen gesunden Kontrollpersonen als auch von Patienten mit Demenzen anderer Ursache abzugrenzen. Die Trennschärfe der beiden kombinierten Marker ist sehr hoch. Diese Ergebnisse eröffnen die Möglichkeit, unter den Patienten mit leichten kognitiven Störungen diejenigen zu identifizieren, die an einer beginnenden Alzheimer-Krankheit leiden. Die Spezifität der biologischen Marker könnte durch Einbeziehung des Apolipoprotein-Genotyps noch erhöht werden. Der Nachweis von pathogenen Mutationen ist auf eine sehr kleine Zahl von Familien begrenzt und wirft erhebliche ethische Bedenken auf. Ziel der biologischen Alzheimer-Diagnostik ist es, zur Prävention der Demenz beizutragen.

Literatur

Aisen PS, Davis KL (1997) The search for disease-modifying treatment for Alzheimer's disease. Neurology 48: 35-41

American College of Medical Genetics (1995) Consensus statement: statement on use of apolipoprotein E testing for Alzheimer disease. JAMA 274: 1627–1629

Braak H, Braak E (1996) Evolution of the neuropathology of Alzheimer´s disease. Acta Neurol Scand (Suppl.) 165: 3–12

De Leon MJ, George AE, Golomb J, Tarshish S, Convit A, Kluger A, De-Santi S, McRae T, Ferris SH, Reisberg B, Ince C, Rusinek H, Bobinski M, Quinn B, Miller DC, Wisniewski HM. (1997) Frequency of hippocampal formation atrophy in normal aging and Alzheimer's disease. Neurobiol Aging 18: 1–11

De Santi S, De Leon MJ, Rusinek H, Golomb J, Convit A, Tarshish C, McRae T, Kluger A, Fowler J, Volkow N, Wolf AP (1995) Selective medial temporal lobe pathology in cases at risk for Alzheimer´s disease: diagnostic role of positron emission tomography. In: Iqbal K, Mortimer JA, Winblad B, Wisniewski HM (eds) Research Advances in Alzheimer´s Disease and Related Disorders. Wiley, Chichester, S 173–180

Dilling H, Mombour W, Schmidt MH, Schulte-Markwort E (Hrsg) (1994) Weltgesundheitsorganisation: Internationale Klassifikation psychischer Störungen. ICD-10 Kapitel V(F) Forschungskriterien. Huber, Bern, Göttingen, Toronto, Seattle

Isoe K, Urakami K, Shimomura T, Wakutani Y, Ji Y, Adachi Y, Takahashi K (1996) Tau proteins in cerebrospinal fluid from patients with Alzheimer´s disease: a longitudinal study. Dementia 7: 175–176

Jost BC, Grossberg GT (1995) The natural history of Alzheimer´s disease: A brain bank study. J Am Geriatr Soc 43: 1248–1255

Kessler J, Markowitsch HJ, Denzler PE (1990) Mini-Mental-Status-Test. Deutsche Fassung. Beltz, Weinheim

Kurz A, Müller U (1997) Apolipoprotein E und Alzheimer-Krankheit. In: Rösler M, Retz W, Thome J (Hrsg) Alzheimer-Krankheit. Abgrenzung normalen Alterns, Epidemiologie, Ätiologie, Pathogenese, Klinik, Behandlung, Ethik. Deutscher Studien-Verlag, Weinheim, S 144–151

Lovestone S (1996) The genetics of Alzheimer´s disease- new opportunities and new challenges. Int J Geriatr Psychiatry 11: 491–497

McKhann G, Folstein M, Katzman R, Price D, Stadlan EM (1984) Clinical diagnosis of Alzheimer's disease: Report of the NINCDS-ADRDA work group under the auspices of Department of Health and Human Services Task Force on Alzheimer´s Disease. Neurology 34: 939–944

Pericak-Vance MA, Bass MP, Ymaoka LH, Gaskell PC, Scott WK, Terwedow HA, Menold MM, Conneally PM, Small GW, Vance JM, Saunders AM, Roses AD, Haines JL (1997) Complete genomic screen in late-onset familial Alzheimer's disease. Evidence for a new locus on chromosome 12. JAMA 278: 1237–1241

Petersen RC, Smith GE, Ivnik RJ, Tangalos EG, Schaid DJ, Thibodeau SN, Kokmen E, Waring SC, Kruland LT (1995) Apolipoprotein E status as a predictor of the development of Alzheimer´s disease in memory-impaired individuals. JAMA 273: 1274–1278

Riemenschneider M, Buch K, Schmolke M, Kurz A, Guder WG (1997) Diagnosis of Alzheimer´s disease with cerebrospinal fluid tau protein and aspartate aminotransferase. Lancet 350: 784

Diskussion zu Vortrag 13

Von Prof. Dr. A. Kurz

Heiss
Gibt es vergleichende Untersuchungen zur Frage, wie sich die Tau-Bestimmung oder die GOT-Bestimmung mit der PET ergänzen würde?

Kurz
Wir haben solche Untersuchungen bisher nicht durchgeführt. Mir sind auch keine anderen Untersuchungen dazu bekannt, obwohl das sicherlich eine wichtige Frage ist. Der Hauptgrund für dieses Manko liegt wahrscheinlich in der schwierigen Rekrutierung geeigneter Patienten. Wir vermuten eine zeitliche Staffelung der Auffälligkeiten, die etwa so aussehen könnte, daß zunächst die biochemischen Marker verändert sind, danach die Atrophie des Hippocampus eintritt und schließlich auch PET und SPECT pathologische Befunde zeigen. Entsprechende Untersuchungen wurden aber bisher nicht durchgeführt.

N. N.
Wie gehen Sie bei einem Patienten, der die diagnostischen Kriterien der Alzheimer-Demenz erfüllt, therapeutisch konkret vor? Im Sinne einer „Breitbandtherapie" oder eher spezifisch?

Kurz
Wir führen keine „Breitbandtherapie" durch. Bei leichtgradiger Ausprägung sind unserer Erfahrung nach die Cholinesteraseblocker am ehesten erfolgversprechend. Von den m_1-Agonisten ist noch keiner verfügbar. Bei den Cholinesteraseblockern ist die Entscheidung recht einfach, denn die Patienten bevorzugen eindeutig Aricept gegenüber Cognex. Aricept ist bei leichtgradig dementen Patienten im Augenblick unsere erste Wahl. Gingko-Präparate sind ebenfalls durchaus wirksam. Deswegen gewinnen auch herkömmliche Nootropika wieder zunehmend an Interesse.

N. N.
Gibt es Hinweise dafür, daß Cholinesterasehemmer die Fibrillenentstehung beeinflussen?

Kurz
Nein. Signifikante Einflüsse auf die Entstehung von Fibrillen oder das Tau-Protein sind nach bisherigen Erkenntnissen bei Cholinesterasehemmern nicht

zu erwarten. Es gibt aber Hinweise für einen Einfluß auf die Amyloidbildung. Gleichwohl ist es meiner Ansicht nach bislang nicht gerechtfertigt, klinisch asymptomatische Patienten oder Patienten mit sehr leichtgradigen kognitiven Einschränkungen mit Cholinesterasehemmern zu behandeln.

Heiss
Das wäre auch nur eine symptomatische Therapie, die zwar eine gewisse Wirkung zeigen, die molekularbiologische Grundstörung jedoch nicht beheben kann. Die Möglichkeit einer Prophylaxe molekularbiologischer Störungen ist aber bisher kaum erforscht.

Schlußwort

J. Klosterkötter

Läßt man die Fülle der heutigen Beiträge noch einmal Revue passieren, so wird deutlich, daß bei den schizophrenen Störungen, und möglicherweise auch bei den Angststörungen, die Perspektiven zumindest soweit gediehen sind, daß sich durchaus einige Konsequenzen hinsichtlich eventueller Public-health-Strategien daraus ableiten lassen. Dabei muß die Frage nach dem potentiellen Erfolg solcher Strategien zwangsläufig offen bleiben.

Auch zum Bereich der affektiven Erkrankungen, der aus neurobiologischer, psychopathologischer und psychosozialer Sicht eingehend beleuchtet wurde, hat sich eine Reihe von diagnostischen und therapeutischen Ansatzpunkten ergeben. Diese haben aber noch nicht ihre Synthese in einer schlüssigen Gesamtstrategie gefunden, die für eine effektive Früherkennung und Frühbehandlung affektiver Störungen allgemein geeignet wäre.

Insgesamt hat dieses Symposium deutlich gemacht, daß die Früherkennung und Frühbehandlung psychischer Störungen in all diesen Bereichen ein zwingend anzustrebendes Ziel ist. Vor allem dann, wenn diese Störungen – wie im Falle der dementiellen Erkrankungen – erst wenige Jahre vor dem Tod des Patienten klinisch diagnostizierbar sind. Letztlich sind die therapeutischen Ziele und Probleme bei schweren hirnorganischen Abbauerkrankungen, wie der Alzheimerschen Demenz, denen der Psychosebehandlung frappierend ähnlich. Aber auch wenn die Zielbestimmung klar ist, stehen Patient und Therapeut erst am Anfang eines meist langen und mühseligen Weges.

Mir bleibt zum Schluß, allen Mitwirkenden an diesem Symposium – den Vorsitzenden, Referenten, Diskutanten, den vielen meist unauffälligen Helferinnen und Helfern im Hintergrund sowie auch Ihnen, dem Auditorium – meinen herzlichen Dank für ihr hohes Engagement auszusprechen. Nicht zuletzt aber möchte ich besonders unserer Gastgeberfirma danken für die Gelegenheit, unsere Zusammenkunft in einem ebenso anspruchsvollem wie perfekt organisiertem Rahmen abhalten zu können. Herrn Dr. Grobe-Einsler, Frau Bastanier, Herrn Dr. Glaser und Herrn Thönes möchte ich meinen herzlichen Dank dafür aussprechen, daß sie dieses Symposium heute ermöglicht haben.

Sachverzeichnis